实用中医传统疗法

主　编　杨关林　吕晓东　关雪峰

副主编　杨鹂祥　张　哲　吕　静　王希利

中国中医药出版社

·北 京·

图书在版编目（CIP）数据

实用中医传统疗法 / 杨关林，吕晓东，关雪峰主编 . — 北京：
中国中医药出版社，2017.5（2018.10重印）

ISBN 978-7-5132-3938-7

Ⅰ.①实… Ⅱ.①杨… ②吕… ③关… Ⅲ.①中医治疗法
Ⅳ.①R242

中国版本图书馆 CIP 数据核字（2016）第 312028 号

中国中医药出版社出版

北京市朝阳区北三环东路 28 号易亨大厦 16 层
邮政编码　100013
传真　010 64405750
廊坊市三友印务装订有限公司印刷
各地新华书店经销

开本 710×1000　1/16　印张 23　字数 400 千字
2017 年 5 月第 1 版　2018 年 10 月第 2 次印刷
书号　ISBN 978-7-5132-3938-7

定价　75.00 元
网址　www.cptcm.com

如有印装质量问题请与本社出版部调换（010-64405510）
版权专有　侵权必究

社长热线　010 64405720
购书热线　010 64065415　010 64065413
微信服务号　zgzyycbs

书店网址　csln.net/qksd/
官方微博　http://e.weibo.com/cptcm

淘宝天猫网址　http://zgzyycbs.tmall.com

《实用中医传统疗法》
编委会

前　言

　　中医传统疗法内容丰富，适用范围广泛，历史悠久，经过历代医家的不懈努力和探索，其理论体系及技术方案日臻完善。坚持继承创新，发扬中医药特色优势，正确把握好继承和创新的关系，加强中医药传统知识保护与技术挖掘，加强对中医传统疗法的继承应用，永葆中医药薪火相传，是我们每个中医人义不容辞的责任和使命。

　　辽宁中医药大学附属医院暨辽宁省中医院，始建于1956年，是东北地区建立最早的中医医院。建院以来，医院始终坚持以提高中医药临床服务能力为核心，以打造具有中医药特色的养生康复治疗方法为优势，经过60年的发展，逐渐发展成为一所集医疗、科研、教学、预防、保健、养生、康复于一体的大型三级甲等综合性中医医院。医院依托康复中心，精心挖掘、整理、规范和创新中医特色疗法100余项，通过临床应用和循证评价，建立了相关中医特色疗法的技术标准，创新了中医特色疗法的科学理论，揭示了中医特色疗法的作用机制，使中医特色疗法得到全面系统的继承、保护和推广，极大地带动了区域特色疗法的应用与发展，满足了人民群众对中医药服务"简、便、验、廉"的需求。

　　《实用中医传统疗法》即是我院在上述背景及前期工作基础上，责成医院传统疗法中心、现代疗法中心、骨科、儿科、脑病科、风湿科、皮肤科等十余个相关科室的专家，搜集、整理了辽宁中医药大学附属医院广泛应用于临床的中医传统疗法，内容包括针法、灸法、中药外治法、拔罐疗法、美容美体特色疗法、儿科特色疗法、骨伤类技术七部分，每种疗法详细讲解了疗法的发展沿革、治疗原理、适应证、禁忌证、临床应用、操作规范、注意事项、可能出现的意外和处理方法及验案举例等。内容翔实，图文并茂，不仅对教学传授、临床应用、科研开发等具有重要的指导意义，对于中医药传统疗法的继承创新和宣传推广亦有积极作用。

本书在编著过程中得到编委会的大力支持，罗会斌、王利广老师在编辑加工方面做了大量工作，在此一并表示衷心的感谢！

　　由于本书内容繁杂，加之编者的水平有限，难免有疏漏和不尽完善之处，祈盼广大读者不吝赐教。

辽宁中医药大学附属医院

2016 年 12 月

目　　录

第一章

针 法

第一节 耳 针

一、简介

（一）发展沿革

早在2000多年前，在长沙马王堆出土的帛书中，就有《足臂十一脉灸经》中记载与上肢、眼、颊、咽喉相关联的"耳脉"。我国现存最早的一部医书《内经》中，有关耳的记述有59条，晋代葛洪《肘后备急方》中记载有"救卒死耳目闭者，捣薤汁而灌于耳中，吹皂荚鼻中，立效"的耳穴治病验方。唐代孙思邈所著《备急千金要方》《千金翼方》中，记载有耳中穴和阳维穴的位置、主治及施术方法。杨继洲《针灸大成》中，也有耳穴的记载："耳尖二穴……治眼生翳膜，用小艾炷五壮。"其法至今沿用。清代张振鋆《厘正按摩要术》中详述如何利用耳郭诊断疾病，并附有耳背穴位图，这是世界上首次印载的耳穴图。近代，1958年12月，叶肖麟在《上海中医杂志》上指出耳穴的分布如倒置胎儿型。1987年6月成立了全国耳穴研究会，我国提出的《耳穴国际标准化方案（草案）》在国际上获得通过和推行，使耳针学科日趋规范化。1992年10月经国家中医药管理局提出，由国家技术监督局批准，颁发了《中华人民共和国国家标准耳穴名称与部位》（1993年5月1日实施），使目前应用的耳穴方案基本定型。

（二）治疗原理

耳针疗法是根据耳与脏腑及全身各器官在经络上的联系，通过针刺、埋针、压丸等方法刺激耳郭上的穴位治疗全身疾病的一种方法。耳针治疗方法独特，起效快，操作简便，应用广泛，尤其对各种疼痛，急性炎症以及一些慢性病均有较好疗效。

二、适应证

耳针对头痛、偏头痛、三叉神经痛、肋间神经痛、带状疱疹、坐骨神经痛等神经性疼痛；扭伤、挫伤、落枕等外伤性疼痛；急性结膜炎、中耳炎、牙周炎、咽喉炎、扁桃腺炎、腮腺炎、气管炎、肠炎、盆腔炎、风湿性关节炎、面神经炎、末梢神经炎等各种炎症性疾病，眩晕症、心律不齐、高血压、多汗症、肠功能紊乱、月经不调、遗尿、神经衰弱、癔症功能紊乱性病症等，具有良性调整作用，促进病症的缓解和痊愈。对过敏性鼻炎、哮喘、过敏性结肠炎、荨麻疹等能消炎、脱敏、改善免疫功能。对单纯性甲状腺肿、甲状腺功能亢进、绝经期综合征等，有改善症状、减少药量等辅助治疗作用。

三、禁忌证

1. 外耳患有溃疡、湿疹、冻疮破溃诸症时，暂不宜针刺。
2. 有习惯性流产病史的孕妇禁用耳针；孕妇怀孕 40 天 ~3 个月内不宜针刺；5 个月后需治疗者，可轻刺激，但不宜用子宫、卵巢、内分泌等穴。
3. 严重心脏病、严重贫血、年老体弱、过度疲劳等患者，慎用或不用，并要防止晕针。
4. 出血性疾病和凝血功能障碍者忌用，体质虚弱者慎用。

四、操作规范

1. 穴位定位及主治

耳穴（图 1-1）分布的一般规律是：与头面对应的穴位在耳垂；与上肢相对应的穴位在耳舟；与躯干相对应的穴位在耳轮体部；与下肢及臀部相对应的穴位在对耳轮上、下脚；三角窝对应着盆腔；耳轮脚相当于横膈，它将耳甲一分为二，即耳甲腔对应胸腔、耳甲艇对应腹腔；围绕着耳轮脚一圈是消化道；耳屏对应鼻咽部；对耳屏和耳垂对应头面部。耳穴的这些分布规律，大体形如一个倒置在子宫内的胎儿。

2. 材料准备

（1）毫针法：备 28~32 号之半寸长的不锈钢毫针、三棱针、干棉球。

（2）埋针法：备撳针型皮内针，消毒棉球。

（3）压丸法：备王不留行、绿豆或磁珠（磁性强度在 180~380 高斯）及小方胶布（面积约为 7mm×7mm）。

（4）刺血法：备消毒棉球、三棱针、干棉球。

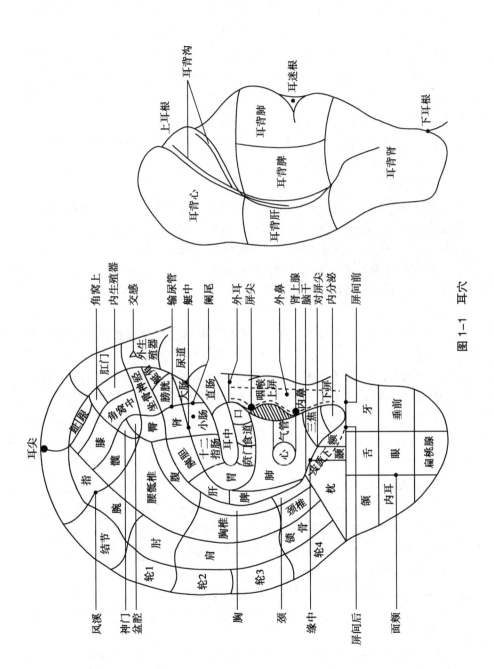

图 1-1 耳穴

3. 具体方法

（1）毫针法

基本操作方法：局部消毒后，用左手拇、食指固定耳郭进针，中指托着针刺部耳背，这样既可掌握针刺深度，又可减轻针刺疼痛。然后用右手拇、食、中三指持针，在反应点进针。针刺深度视耳郭不同部位厚薄而定，以刺入耳软骨（但不可穿透）且有针感为度。针感多表现为疼痛，少数亦有酸、胀、凉、麻的感觉。20分钟后起针。

治疗时间及疗程：留针时间20分钟。每次一侧或双侧针刺，每日或隔日1次。10次为1个疗程。

（2）埋针法

基本操作方法：先将穴区皮肤严格消毒，左手固定耳郭，绷紧埋针处的皮肤，右手持镊子夹住消毒皮内针的针环，轻轻刺入所选穴区内，再用胶布固定。一般每次埋单侧耳，必要时可埋双侧耳。

治疗时间及疗程：每日自行按压3~4次。留针时间3~7日，夏天宜短，冬季可长些。10次为1个疗程。

（3）压丸法

基本操作方法：选定穴位后，先以75%酒精拭净耳郭皮肤，用消毒干棉球擦净。用镊子将中间粘有压物的小方胶布置于穴区，并粘牢贴紧。待各穴贴压完毕，即予按压，直至耳郭发热潮红。按压时宜采用拇、食指分置耳郭内外侧夹持压物，行一压一松式按压，反复对压每穴持续半分钟左右。

治疗时间及疗程：每日按压3~4次，每周换贴1~2次。每疗程5~10次。

（4）刺血法

基本操作方法：先按摩耳郭使其充血，常规消毒后，手持针具用点刺法在耳穴处放血3~5滴，然后用消毒干棉球擦拭、按压止血。

治疗时间及疗程：一般隔日1次，急性病可每日2次。

4. 取穴原则

（1）按相应部位取穴：即根据人体的患病部位，在耳郭的相应部位（耳穴）取穴的方法。如胃病取耳穴"胃"，肩关节周围炎取"肩"穴，胆囊炎取"胰胆"穴等。

（2）按藏象辨证取穴：即根据中医学藏象学说的理论，按照各脏腑的生理功能进行辨证取穴的方法。"心"穴可以用于治疗失眠、神经官能症、癫病等；"肾"穴治疗脱发，取"肺"穴治疗各种皮肤病等。

（3）按经络学说取穴：如坐骨神经痛（后支），取耳穴的"膀胱"穴治疗；臂外侧痛，取耳穴"三焦"穴治疗；偏头痛，其部位属足少阳胆经的循行部位，故取"胰胆"穴来治疗。

（4）按现代医学理论取穴：耳穴中有许多穴位是根据现代医学理论命名的，如交感、皮质下、肾上腺、内分泌等，这些穴位的功能与现代医学的理论是一致的。如交感穴，是现代研究发现此穴有近似交感神经和副交感神经的作用而命名的；又如肾上腺穴，是现代研究发现此穴有近似肾上腺的功能而命名的。因此，必须用现代医学的理论来理解和运用这些耳穴。如胃肠疾患与植物神经系统有关，可取"交感"穴；又如肾上腺所分泌的激素有抗过敏、抗炎、抗风湿等作用，可取"肾上腺"穴来抗过敏、抗炎、抗风湿等。

（5）按临床经验取穴：按临床经验取穴是指在临床实践中发现某个（或某些）穴位对治疗某病有效，取而用之。如腰腿痛取"外生殖器"穴，胃痛取"腕"穴，甲状腺疾患取"肘"穴，肝昏迷取"耳尖""结节"放血，老花眼取"枕"穴等。

五、注意事项

（1）应严格消毒。因耳郭血液循环差，耳郭感染较难治愈，严重者可导致耳郭肿胀、软骨坏死、萎缩、畸变，故应积极预防。

（2）埋针法埋针处不要淋湿浸泡，局部胀痛不适要及时检查。如耳部皮肤有炎症或局部有冻疮时，不宜埋针。

六、可能出现的意外和处理方法

（1）感染：应立即采取相应措施，如局部红肿疼痛较轻，可涂碘酒，每日 2~3 次；重者局部涂擦消炎抗菌类的软膏，并口服抗生素。如局部化脓，恶寒发热，白细胞计数增高，发生软骨膜炎，当选用相应抗生素注射，并用庆大霉素冲洗患处，也可配合内服清热解毒剂，外敷中草药及外用艾条灸之。

（2）晕针：立即将患者抬到空气流通处或吸氧，坐位患者立即改为平卧位，以增加脑部供血量。指压或针灸人中、合谷穴；口服温开水或热糖水，适当保暖，数分钟后即可自行缓解。

七、医案举例

李某，男，35 岁。初诊日期：2011 年 10 月 12 日。

主诉：左侧腰部疼痛 2 天，疱疹 1 天。

现病史：患者 2 天前出现左侧腰部疼痛，灼热，昨日出现散在疱疹，灼痛，夜间疼痛加剧，伴轻度发热，全身不适，夜寐不佳，烦躁不安，不思饮食。

查体：体温 38.0℃，左侧腰部皮肤潮红，形如云片，上起风粟，舌边尖红、苔黄腻，脉滑数。

中医诊断：蛇串疮（肝胆湿热）。

治则：清热利湿，泻火止痛。

取穴：取耳穴肺、肝、胰胆、神门、肾上腺、腹，用 0.5 寸毫针刺，留针半小时，两耳交替，每日 1 次。

效果：次日复诊，疼痛减轻，体温正常，局部皮肤暗红。五诊疼痛消失，疱疹部分吸收。共治 7 次，疱疹全部变干结痂，局部皮肤浅褐色。2 周后随访，诸症痊愈。

按语：以毫针刺耳穴治疗本病，止痛快，可明显缩短病程，并可避免后遗神经痛。因肺主皮毛，故肺穴为治疗皮肤病要穴，可清热祛风止痒，并可以促进皮损愈合。本病因肝胆湿热所致，故取肝、胰胆以清泻肝胆湿热。神门为镇痛要穴，对本病神经痛效果明显；肾上腺清热消炎，增强机体的应激能力；腹为局部取穴，可疏调患部气血而止痛。

第二节　鼻　针

一、简介

我国远在殷代甲骨文中就有占卜鼻病的记载，这或许可以视为鼻部诊病的萌芽阶段。春秋战国时代以后，人们不但对鼻的结构、形态、功能及与全身的联系有了较为深入的了解和认识，并且提出既可通过望鼻色来诊察疾病及预测人之寿夭，亦可通过在鼻部针刺或其他方法治疗疾病。鼻居面部正中，古人称之为"明堂"。《灵枢·五色》篇说："五色独决于明堂。"《灵枢·杂病》篇说："呃，以草刺鼻取嚏，嚏而已。"这是以鼻治病较早的记载。其后在晋代皇甫谧的《针灸甲乙经》、东晋葛洪的《肘后备急方》、唐代孙思邈的《千金翼方》及王焘的《外台秘要》等著作中，对鼻的论述更为详尽，记载鼻及周围邻近部位的腧穴已有十余个，并有以鼻治疗疾病的记载，指出不仅可以通过鼻治疗一般疾病，亦可用于危重患者的抢救。

金元以后，历代医家对鼻又有了更加深入的研究。金末《疮疡经验全书》说："鼻居面中，为一身之血运。"元代《东垣十书》说："以窍言之，肺也；以用言之，心也。"认为鼻部与全身气血和心肺，以至心神的功能活动有密切的联系。在这一时期，出现了用药物粉末嗜鼻、烟熏、敷涂以及针灸等诸多通过鼻治病的方法。

鼻针疗法是在鼻部范围内的一定穴位上施以针刺，借以治疗疾病及手术麻醉的一种针刺疗法，本法用针短小，刺激亦较弱。

二、适应证

鼻针适应证比较广泛，对多种病证均有较好疗效。各穴区主治相应脏腑、器官和经络的病证。

三、禁忌证

1. 患者在过度饥饿、暴饮暴食、醉酒后及精神过度紧张时，禁止针刺。

2. 患者为严重的过敏性、感染性皮肤病者；患有出血性疾病（如血小板减少性紫癜、血友病等）；器官移植后；脏器衰竭者；血压≥150/95mmHg禁用；心脑血管病急性期禁用或慎用。

3. 对于儿童、破伤风、癫痫发作期、躁狂型精神分裂症发作期等，针刺时不宜留针。不建议对孕妇针刺。

四、操作规范

（一）穴位定位与主治

鼻针穴位分布在 3 条线上共 34 个穴位。其中第一条线上有 9 个穴位，第二条线上有 5 个穴位，第三条线上有 9 个穴位，共 23 个穴（图 1-2）。另有鼻针新穴 11 个（图 1-3）。

1. **第一条线**

起于前额正中，止于鼻尖。

（1）头面：额部正中、眉心至前发际中点的连线的上 1/3 处。

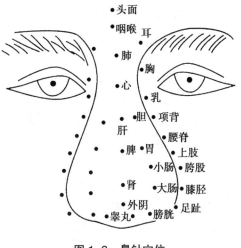

图 1-2 鼻针穴位

主治：头面部、心血管和神经系统疾病等。

（2）咽喉：眉心与前发际中点连线的下 1/3 处。

主治：咽喉病证。

（3）肺：两眉之间。

主治：呼吸系统、皮肤科疾病等。

（4）心：两目内眦之间处。

主治：心血管系统、神经系统疾病等。

（5）肝：鼻梁骨最高处，当两颧相平之鼻正中线上。

主治：肝胆系统疾病。

（6）脾：当鼻准头上缘正中线上。

主治：脾胃疾病。

（7）肾：鼻尖处，相当于素髎穴。

主治：肾、膀胱病证和昏厥等。

（8）外阴（外生殖器）：在鼻中隔下端。

主治：外生殖器病证。

（9）睾丸（卵巢）：鼻尖两侧，左右各 1 穴。

主治：睾丸炎和附件炎等。

2. 第二条线

起于目内眦下，紧靠鼻骨两侧，止于鼻翼下端尽处，左右各 1 条。

（1）胆：自目内眦下方，肝穴外侧。

主治：急、慢性胆囊炎，胆石症等。

（2）胃：胆穴下方，脾穴外侧。

主治：消化系统病证。

（3）小肠：胃穴下方，鼻翼上 1/3 处。

主治：腹痛、腹泻等病证。

（4）大肠：鼻翼正中处。

主治：便秘、腹胀腹泻等病证。

（5）膀胱：大肠穴下方，鼻翼壁尽处。

主治：肾盂肾炎、前列腺炎等。

3. 第三条线

自眉内侧端沿第二条线外方 3~5mm 处至鼻翼外侧尽头，左右各 1 条。

（1）耳：眉内侧端。

主治：耳聋、耳鸣、眼眶痛、假性近视。

（2）胸：眉棱骨之下，目窠之上。

　　主治：胸闷、胸痛等。
（3）乳：睛明穴上方。
　　主治：乳腺炎、眼病等。
（4）项背：睛明穴下方。
　　主治：颈椎病、落枕、背痛、眼病等。
（5）腰脊：两颧骨内侧，平肝穴。
　　主治：腰脊痛。
（6）上肢：腰脊穴下方，平脾穴。
　　主治：上肢病证、鼻塞、流涕等。
（7）胯股：上肢穴的下方，与鼻翼上部相平。
　　主治：髋关节痛、股神经痛、鼻塞等。
（8）膝胫：鼻翼正中外侧，胯股穴下方。
　　主治：膝胫肿痛、鼻塞等。
（9）足趾：膝胫穴下方。
　　主治：足趾麻木、疼痛和鼻炎等。

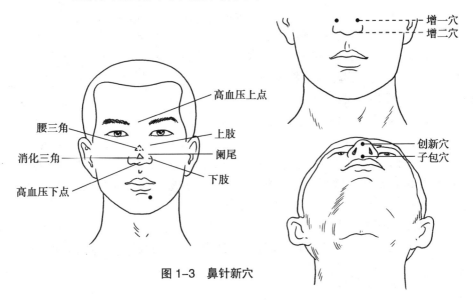

图 1-3　鼻针新穴

4. 鼻针新穴

（1）高血压上点：两眉正中，即印堂穴。
　　主治：高血压。
（2）高血压下点：鼻尖稍下方。
　　主治：高血压。

（3）腰三角：正中点在心穴下方、鼻骨下缘，两侧点在正中点外下方。

主治：腰痛。

（4）消化三角：正中点在腰三角中点的下方，两侧点在其外下方，即鼻尖处的小等腰三角形。

主治：消化系统病证。

（5）上肢穴：肩臂肘下穴。

主治：上肢病证。

（6）阑尾穴：鼻翼外上部。

主治：急、慢性阑尾炎。

（7）下肢穴：即膝胫穴。

主治：下肢病证。

（8）创新穴：两鼻孔上沿连线与鼻正中线交点处。

主治：鼻病、昏厥等。

（9）增一穴：两鼻翼内侧缘凹陷处。

主治：胃病。

（10）增二穴：从增一穴起沿鼻翼内纹线延至鼻孔上缘处。

主治：肾、膀胱病证。

（11）子包穴：鼻中隔稍下，水沟穴上方。

主治：痛经、附件炎。

（二）**所用针具**

选用 30~32 号 0.5 寸不锈钢毫针。

（三）**操作过程**

常规消毒，以轻缓手法捻转刺入穴位，先直立刺入皮下，然后根据穴位所在位置斜刺或透刺。捻转要轻，待患者有酸、胀感时，可留针 10~20 分钟，针刺到 0.1~0.2 寸深时，向下斜刺。

（四）**治疗疗程**

一般以 10 次为 1 个疗程，隔日或每日 1 次，两疗程之间休息 7 天左右。

五、注意事项

1. 一般采用卧位，以防晕针。

2. 施针前须严格消毒，如有瘢痕应避开，以免引起出血或疼痛。

3. 由于鼻部肌肉较薄，选用针具不宜过长，也不宜直刺进针，以免针身歪斜引起疼痛。

4. 鼻区皮肤比较敏感，进针时应尽量减轻疼痛感。并避免进针过深以及强烈手法。

六、医案举例

李某，男，55 岁，农民。初诊日期：2011 年 4 月 10 日。

主诉：左肩关节疼痛，活动受限 1 年余，加重 1 周。

现病史：患者 1 年前出现左肩关节疼痛，活动受限。1 年来上述症状时轻时重，遇阴雨天加重，1 周前劳动出汗，着凉后左肩关节疼痛，活动受限症状加重遂来诊。现症见：左肩关节疼痛，活动受限，夜间尤甚，遇风寒痛增，得温痛缓，畏风恶寒，四肢乏力，舌淡、苔薄白，脉细弱。查：肩峰处有压痛，上肢外展 70°，上肢内收 15°。

西医诊断：肩关节周围炎。

中医诊断：漏肩风（风寒阻络）。

治则：疏通经气，镇痛逐痹。

治法：用鼻针治疗，取左鼻针上肢点、项背点，行泻法，一边捻针一边嘱咐患者活动左上肢，留针 20 分钟，每隔 5 分钟行针一次。起针后患者活动左上肢疼痛减轻，上肢外展较前略见好转。

二诊：调整治疗方案：上述方法针刺 5 次后，患者肩峰处压痛较前明显好转，左上肢外展可达 150°，内收可达 30°。留针 20 分钟，每隔 10 分钟行针一次。

三诊：按照调整治疗方案再针刺 5 次后，患者肩部疼痛、活动受限症状消失。左上肢外展 180° 及内收 45° 可如常人。

3 个月后随访，左上肢疼痛、活动受限症状未复发。

按语：《疮疡全书》中说"鼻居面中，为一身之血运"，说明鼻与经脉系统相联络，通于宗气，连于脏腑。此医案由于感受风寒之邪，闭阻经络，而引起肩部疼痛，此患者年过半百，卫气不固，腠理空虚，又因劳累，风寒湿之邪乘虚侵入肩部发为漏肩风，取鼻针的上肢点、项背点，以达疏通肩部经气、镇痛逐痹之效。

根据张颖清教授的生物全息律："人体任何一个节肢或其他较大的相对独立的部分的穴位……恰像是整个人体的缩小。"这些部位不但能反映相应部位的病变，而且还能治疗相应部位的病证。"鼻像一个人的整体，面朝里背向外盘腿坐在面部中央一样。"因而可取相应穴位上肢点、项背点来治疗肩周疼痛。再者鼻乃督脉之所过，手足阳明经上行过鼻旁部。督脉为诸阳之会，刺之温通阳气，阳明为多气多血之经，刺之可调理气血，使之流畅，阳气足则气血行，通则痛止，故鼻针有较好的止痛效果。

第三节 毫 针

一、简介

毫针疗法，又称体针疗法，是以毫针为针刺工具，通过在人体体表十四经络上的腧穴或病变部位施行一定的操作方法，以通调营卫气血，调整经络、脏腑功能而治疗相关疾病的一种方法。毫针疗法，是我国传统针刺医术中最主要、最常用的一种疗法，是刺灸法的主体。

二、适应证

适用范围甚广，临床上广泛应用于各科各系统病证的防治。

三、禁忌证

孕妇，小儿囟门未合、精神疾患、体质虚弱、自发性出血或出血不止的患者，重症患者等。

四、操作规范

（一）针具选择

毫针的规格，长度分为 13mm（0.5 寸）、25mm（1 寸）、40mm（1.5 寸）、50mm（2 寸）、75mm（3 寸）、100mm（4 寸）6 种；粗细分为 0.45mm（26号）、0.40mm（28 号）、0.35mm（29 号）、0.30mm（30 号）、0.25mm（32 号）、0.22mm（34 号）、0.20mm（36 号）7 种。

（二）针刺方法

进针时，一般用左、右双手配合。右手持针，靠拇、食、中指夹持针柄，掌握进针时的力量和针刺角度、深度，称为刺手；左手按压针刺部位或扶定针体，以固定腧穴皮肤，防止针体弯曲，并可避免疼痛，促使针刺感应的获得，称为押手。

1. 进针方法

包括指切进针法、夹持进针法、舒张进针法、提捏进针法等。指切法适于短针，夹持法适于长针，舒张法适于皮肤松弛处（如腹部），提捏法适于皮肤浅薄处（如头面部）。

2. 进针角度

指针体与皮肤表面所形成的夹角。临床上，针体与腧穴皮肤成90°直角，垂直进针，称为直刺，适于肌肉丰厚处，如四肢、腹、腰部；针体与腧穴皮肤成45°左右，倾斜进针，称为斜刺，适于肌肉浅薄处，或内有重要脏器及不宜直刺、深刺的腧穴；针体与腧穴皮肤成15°~25°，沿皮刺入，适于肌肉浅薄处（如头面部），一针透二穴也可用此，称为横刺或沿皮刺、平刺。

3. 针刺深度

针体进入皮下的深度，一般以取得针感而又不损伤重要脏器为准。除根据腧穴部位特点来决定之外，临床上还需灵活掌握。如形体瘦弱者宜浅刺，形体肥胖者宜深刺；年老、体弱者及小儿宜浅刺，青壮年、身体强壮者宜深刺；阳证、表证、初病宜浅刺，阴证、里证、久病宜深刺；头面、胸背及肌肉浅薄处宜浅刺，四肢、臀、腹及肌肉丰厚处宜深刺；手足指趾、掌跖部宜浅刺，肘臂、腿膝处宜深刺等。针刺的角度和深度有关，一般来说，深刺多用直刺，浅刺多用斜刺和横刺。对项后正中、大动脉附近、眼区、胸背部的腧穴，尤其要掌握斜刺深度、方向和角度，以免损伤。

4. 行针手法

（1）单式补泻手法：捻转补泻、提插补泻、徐疾补泻、迎随补泻、呼吸补泻、开阖补泻、平补平泻。

（2）复式补泻手法：烧火山、透天凉等。

（3）留针候气：将针体留置于腧穴内一段时间，在行针后仍不得气时，可通过留针静候气至，出现针感，称为候气。在行针已得气后，留针可保持针感，并增强针刺治疗作用。在留针过程中，还可再次行针，以加强针感，并使针感沿经脉循行方向传导。留针时间的长短依具体情况而定。如阴证、寒证、里证，病程长而邪气深入，身体强壮者，宜久留针；阳证、热证、表证，病程短而邪气浅在，身体虚弱者或小儿，宜少留针，甚至不留针。顽固性、疼痛性、痉挛性病证和昏迷、休克者等宜久留针。一般情况，留针时间为15~30分钟。

5. 取穴原则

针刺采用近端取穴、远端取穴、循经取穴等。

五、注意事项

1. 患者在过于饥饿、疲劳、精神过度紧张时，不宜立即进行针刺。
2. 对身体瘦弱、气虚血亏的患者应尽量选择卧位，手法宜轻。

3. 小儿针刺一般不留针。

4. 针刺时避免皮肤感染溃疡、瘢痕或肿瘤的部位。

5. 对胸、胁、腰、背脏腑所居之处的腧穴，不宜直刺、深刺。

6. 对针刺眼区和项部的风府、哑门等穴位以及脊椎部的穴位，要掌握一定的角度，更不宜大幅度的提插、捻转和长时间的留针，以免伤及重要的组织器官，产生严重的不良后果。

7. 对尿潴留等患者在针刺小腹部腧穴时，也应掌握适当的针刺方向、角度、深度等，以避免误伤膀胱等器官而出现意外。

8. 在位于神经干或神经根部的腧穴进行针刺时，如患者出现电击样放射感，应立即停针或退针少许，不宜再作大幅度反复捻转提插，以免损伤神经组织。

六、出现意外预防及处理

1. 晕针时应立即停止针刺，将针全部起出。使患者平卧，注意保暖，轻者去枕仰卧片刻，给饮温开水或糖水后，可恢复正常。重者在上述处理基础上，可刺人中、内关、足三里；灸百会、关元、气海等穴，即可恢复。若仍不省人事，呼吸细微，脉细弱者，可考虑配合其他治疗采用紧急措施等。

2. 弯针时切忌强行拔针，以免将针体折断，留在体内。若针柄轻微弯曲，应慢慢将针起出；若弯曲角度过大时，应顺着弯曲方向将针起出。若由患者移动体位所致，应使患者慢慢恢复到原来体位，局部肌肉放松后，再将针缓缓起出。

3. 滞针则在滞针腧穴附近进行循按或叩弹针柄，或在附近再刺一针。单向捻针而滞者，可向相反方向将针捻回，并用刮柄、弹柄法，使缠绕的肌纤维回释，即可消除滞针。

4. 断针嘱患者切勿更动原有体位，若残端部分针身显露于体外时，可用手指或镊子将针起出。若断端与皮肤相平或稍凹陷于体内者，可用左手拇、食二指垂直向下挤压针孔两旁，使断针暴露体外，右手持镊子将针取出。若断针完全深入皮下或肌肉深层时，应在 X 射线下定位，以手术取出。

5. 血肿若是微量的皮下出血而局部小块青紫时，一般不必处理，会自行消退。若局部肿胀疼痛较剧，青紫面积大而影响到活动功能时，可先做冷敷止血后，再做热敷或在局部轻轻揉按，以促使局部瘀血消散吸收。

七、医案举例

王某，男，72 岁，退休。初诊日期：2010 年 8 月 30 日。

主诉：右侧半身不遂 14 天。

现病史：患者 14 天前突然右侧半身不遂，上肢持物不能，走路不稳，诊为脑梗死，于外院治疗，较前无明显好转，今天由家属搀扶，进入诊室。

症见：右侧半身不遂，右上肢持物不能，舌质暗、苔白腻，脉弦细。查体：神清，语利，右上肢肌力Ⅱ级，右下肢肌力Ⅲ级，右侧巴氏征（＋）。

西医诊断：脑梗死。

中医诊断：中风（中经络，气虚血瘀）。

治法：益气养血，活血化瘀。

取穴：百会、气海。右侧曲池、手三里、血海、三阴交、太溪。双侧合谷、足三里。

效果：针刺手法平补平泻，留针 30 分钟。针 5 次后可自行缓慢行走。再诊，调整治疗方案，留针 20 分钟，针刺 5 次后，家属搀扶下可走上三楼。

三诊：按照调整治疗方案，再针刺 5 次后，共治 1 个疗程，可自行缓慢走上三楼。随访迄今无恙。

按语：本病患者，面色无华，舌质暗、苔白腻，脉弦细。患者年过七旬，脏腑功能减退，气血生化乏源，气虚不能养血，血虚不能载气，气虚血瘀而致本病。治以益气养血，活血化瘀。故取穴气海、血海、足三里、三阴交，余局部取穴对症治疗。

第四节 手 针

一、简介

手针疗法，是针刺手部一些特定穴位，配合其他相应的腧穴和压痛点（阿是穴）来治疗全身疾病的一种针法。针刺手部穴位，可以直接影响大脑皮质，从而较快地调节人体生理功能和体内防御系统。从人体全息观点看，大脑为人体的特殊全息系统，储存着全身的生命信息，起着调节全身其他系统的作用。手处于人体的远端，与十二经脉相联系，针刺手部穴位可以达到治疗全身疾病的目的，又因手部没有针刺禁区，所以手针疗法既安全又有效。运用手针疗法，针刺手部特定穴位，易于激发经气，调节脏腑经络功能，从而可对全身各部的疾病进行治疗。

二、适应证

1. 急性腰扭伤、腰椎间盘突出症、尾骶痛、髋臀痛。
2. 落枕、颈项痛、后头痛、肩背痛。
3. 头顶痛、偏头痛、神经性头痛。
4. 前头痛、牙痛。
5. 膈肌痉挛、肋间神经痛、带状疱疹。
6. 休克、昏迷。

三、禁忌证

1. 孕妇。
2. 严重心脏病，严重出血性疾病及过分敏感的患者。
3. 皮肤有瘢痕、溃烂的局部。

四、操作规范

（一）穴位定位

手针共 36 个穴位。其中手背侧 19 穴（图 1-4），手掌侧 17 穴（图 1-5）。

1. 手背侧

（1）踝点：位于拇指掌指关节桡侧赤白肉际处。

（2）急救点：位于中指尖距指甲缘 2 分许处。

（3）眼点：拇指指关节尺侧赤白肉际处。

（4）肩点：食指掌指关节桡侧赤白肉际处。

（5）前头点（胃肠穴、阑尾炎穴）：食指第 1 指关节桡侧赤白肉际处。

（6）头顶点：中指第 1 关节桡侧赤白肉际处。

（7）偏头点：无名指第 1 指关节尺侧赤白肉际处。

（8）会阴点：小指第 1 指关节桡侧赤白肉际处。

（9）后头点（扁桃腺穴）：小指第 1 指关节尺侧赤白肉际处。

（10）脊柱点：位于小指掌指关节尺侧赤白肉际处。

（11）坐骨神经点：位于第 4、5 掌指关节间，靠近第 4 掌指关节处。

（12）咽喉点：位于第 3、4 掌指关节间，靠近第 3 掌指关节处。

（13）颈项点：位于第 2、3 掌指关节间，靠近第 2 掌指关节处。

（14）腰腿点：位于手背腕横纹前 1.5 寸、第 2 伸指肌腱桡侧、第 4 伸指肌腱尺侧处。

（15）升压点：位于手背腕横纹中点。

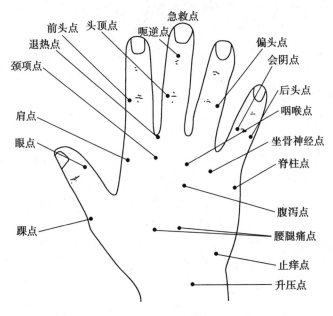

前头点 头顶点 急救点
退热点 呃逆点 偏头点
颈项点 会阴点
肩点 后头点
眼点 咽喉点
坐骨神经点
脊柱点
腹泻点
踝点 腰腿痛点
止痒点
升压点

图 1-4 手背侧

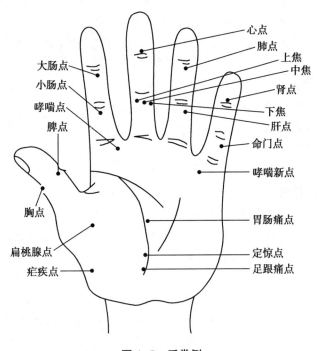

心点
肺点
大肠点 上焦
小肠点 中焦
哮喘点 肾点
脾点 下焦
肝点
命门点
哮喘新点
胸点
胃肠痛点
扁桃腺点 定惊点
疟疾点 足跟痛点

图 1-5 手掌侧

（16）呃逆点：位于手背中指第 2 指关节横纹中点。

（17）退热点：位于手背中指桡侧指蹼处。

（18）腹泻点：位于手背第 3、4 掌指关节间，上 1 寸。

（19）止痒点：位于腕横纹尺侧缘前 1 寸，赤白肉际处。

2. 手掌侧

（1）胃肠痛点：位于劳宫穴与大陵穴连线中点处。

（2）哮喘点：位于手掌食指掌关节尺侧处。

（3）肾点：又称夜尿点，位于掌面小指第 2 指关节横纹中点处。

（4）足跟痛点：位于胃肠点与大陵穴连线中点处。

（5）疟疾点：位于第 1 掌骨与腕关节结合处，大鱼际桡侧缘。

（6）扁桃腺点（鱼际点）：位于掌面第 1 掌骨尺侧中点。

（7）哮喘新点：位于掌面，第 4、5 掌指关节间。

（8）定惊点：位于手掌大、小鱼际交接处。

（9）脾点：位于掌面拇指指关节横纹中点。

（10）小肠点：位于掌面，食指第 1、2 节指关节横纹中点。

（11）大肠点：位于掌面，食指第 2、3 节指骨间横纹中点。

（12）三焦点：位于掌面，中指第 1、2 节指骨间横纹中点。

（13）心点：位于掌面，中指第 2、3 节指骨间横纹中点。

（14）肝点：位于掌面，无名指第 1、2 指骨间横纹中点。

（15）肺点：位于掌面，小指第 1、2 指骨间横纹中点。

（16）命门点：位于掌面，小指第 1、2 指骨间横纹中点。

（17）胸点：拇指指关节桡侧赤白肉际。

（二）操作方法

1. 针具

用 28~30 号 0.5~1 寸不锈钢毫针。

2. 进针法

手针疗法在针刺时，因不同的穴位而有所区别。

（1）一般进针法：令患者手取自然弯曲位，术者手持毫针，针尖紧靠骨膜外面而垂直于掌面，直刺入穴位，以不刺入骨膜为度，深度 2~5 分。此法适用于多数手穴。

（2）特殊进针法：此法据穴位不同而有所差别。腰腿点针刺时，针身应与皮肤表面成 45°针尖略向掌心，从伸指肌腱与掌骨之间刺入，深 3~5 分。针刺时，要求患者略握拳，腕关节呈背屈位。另如针坐骨神经点，先直刺，深约 2 分，以刺至骨为度，得气针感后，稍留针，再提针斜刺向手少阳经线上，亦以刺至骨为度。

（3）行针法：一般采用小幅度捻转之法。如治疗疼痛性病证时，则须用较大幅度捻转结合提插的强刺激手法，持续运针 2~3 分钟。并嘱患者尽量活动病痛处或做局部按摩，痛止后，尚须继续行针 1~3 分钟。

（4）留针法：手针疗法的留针时间为 5~15 分钟，疼痛性疾患可适当延长留针时间。有些疾病则可采取间断留针法，如以睡眠点治失眠时，可先直刺 0.5~1 寸，捻转 2 分钟，留针 2 分钟，再捻转 2 分钟后留针，直至有睡意出现。

（5）疗程：手针疗法治疗急性病可每日 1~2 次，不计疗程；慢性病每日或隔日 1 次，10 次为 1 个疗程。

五、注意事项

1. 本法手法重，刺激大，应向患者解释，尤其对于年老体弱者、严重心脏病患者及高血压患者等要慎重，防止晕针。

2. 手部血管较为丰富，手法应轻柔、稳顺，避免刺伤掌中动脉，引起手部血肿。沿骨膜斜刺时，注意不要损伤骨膜。

3. 手针应注意严格消毒，防止发生感染。

六、医案举例

【病例 1】

王某，女，69 岁。初诊日期：2013 年 3 月 5 日。

主诉：右肩关节疼痛 2 年，加重 1 周。

现病史：2 年前无明显诱因发生肩关节疼痛，自行在家中服用止痛药物未见效，1 周来由于劳累出现肩关节疼痛症状加重。现症见：右肩关节疼痛不适，右臂活动受限，静时疼痛，日轻夜重，四肢乏力，体瘦，舌质淡红、苔白而干，脉弱。

西医诊断：肩周炎。

中医诊断：肩痛（气阴两虚）。

治法：益气健脾，通络止痛。

取穴：右侧手针区的肩点、脾点。

效果：针刺入后，疼痛顿止，起针，右臂即刻可以活动如常，每日针刺 1 次，连续针刺 3 日，活动如常。

按语：本病患者糖尿病史多年，四肢乏力，体瘦，舌质淡红、苔白而干，脉弱。气阴不足，脾失健运。病位在脾、肩，故手针取穴在脾点，以补法益气健脾；取穴在肩点，以泻法通络止痛。

【病例 2】

孙某，女，65 岁，工人。初诊日期：2014 年 3 月 8 日。

主诉：腰痛 3 小时。

现病史：3 小时前搬东西时不慎扭伤腰部，出现腰痛如刺，活动受限。症见：腰痛如刺，疼痛点拒按，向右下肢大腿后部及小腿放射，舌质暗紫有瘀斑，脉涩。体格检查：取仰卧位，直腿抬高试验阳性，余阴性。

西医诊断：腰椎间盘突出症。

中医诊断：腰痛（瘀血腰痛）。

治法：活血化瘀，通络止痛。

取穴：双侧坐骨神经点，强刺激，泻法；双命门点，补法。

效果：针后，腰痛及右下肢疼痛症状立减，再连续针 7 日，腰痛基本消失，直腿抬高试验阴性。随访迄今无恙。

按语：本病患者扭伤腰部后，出现腰痛如刺，疼痛点拒按，向右下肢大腿后部及小腿放射，舌质暗紫、有瘀斑，脉涩。瘀血阻滞，经脉闭阻，不通则痛。手针取穴坐骨神经痛点以活血化瘀止痛；肾为腰之腹，故取命门点补法，补肾以治本。标本兼治，提高疗效。

第五节 头 针

一、简介

头针疗法又称头皮针法，是在中国传统针灸学及现代解剖学、神经生理学、生物全息论的基础上发展形成的，通过刺激头部特定区域，治疗各科疾病的一种微针治疗方法。源于古人针灸头部腧穴治疗疾病。

头针是在传统的针灸理论基础上发展起来的，早在《素问·脉要精微论》中就指出"头为精明之府"。头为诸阳之会，手、足六阳经皆上循于头面，六阴经中手少阴经与足厥阴经直接循行于头面部，所有阴经的经别和阳经相合后上达于头面。有关头针治疗各种疾病，《内经》有所记载，后世《针灸甲乙经》《针灸大成》等文献中，记载头部腧穴治疗全身各种疾病的内容则更加丰富。目前头针广泛应用于临床，经多年实践，对头针穴线的定位、适用范围和刺激方法积累了更多的经验，头针已成为世界一些国家临床医生常用的治疗方法之一。为了适应国际上头针疗法的推广和交流，促进其进一步发展，中国针灸学会按分区定经，经上选穴，并结合古代透刺穴位的方法，拟定了《头皮针穴名标准化国际方案》，并于1984年在日本召开的世界卫生组织西太区会议上正式通过。

二、适应证

头皮针法主要用于脑血管疾病的治疗，脑外伤后遗症、小儿脑性瘫痪、小儿脑发育不全、震颤麻痹、舞蹈病、耳鸣、各类急慢性疼痛及老年性痴呆症、小儿智力障碍等。

三、禁忌证

囟门和骨缝尚未骨化的婴儿，头部颅骨缺损或开放性脑损伤，头部有严重感染、溃疡、瘢痕者，孕妇，严重心脏病、重度糖尿病、重度贫血等患者禁用。对精神紧张、过饱、过饥者应慎用。

四、操作规范

（一）针具选择

头皮针一般选用28~30号1.5~2寸长的不锈钢毫针，初学者进针有困难可选用1寸针。小儿则用0.5~1寸针。

（二）患者准备

患者多采取坐位，若不能坐位，也可采取平卧或半卧位。单侧肢体疾病，选用对侧刺激区；双侧肢体疾病，选用双侧刺激区；内脏全身疾病或不易区别左右的疾病，可双侧取穴。一般根据疾病选用相应的刺激区，并可选用有关刺激区配合治疗。

正确取定头皮针刺激部位对治疗效果有重要影响。初学者应用卷尺精确测定，并用龙胆紫药水做好标记。然后嘱患者取正坐位，分开局部头发（男性患者如有可能应理成光头），进行彻底消毒。

（三）基本操作方法

1. 进针法

初学者用指切进针法，即以左手拇指的指甲掐切头穴，右手持针，针尖紧靠指甲缘，迅速刺入皮下，进针方向与头皮成15°~30°。熟练后，可用快速进针法，用一手拇指、食指尖捏住针体下端（距针尖2cm处），将针尖对准进针点，手指尖距头皮5~10cm针尖处再突然手腕掌屈，借助这一力量使针尖冲进皮下或肌层。进针后，右手拇、食（示）指尖捏住针柄下半部，中指紧贴针体末端，沿皮将针体快速推至帽状腱膜下层。当针到达帽状腱膜下层后，指下会感到阻力减小，然后将针沿头皮针穴线推进 0.5~1.5 寸，再进行运针。

2. 运针法

头皮针运针包括捻转法、抽提法、进插法。捻转法，以拇指掌侧面和食指桡侧面夹持针柄，以食指的掌指关节快速连续屈伸，使针身左右旋转，每分钟要求捻转 200 次左右，头皮针留针 15~30 分钟，在此期间还需间隔 5~10 分钟运针 1 次。也可以电针代替，频率宜在 200~300 次 / 分以上，刺激强度以患者的反应来决定，一般以患者可耐受为度，波型可选择连续波。抽提法，针体进入帽状腱膜下层后，针体平卧，用右手拇、食指紧捏针柄，左手按压进针点处以固定头皮，用爆发力将针迅速向外抽提 3 次，然后再缓慢地向内退回原处。进插法，持针手法与上相同，用爆发力将针迅速向内进插 3 次，再退回原处。

3. 出针法

头皮针的出针宜缓慢退针到皮下，然后迅速拔出。因为头皮血管比较丰富，取针后应立即用消毒干棉球按压，以防出血。

（四）穴位定位及主治

1. 额区（图 1-6）

（1）额中线

部位：在头前部，从督脉神庭穴向前引一直线，长 1 寸。

主治：癫痫、精神失常、鼻病等。

（2）额旁 1 线

部位：在头前部，从膀胱经眉冲穴向前引一直线，长 1 寸。

主治：癫痫、精神失常、鼻病等。

（3）额旁 2 线

部位：在头前部，从胆经头临泣穴向前引一直线，长 1 寸。

主治：急、慢性胃炎，胃和十二指脂溃疡，肝胆疾病等。

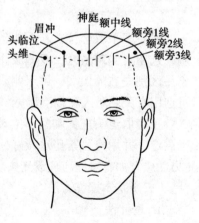

图 1-6　额区

（4）额旁 3 线

部位：在头前部，从胃经头维穴内侧 0.75 寸起向下引一直线，长 1 寸。

主治：功能性子宫出血、阳痿、遗精、子宫脱垂、尿频、尿急等。

2. 顶区

（1）顶中线（图1-7）

部位：在头顶部，从督脉百会穴至前顶穴之段。

主治：腰腿足病，如瘫痪、麻木、疼痛，以及皮层性多尿、脱肛、小儿夜尿、高血压、头顶痛等。

（2）顶颞前斜线（图1-8）

部位：在头顶部、头侧部，从头部经外奇穴前神聪（百会前1寸）至颞部胆经悬厘引斜线。

主治：全线分5等份，上1/5治疗对侧下肢和躯干瘫痪，中2/5治疗上肢瘫痪，下2/5治疗中枢性面瘫、运动性失语、流涎、脑动脉粥样硬化等。

（3）顶颞后斜线（图1-8）

部位：在头顶部、头侧部，顶颞前斜线之后1寸，与其平行的线。从督脉百会至颞部胆经曲鬓穴引一斜线。

主治：全线分5等份，上1/5治疗对侧下肢和躯干感觉异常，中2/5治疗上肢感觉异常，下2/5治疗头面部感觉异常。

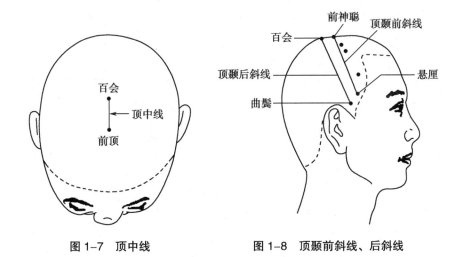

图1-7 顶中线   图1-8 顶颞前斜线、后斜线

（4）顶旁1线

部位：在头顶部，督脉旁1.5寸，从膀胱经通天穴向后引一直线，长1.5寸。

主治：腰腿病证，如瘫痪、麻木、疼痛等。

（5）顶旁2线

部位：在头顶部，督脉旁开2.25寸，从胆经正营穴向后引一直线，长

1.5 寸到承灵穴。

主治：肩、臂、手等病证，如瘫痪、麻木、疼痛等。

3. **颞区（图 1-9）**

（1）颞前线

部位：在头的颞部，从胆经颔厌穴至悬厘穴连一直线。

主治：偏头痛、运动性失语、周围性面经神麻痹和口腔疾病。

（2）颞后线

部位：在头的颞部，从胆经率谷穴向下至曲鬓穴连一直线。

主治：偏头痛、耳鸣、耳聋、眩晕等。

4. **枕区（图 1-10）**

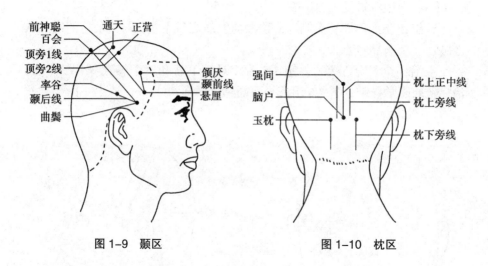

图 1-9　颞区　　　　　　　　　图 1-10　枕区

（1）枕上正中线

部位：在后头部，即督脉强间穴至脑户穴一段，长 1.5 寸。

主治：眼病、足癣等。

（2）枕上旁线

部位：在后头部，由枕外粗隆督脉脑户穴旁开 0.5 寸起，向上引一直线，长 1.5 寸。

主治：皮层性视力障碍、白内障、近视等。

（3）枕下旁线

部位：在后头部，从膀胱经玉枕穴向下引一直线，长 2 寸。

主治：小脑疾病引起的平衡障碍、后头痛等。

五、注意事项

1. 头皮针的刺激强度较大，应注意防止晕针。

2. 在头皮针治疗中常易发生滞针，即针刺入头皮后，行针困难，难以捻转进退。可适当延长留针时间，并在针体周围轻柔按摩，然后顺进针方向缓缓退出。

3. 中风患者，急性期如因脑出血引起昏迷、发热、血压过高时，暂不宜用头针治疗，待病情及血压稳定后再行针刺治疗。如因脑血栓形成引起的偏瘫者，宜及早采用头针及体针结合治疗，有高热、急性炎症及心力衰竭等症时，一般慎用头针治疗。

六、可能出现的意外及处理方法

头皮血管丰富，起针时易出血或引起皮下血肿，可用干棉球轻揉，促使其消散。

七、医案举例

刘某，男，79 岁。初诊日期：2013 年 7 月 18 日。

主诉：失语、口眼㖞斜、右侧肢体无力 1 小时。

现病史：患者 1 小时前出现失语、口眼㖞斜、右侧肢体无力而来诊，头颅 CT 提示左侧脑梗死。经用舒血宁、小牛血等药治疗后，患者仍感肢体无力、失语、咀嚼困难，不能吞咽食物，舌质淡暗、苔白，脉涩。

西医诊断：脑梗死。

中医诊断：中风（中经络，气虚血瘀）。

治法：补气行血。

治疗方法：补阳还五汤加用头皮针治疗，取左侧顶颞前斜线，上 1/5、中 2/5（隔日交替）。局部进行常规消毒，用 28 号 1.5 寸不锈钢毫针，与头皮成 30°，用夹持进针法刺入帽状腱膜下，达到该区应刺长度后固定，不提插，捻转 2~3 分钟，留针 20 分钟，出针前再行针 1 次。10 日为 1 个疗程。经 1 个疗程治疗后口角歪斜消失，仍失语，可咀嚼，吞咽，能进少量半流食。再经过 2 个疗程的治疗，患者语音清楚，咀嚼吞咽正常，能进正常饮食，四肢运动正常而获愈。

按语：头部与人体内的脏腑器官及其功能有着密切的关系，头面部是经气汇聚的重要部位。头为诸阳之会，脑为髓海，元神之府，是脏腑经络功能活动的主宰，是调节全身气血的重要部位，是头针治病的理论依据。本病由于中风而造成肢体活动不灵，故取头皮针左侧顶颞前斜线，治疗右侧运动不灵及失语症状。在头皮针治疗中常易发生滞针，即针刺入头皮后，行针困难，难以提插进退。故不提插，可捻转，可适当延长留针时间。

第六节　眼　针

一、简介

（一）发展沿革

眼针疗法是在眼眶内、外眼针特定穴区实施针刺等刺激治疗疾病和观察眼白睛（球结膜）脉络（血管）形色丝络变化诊断疾病（观眼识病）的一种特色诊疗技术。

眼针疗法是彭静山教授于 20 世纪 70 年代创立。由于特殊原因彭老听力下降，但视力得天独厚，以耄耋之年灯下可读新五号铅字的书而不需要戴花镜。为了恪尽一个医生的天职，解除病患的疾苦，于是便想在望诊方面创新路，设想以望、切二诊之长，弥补闻、问二诊之短。夜以继日，手不释卷，翻阅大量书籍，终于发现了线索。明代王肯堂《证治准绳·目门》卷七在论述五轮八廓部分引有华佗一段话："华元化云：目形类丸，瞳神居中而前，如日月之丽东南而晚西北也。内有大络六，谓心、肺、脾、肝、肾、命门各主其一，中络八谓胆、胃、大小肠、三焦、膀胱各主其一，外有旁支细络莫知其数，皆悬贯于脑，下连脏腑，通畅血气往来以滋于目。故凡病发，则有形色丝络显现，而可验内之何脏腑受病也。"这段话是彭老创立"观眼识病"最直接的启示。虽然这段文字不多，但彭老如获至宝。经昼夜把玩，冥思苦索，终于拟出"观眼识病"的设想。由华佗提出的五轮设想，用八卦划分眼睛为八区，内联五脏六腑，外察形色丝络，尝试对患者先观眼后切脉，或先诊脉后看眼，互相参照。日里应诊，晚间总结，摸索前进，经验日丰，准确率逐渐提高，给诊疗以莫大便利。到了 1974 年，观眼识病积累了一万多病例，准确率达到 90%，把望诊向前推进了一步。

眼针技术经过上万例的临床试验，对中风偏瘫、急性扭伤、原发性高血压、冠心病心律不齐、胆绞痛及各种疼痛症候均取得良好疗效。1982 年辽宁省卫生厅邀请专家鉴定，由辽宁省人民政府授予辽宁省重大科技成果奖。眼针疗法作为微针疗法的一种终于诞生。之后，彭老通过国内外讲学，成立眼针学习班等形式推广眼针疗法，经过多地多人的临床验证，内容不断丰富，治疗病种不断增加，证实其适应证与体针大致相同。1987年辽宁省卫生厅邀请全国专家对眼针疗法鉴定，得到专家的一致肯定。1990年《眼针疗法》一书由辽宁科技出版社出版，标志着眼针疗法从理论到临床的学术体系已形成。该书多次再版已成为学习眼针疗法的经典著作。

眼针疗法作为一种微针疗法几十年来得到广泛的推广，经过几代人的传承，已形成一支梯队合理的优秀传承团队。从理论、临床、科研方面全方位深入系统研究，承担国家科技部"973课题"在内的各类课题10余项，尤其2012年"辽宁彭氏眼针学术流派传承工作室"获批国家中医药管理局首批中医学术流派传承工作室建设项目。经过文献梳理、临床研究及实验研究，凝炼出眼针的核心理论"眼针八区十三穴络脑通脏腑"，为眼针的临床应用与推广提供理论支撑。承担多项眼针疗法治疗中风病课题，方案不断优化，近年来"眼针带针康复技术"在临床不断应用和推广，使眼针技术和现代康复有机结合，提高了临床疗效。

（二）眼针疗法穴区划分

1. 眼针穴区划分的根据

用八卦划区的来源，八卦由阴、阳两种符号变化而成。按《周易》其名称和序列为乾、兑、离、震、巽、坎、艮、坤，代表天、泽、火、雷、风、水、山、地八种自然现象，是为先天八卦。北宋邵康节、周敦颐，南宋朱熹研究《周易》，把八卦的序列改为乾、坎、艮、震、巽、离、坤、兑，是为后天八卦。

2. 眼区的划分方法

华佗说"目形类丸……有大络六、中络八"，包括五脏六腑、心包和命门，三焦又分为上焦、中焦、下焦，去掉了命门、心包，共计是13个部位。在小小眼睛里容纳13个部位，利用八廓是很适宜的。而八廓来源于八卦，于是就用后天八卦划分眼睛八区。一般对方向的称呼习惯上叫作前后左右，前为阳，左为阳，就先划分左眼。为了使用方便，将乾、坎、艮、震、巽、离、坤、兑改用阿拉伯数字1~8代表。

两眼向前平视，经瞳孔中心做一水平线并延伸过内、外眦，再经瞳孔中心做该水平线之垂直线，并延伸过上、下眼眶。于是将眼区分成4个象限。再将每一个象限分成两个相等区，即8个象限，区域相等，此8个相等区就是8个穴区。

划区时，人仰卧头向北、脚向南。左眼的西北方恰当乾卦，正北为坎，东北为艮，正东为震，东南为巽，正南为离，西南为坤，正西为兑。与脏腑的关系，乾属金，肺与大肠属金。金生水，坎为水，肾、膀胱属水；水生木，正东方肝、胆属木；木生火，正南方心、小肠属火；火生土，西南方坤为地，脾、胃属土。东北艮为山，山是高峰，画为上焦；东南巽为风，画为中焦；正西兑为泽，画为下焦。去掉命门，因为命门不属于脏腑，心包附属于心，均无位置。扩大了三焦的分布，对眼针治疗起到内外相应的作用。把左眼图纸向右水平翻转，作为右眼的划区定穴，如图1-11所示。

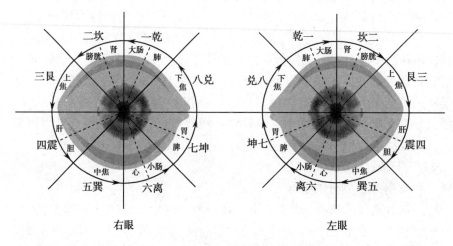

图1-11　眼区的划分

3. 眼针各区的定位

为了便于记忆眼针的分区定位，有时也利用钟表的取象比类方法。

（1）1区——肺大肠区

定位：位于西北方，在钟表的位置左眼相当于10时30分顺行至12时，右眼相当于由1时30分逆行至12时。在八卦属乾卦，在脏腑属肺与大肠，一区两穴，脏在前腑在后，即肺穴在前，大肠穴在后。

解剖：眼轮匝肌，眶上神经和额分支分布，并有眶上动脉网。

主治：肺和大肠有关疾病，包括感冒、发热、咳嗽、咳痰、气短、皮肤瘙痒、荨麻疹、皮疹、腹泻、便秘等。

刺法：沿皮横刺法，刺穿过皮肤、筋膜、深筋膜，抵眼轮匝肌，刺入7~8mm，或埋皮内针。

（2）2区——肾膀胱区

定位：位于正北方，在钟表的位置左眼相当于12时顺行至1时30分，右眼相当于由12时逆行至10时30分。在八卦属坎卦，在脏腑属肾与膀胱，一区两穴，脏在前腑在后，即肾穴在前，膀胱穴在后。

解剖：眼轮匝肌，眶上神经分支和眶上动脉网，其中右眼 2 区内尚有泪腺神经分支。

主治：肾和膀胱相关疾病，包括腰膝酸软或痛、耳鸣耳聋、齿摇发脱、男子阳痿遗精、精少不育、女子经少、经闭不孕、水肿、虚喘、尿频、尿急、尿痛、尿闭、遗尿、小便失禁等。

刺法：沿皮横刺法，刺穿过皮肤、筋膜、深筋膜，抵眼轮匝肌，刺入7~8mm，或埋皮内针。

（3）3 区——上焦区

定位：位于东北方，在钟表的位置左眼相当于 1 时 30 分顺行至 3 时，右眼相当于由 10 时 30 分逆行至 9 时。在八卦属艮卦，属于上焦区，一区一穴。

解剖：眶上神经和泪腺神经分支，并有泪腺动脉和眼浅动脉的（额支、颧眶动脉）血管网。

主治：膈以上部位的脏腑经络疾病，包括心系、肺系、头面五官、上肢等相关部位的疾病。

刺法：沿皮横刺法，刺穿过皮肤、筋膜、深筋膜，抵眼轮匝肌，刺入7~8mm，或埋皮内针。

（4）4 区——肝胆区

定位：位于东方，在钟表的位置左眼相当于 3 时顺行至 4 时 30 分，右眼相当于由 9 时逆行至 7 时 30 分。在八卦属震卦，在脏腑属肝与胆，一区两穴，脏在前腑在后，即肝穴在前，胆穴在后。

解剖：眶下神经睑支分布，并有眶下动脉和眼浅动脉的（颧眶动脉、面横动脉）血管网。

主治：肝胆有关疾病，包括精神抑郁或急躁易怒、胸胁少腹胀痛、眩晕、肢体震颤、抽搐、目疾、月经不调、疝痛、口苦、呕胆汁、黄疸、惊悸、胆怯、失眠等。

刺法：沿皮横刺法，刺穿过皮肤、筋膜、深筋膜，抵眼轮匝肌，刺入7~8mm，或埋皮内针。

（5）5 区——中焦区

定位：位于东南方，在钟表的位置左眼相当于 4 时 30 分顺行至 6 时，右眼相当于由 7 时 30 分逆行至 6 时，在八卦属巽卦，属于中焦区，一区一穴。

解剖：眶下神经下睑支和眼下动脉血管网。

主治：横膈以下到脐部位的相关疾病，包括脾、胃、肝、胆脏腑及经络疾病，如胃脘痛、呕吐、泛酸、胁痛、口苦、咽干等。

刺法：沿皮横刺法，刺穿过皮肤、筋膜、深筋膜，抵眼轮匝肌，刺入7~8mm，或埋皮内针。

（6）6 区——心小肠区

定位：位于南方，在钟表的位置左眼相当于 6 时顺行至 7 时 30 分，右眼相当于由 6 时逆行至 4 时 30 分。在八卦属离卦，在脏腑属心与小肠，一区两穴，脏在前腑在后，即心穴在前，小肠穴在后。

解剖：眶下神经下睑支和眶下动脉分布。

主治：心和小肠有关疾病，包括心悸、怔忡、心烦、心痛、失眠多梦、口舌生疮、狂乱、神昏谵语、小便赤涩灼痛、尿血等。

刺法：沿皮横刺法，刺穿过皮肤、筋膜、深筋膜，抵眼轮匝肌，刺入7~8mm，或埋皮内针。

（7）7 区——脾胃区

定位：位于西南方，在钟表的位置左眼相当于 7 时 30 分顺行至 9 时，右眼相当于由 4 时 30 分逆行至 3 时。在八卦属坤卦，在脏腑属脾与胃，一区两穴，脏在前腑在后，即脾穴在前，胃穴在后。

解剖：眶下神经下睑支和滑车下神经的分支，并有内眦动脉和眶下动脉血管网。

主治：脾胃相关疾病，包括腹胀、腹痛、食少、纳呆、便溏、浮肿、内脏下垂、胃脘胀痛、恶心、呕吐、嗳气、呃逆等。

刺法：沿皮横刺法，刺穿过皮肤、筋膜、深筋膜，抵眼轮匝肌，刺入7~8mm，或埋皮内针。

（8）8 区——下焦区

定位：位于西方，在钟表的位置左眼相当于 1 时 30 分顺行至 3 时，右眼相当于由 11 时 30 分逆行至 9 时。在八卦属兑卦，属于下焦区，一区一穴。

解剖：额支和滑车上神经分支，并有眶上动脉和额动脉血管网。

主治：脐以下部位脏腑经络疾病，包括大肠、小肠、膀胱、肾、肝、二阴、下肢相关部位的病变。

刺法：沿皮横刺法，刺穿过皮肤、筋膜、深筋膜，抵眼轮匝肌，刺入7~8mm，或埋皮内针。

二、适应证

1. 眼针的适应证与体针大致相同。

2. 优势病种：中风、各种疼痛、神志病、功能性肠病。

三、禁忌证

1. 精神疾病躁动不安不能配合者，以免误伤眼球，不宜应用。

2. 眼针穴区部位有破溃、皮炎、感染者不宜应用。

3. 血压过高，病情不稳定，生命体征不平稳者，不宜应用。

4. 过于恐惧，不愿意接受者，不宜应用。

5. 下眼睑疏松、眼袋较大者，因组织疏松，易于出血，应慎重使用。

6. 因在眼周针刺，眼周血管网丰富，容易皮下出血，对于爱美的年轻女性应说明情况，同意者方可应用。

四、操作规范

（一）眼针穴区部位

人的眼睛大小也不过几厘米，小小的眼白睛分成八区，容纳 13 个穴，各区的比例相等，但 1、2、4、6、7 五个区是肺、大肠，肾、膀胱，肝、胆，心、小肠，脾、胃各占 1/2，平分春色。3、5、8 区是上焦、中焦、下焦，各自占一个整区。眼针穴不另取穴名，属于某区即名某区穴，如"上焦区""肝区"等，总名"眼针眶区十三穴"，位置均距眼眶 2mm。测量 1000 人眼针穴区的周径为 130mm±5mm，每个区 16mm 左右，也不过指头大小，与经穴和经外奇穴差不多，而一区两穴的就更小了。找穴时以瞳孔为中心，每个穴占据眶内眶外一定的范畴，找穴要准是首要条件。

（二）取穴原则

1. 循经取穴

眼针循经取穴，即确诊病属于哪一经即取哪一经区穴位，或同时对症取几个经区。

2. 看眼取穴

据观眼识病哪个经区络脉的形状、颜色最明显即取哪一经区穴。

3. 病位取穴

按上、中、下三焦划分的界限，病在哪里即针所属上、中、下哪个区。例如头痛项强，不能举臂，胸痛等均针上焦区；胃痛，胀满，胁痛等针中焦区；脐水平以下，小腹，腰臀及下肢，生殖、泌尿系统疾病均针下焦区。

（三）针具

1. 毫针

直径 0.35mm、长 15mm，即 0.5 寸的不锈钢针。

2. 眼针运动疗法针具

直径 0.25mm、长 10mm 皮内针。

（四）眼针的各种刺法

1. 沿皮横刺法

找准穴区，距眼眶边缘 2mm 处，向应刺的方向沿皮刺入，刺穿过皮肤、筋膜、深筋膜，抵眼轮匝肌。在深度上有的针尖接触眼轮匝肌表面，有的刺入肌内，不可再深穿透轮匝肌抵骨膜。每区两穴的不可超越界限。

2. 眶内刺法

在眶内紧靠眼眶眼区中心刺入，眶内针刺是无痛的，但要手法熟练，刺入准确。眶内都用直刺，针尖向眼眶方向刺入，进针 0.5 寸。手法不熟时，切勿轻试。

3. 点刺法

在选好的穴位上，一手按住眼睑，患者自然闭眼，在穴区轻轻点刺 5~7 次，以不出血为度。

4. 双刺法

不论直刺、横刺，刺入一针之后可在针旁用同一方向再刺入一针，能够增强疗效。

5. 表里配合刺法

表里配合刺法也叫内外配合刺法，即在选好的眼穴上，眶内、眶外各刺一针，效果更好。

6. 压穴法

在选好的区穴，用手指压迫，患者感到酸麻为度。有的医生用火柴棒、点眼棒、三棱针柄代替针刺，而效果相同。

7. 眼区埋针法

对疗效不巩固的患者，在眼区穴埋王不留行、皮内针均可。

（五）眼针疗法的特色与优势

1. 眼针疗法仅有"八区十三穴"，分区定位简单，易于学习，便于掌握。

2. 眼针操作简单，易于推广。

3. 眼针只在眼眶上取穴针刺，安全无危险。

4. 眼针即刻效应显著，有随针起效的神奇效果。

5. "眼针八区十三穴，络脑通脏腑"，对脑源性疾病效果显著。

6. 眼针留针期间，可以运动，对于偏瘫患者可以带针康复训练，对于疼痛患者可以带针活动疼痛部位，提高临床疗效。

五、注意事项

1. 弯针时切忌强行拔针，以免将针体折断，留在体内。若针柄轻微弯曲，应慢慢将针起出；若弯曲角度过大时，应顺着弯曲方向将针起出。若由患者移动体位所致，应使患者慢慢恢复到原来体位，局部肌肉放松后，再将针缓缓起出。

2. 滞针则在滞针腧穴附近进行循按或叩弹针柄，或在附近再刺一针；单向捻针而滞者，可向相反方向将针捻回，并用刮柄、弹柄法，使缠绕的肌纤维回释，即可消除滞针。

3. 断针嘱患者切勿更动原有体位，若残端部分针身显露于体外时，可用手指或镊子将针起出。若断端与皮肤相平或稍凹陷于体内者，可用左手拇、食二指垂直向下挤压针孔两旁，使断针暴露体外，右手持镊子将针取出。若断针完全深入皮下或肌肉深层时，应在 X 射线下定位，以手术取出。

4. 血肿或微量的皮下出血而局部小块青紫时，一般不必处理，会自行消退。若局部肿胀疼痛较剧，青紫面积大而影响到活动功能时，可先做冷敷止血后，再做热敷或在局部轻轻揉按，以促使局部瘀血消散吸收。

六、病案举例

李某，女，69 岁。初诊日期：1983 年 3 月 7 日。

主诉：右侧半身不遂伴口眼㖞斜 1 周。

现病史：1 周前出现语言謇涩，上下肢运动功能障碍，诊为脑血栓形成，治疗 6 天，有所好转，但自己不能走路，于 1983 年 3 月 7 日由家属搀扶，进入诊室。

查体：神志清醒，语謇口角向左侧歪斜，面色萎黄，舌质红，舌根与尖有淡黄苔，六脉沉数无力，看眼右上、下焦及大肠区有形色丝络变化。肢体检查：取仰卧位，右手抬高 30cm，不能屈肘，直腿抬高试验正常 /38cm。

治疗：眼针双上下焦区，右大肠区。

效果：针后右上肢屈肘手与乳平，下肢正常 /70cm，立即离床自己可以缓慢行走。再诊，能自己走上三楼诊室，右上肢活动正常。共治 1 个疗程。随访迄今无恙。

第七节 拨 针

一、简介

（一）发展沿革

拨针疗法是江苏陈超然教授历经半个多世纪的探索，总结出的一种治疗急、慢性软组织损伤的技术。陈老以毕生精力，通过在研究拨针疗法方面的不懈努力，提出了许多有关软组织损伤的理论观点，如"骨膜效应学说""皮下脂肪垫增生""人体经络（神经）转换枢纽""镶嵌学说及杠杆原理"等，这些学术观点对于思考急、慢性软组织损伤的发病机理具有启发意义。

拨针为一无刃、无尖的钝性针具，针体较粗，大约相当于织毛衣用针粗细，长短不一，尾端有一手柄便于操作者握持，进入人体后可以对浅深层组织进行钝性剥离，范围较大，剥离亦较充分，特别是在进行浅层软组织剥离时，由于其使用的是钝性剥离方法，安全性较高。

另外，根据陈老几十年的临床经验，使用拨针对骨膜进行刺激，可以通过神经的反馈，产生很好的临床疗效，这点已经被现代医学证实。

提起拨针，就不得不提另一种针具——针刀。在朱汉章先生的针刀疗法尚未问世前，对于软组织损伤的患者，临床多采用手法、理疗、药物封闭、针灸等治疗手段，对于重症、慢性陈旧性的劳损，几乎很难达到治愈的目的，复发率极高，严重的影响患者的生活质量及工作。朱汉章先生所研究的针刀疗法，以带刃的针具通过闭合型的松解及减压，给软组织损伤的治疗带来了空前的发展，使许多历经数年不愈的顽症得到了立竿见影的疗效，针刀疗法的发展也给软组织损伤的理论研究提供了有力的临床证据。

在使用针刀治疗软组织损伤的过程中，人们逐渐意识到仍存在许多病理现象不能解决。如大面积的软组织挛缩、特定部位皮下脂肪组织的堆积、硬化，肌组织的高张力、浅深筋膜的粘连等，故急需有一疗法来补充。拨针疗法像雪中送炭一样，很快被众多医者认可并接受。

我们认为，朱汉章先生的针刀疗法解决了"点"的问题，而陈超然先生的拨针疗法解决了"面"的问题，两位先生的创新性思维对于慢性软组织损伤的治疗，均具有里程碑式的意义。相信在以后的软组织微创术中，以针刀为代表的闭合性锐性分离及以拨针为代表的闭合性钝性分离，将并驾齐驱，成为治疗软组织损伤的主要手段之一。

（二）治疗原理

拨针的针头为钝性，针体较长（有各种长度，以适应不同的治疗范围），亦较粗（可以使用较大的力而不至于折断），可以对皮下及肌筋膜层的粘连组织进行大范围的松解，达到疏通粘连，剥离、松解瘢痕的效果，恢复了病变部位的力学平衡。通过松解作用，改变了病变局部的内环境，触发了末梢血管侧支循环的重建，改善了淋巴的回流，恢复了病变部位营养供应，使已经变性的筋膜、韧带、肌纤维逐渐恢复正常。

根据陈老及其他医生的总结，拨针的作用如下：

1. 可以进入到各层软组织，从一点进针可以在一个层面上进行 360° 方向剥离。

2. 可以起到钝性剥离，松解引起疼痛的软组织粘连。

3. 具有杠杆作用，可以对软组织产生 1.5~4.5kg 的机械压力，通过杠杆压力作用对疼痛部位筋膜、腱鞘有减压作用。

4. 通过钝性剥离，杠杆作用可以消除软组织张力，消除痉挛。

5. 通过钝性剥离，杠杆作用消除局部水肿，减轻筋膜间压力，消除筋膜增厚，解除穿过肌筋膜的血管、神经束的卡压。

6. 通过钝性剥离、杠杆作用、靶点式机械挤压引起生物化学反应，以对抗、调控疼痛或其他症状。

二、疗法所用器具与操作规程

（一）器具

拨针针长 10~30cm，针粗 1.4mm，针体圆锥形，针柄扁形，特制不绣钢制成。由江苏省江阴市陈超然先生发明，后人在此基础上进行了外形的改进，但是针体多无变化，只是针柄改为各种形状，使其更便于使用。

（二）操作规程

以腰背部肌筋膜炎为例，患者俯卧于治疗床上，腹下垫枕，充分暴露腰背部，触诊寻找压痛点及条索状、结节样物，用龙胆紫笔标记，以疼痛范围的几何中心为进针点，根据疼痛范围，选择拨针。常规消毒皮肤，铺洞巾，以 2% 盐酸利多卡因注射液局部麻醉，按压 1~2 分钟，用 9 号刀片破皮宽约 0.2cm，深度达皮下，右手持拨针，左手按压治疗部位以引导拨针，先垂直刺入浅筋膜层，然后调整拨针角度为 0°~15°，根据治疗部位肌肉丰厚程度，灵活选择角度大小，在进针点周围所标记的范围内操作，重点推剥触诊时所标记位置，推剥分离粘连的筋膜层包括结节、瘢痕及条索样物，以拨针下松动为度，再回抽针身至进针点皮下，变化方向继续治疗，呈放射状治疗所标记疼痛范围。治疗结束，出针后压迫针眼数分钟，待针眼无出血后，碘伏消毒，无菌贴贴敷针眼。

三、优点和注意事项

由于所使用的拨针为一无刃、无尖的钝性针具，治疗中对组织的损伤，特别是对血管、神经的损伤，若操作熟练，几乎无太明显损伤。大大避免了盲视下操作带来的医源性不良后果。另外由于拨针的杠杆撬拨作用，不但可以增加局部组织松解的面积，还可缓解肌组织间的粘连，起到外科手术中大面积钝性分离的作用。另外拨针对骨膜的刺激作用对于神经的传导，通过陈超然教授几十年的临床验证，也得到了很好的临床疗效。

最主要的优势在于以下方面：

1. 皮损小，只需要在皮肤上开一 2~3mm 切口，达皮下层即可。

2. 剥离范围大，且剥离充分。深浅可控，亦可对深筋膜及肌膜进行钝性减张。

3. 由于较传统针具相比增加了手柄，故操作方便。

四、适应证

颈椎病、肩周炎、强直性脊椎炎、腰椎盘突出症、第三腰椎横突综合征、梨状肌综合征、网球肘、膝关节骨性关节炎及慢性腰肌劳损等。

五、禁忌证

1. 局部皮肤破损及软组织存在炎症反应者。

2. 有出血倾向者。

3. 患有严重心、脑血管疾病或脏器衰竭不能耐受刺激者。

六、医案举例

吴峻应用拨针治疗腰神经后内侧支卡压性腰痛 105 例，取得了良好的疗效。

操作：患者取俯卧位，一般在病变棘突旁开 2~3cm 处有深压痛或叩击痛点，该点即为骨纤维管体表投影点，用龙胆紫标记。根据患者体形从标记点向外旁开 2~4cm 为进针点；如果有两个以上骨纤维管体表投影点有阳性征，则在相连的两点之中间点，旁开 2~4cm，再以进针点为中心，用碘伏从中心向外 15cm 范围进行皮肤消毒。用 0.5%~0.75% 的利多卡因在进针点做一皮丘，用 7 号长针尖从进针点斜向骨纤维管方向缓缓深入，至横突根部与关节突交界处，此时患者腰部有明显胀感，有时可向神经分布区放射，每个治疗部位推注麻醉剂 1~2mL。局麻后 5 分钟，用 12 号粗针尖从皮丘处刺入扩大进针点，选用针体长 24cm 的拨针从皮丘破皮点插入，缓缓推进到横突根与关节突交界处，对覆盖在骨纤维管上的纤维化、钙化了的韧带进行从点到线的透刺，对严重者还可用拨针将松开的韧带挑拨离开骨纤维管位置。达到彻底松解对腰神经后内侧支的压迫目的。松透后出针，在骨纤维管处拔罐 3~5 分钟，以进一步松解局部组织。拔罐后创口消毒，用消毒纱布覆盖针眼 2~3 日，可配合应用抗生素 1~2 日以防感染。未愈者间隔半月后同法再进行治疗。

第八节　长圆针

一、简介

（一）发展沿革

长圆针是薛立功教授在 20 世纪 80 年代创立的新的治疗工具，是根据《灵枢》中古长针"薄其身、锋其末"及古圆针"圆其末"的描述制成的针具，这两种古代针具现已失传。长圆针疗法是在传统经筋理论指导下，运用仿古长圆针采用解结针法，以治疗久痹顽痛及相关筋性内脏疾病的疗法。它在临床经筋疼痛性疾病的治疗中，发挥了巨大的作用，为临床治疗疑难疼痛开拓了新的中医治疗方法。薛立功先生在 20 世纪 70 年代从事骨外科工作时期，曾用"克氏针"磨出锋刃，进行"盲视术"，以剥离外伤后软组织粘连，从而成为治疗临床中的顽固疼痛性疾病的一种新的尝试。后因对照《灵枢》对长针针具的描述，发现古长针（九针中的一种类型）的形状和应用范围方面都与"盲视术"（"盲视剥离术""闭合性手术"）有相近之处，从而加大了对此方面深入而细致的研究工作。先人发明与创制的古九针已是两千多年以前的事了，我们中医人很多已经忘记或是并不会再使用了，很多人还沉浸在用一种毫针治百病的自豪当中而不自觉。在参阅了中国中医科学院图书馆大量的古代图书文献后，薛老认识到了我们古人的智慧之处，在多次反复试验的基础上，结合九针中圆针的特色而创立了长圆针。

随着经脉理论的发掘与应用，尤其是九针中第七针"毫针"的广泛应用，使人们对"长针"的针刺疼痛问题产生顾忌，治疗时的疼痛问题也成为病家与医家难以逾越的障碍。特别是王宫官宦之人，更加不耐疼痛，在官方的医疗手段方面就不会广泛开展。因此，也使"长圆针"的应用与研究、经筋理论的整理与提高受到影响。

古代的针具毕竟不比现代针具精细，同时在治疗前后也无法保证治疗部位及针具的无菌，治疗后的感染问题也会时常发生，这也在不同程度上阻碍了治疗效果的展现。

《内经》以后，历代著名医著均载录了《灵枢·经筋》等论著，并根据自己的体会精心诠注，但很少有人对治疗经筋痹痛的第八针（长针）进行研究和应用。某些医家根据应用毫针的体会去强解，甚至是误解《内经》各篇有关经筋的内容，结果反而阻碍了有关经筋理论及长圆针的整理和应用研究。

以上三个方面导致了长圆针及经筋理论在《内经》以后日渐淡出医家的治疗方法之列。

《灵枢·官针》篇指出："九针之宜，各有所为，长短大小，各有所施。"可见，古代医家创制九针是各有其形状及使用范围的（并非仅用毫针）。九针中第八针为长针，"长针者，锋利身薄，可以取远痹"（《灵枢·九针十二原》）。同时，在《灵枢·九针论》篇亦说明了其应用范围、机理和形状："八者应风，风者人之股肱八节也……八风伤人，内含于骨解、腰脊节、腠理之间，为深痹也，故为之治针，必长其身，锋其末。"《针灸甲乙经》也重复了《灵枢》对长针的描述，并指出薄其身的特点："长针者，取法于綦针，长七寸，其身薄而锋其末，令可以取深邪远痹。"从这些文献可以看出，长针并非既往认识的"长针是毫针的加长，后人称为环跳针，近代应用的芒针，即系长针的演变"（上海中医学院《针灸学》）。其不仅是长七寸，而且有"锋利身薄"，即针末有刃的特点。要锋利身薄，其针身必定粗挺，否则无法进行"锋利身薄"的加工。实际上，古代由于受金属材质和加工工艺的限制，其针身本来就是比较粗挺的，1968 年在河北满城西汉刘胜墓葬中出土的 4 枚金针和 5 枚银针，其形状再次验证了长针的上述特点。

刘胜为西汉中山国靖王，于前 154~前 113 年在位，为其陪葬的金、银针的创制可能就是在这个时代，而这个时代正当《灵枢》编纂的时代稍后。金、银针的形状较为符合《灵枢》所描述的形状。5 枚银针，由于时代久远，材质抗腐蚀差，其针尾、针末有锈蚀和断裂，但所残留的针体大体上亦可以反映"身薄"的特点。其中 1 枚银针为扁形，针身横径宽 0.3cm，而厚为 0.1cm，由于锈蚀看不到针末的形状是否锋利，但"身薄"是确切的，而且越近末端越薄。另有 4 枚金针，其针柄针身共长 7cm，但其中 3 枚针之针柄均为 5.5cm，针身为 1.5cm，为身短而柄长状；而另 1 枚却为针柄长 2.7cm，针身为 4.3cm，呈身长而柄短状，显然从长度上分析它是长针。《灵枢·九针十二原》等篇提出，古九针长度分别为一寸六分至四寸不等，唯长针为七寸，明显长于其他针。金针中针身长而针柄短的这枚金针，完全符合长针的特征。值得指出的是，这枚长针的针末有锋利之刃。综合上述测量并比较对照可以分析出，这枚金针应是古长针的原形。其针直径为 1.5mm，针身长 4.3cm，针末有刃。而银针的身薄形状，再次用实物旁证了长针"锋利身薄"的特征。

长针的特点之一是"锋利身薄"。对其针末及针身稍作改造，就可以应用于外科手术。中医外科适应证中，痈疽疮疡是一类重要的疾病。当脓已形成后，即应切开引流，当时所用的工具就是带刃之针。《素问·长刺节论》记载："治腐肿者刺腐上，视痈大小深浅刺……必端内针为故止。"可见，《内经》时代，外科操作器械是用"针"进行的。长针末端的锋刃是由针末磨薄而形成的，其横断面很小。虽能深入内部，但也因其锋刃太短，对切割扩创尚有困难。随着外科治疗范围的扩大和治疗需要，必须使针形刀刃展宽，以利"割皮解肌""刳破背腹，抽割聚积"。出现末端展宽，刃如刀形的"大小薄口刀""大小开刀""大小针刀"等，使古九针中带刃针具走向外科领域。

古九针第二针为员针，"员针者，针如卵形，揩摩分间，不得伤肌肉，以泻分气"（《灵枢·九针十二原》）。员，象形，俯视鼎状。即所见鼎内为直壁圆形。故员亦通圆。其针末圆钝，虽不切割组织，但可深压皮肉，挤压于分肉腠理间隙，上下揩摩，使分肉间的"横络"（粘连与瘢痕）得到部分松解。其操作方法类同于外科手术的"钝性分离"术。

（二）治疗原理

《灵枢·九针十二原》曰："长针者，锋利身薄，可以取远痹。"《灵枢·九针论》进一步解释曰："八风伤人，内舍于骨解、腰脊节、腠理之间，为深痹也，故为之治针，必长其身，锋其末，可以取深邪远痹……取法于綦针，长七寸，主取深邪远痹者也。"可见《内经》反复强调了长针可治疗深居筋骨之间的顽固痹证。深、远均指病位在人体的层次深。人体表为皮，次为肉，再深为筋，至深为骨。从这个意义上讲，筋骨之间的痹证即为"深邪远痹"。深、远，又有久远、长期之意。邪气深伏，治疗困难，病程必然较长。《素问·痹论》指出"其留连筋骨间者痛久"，就是对深邪远痹的又一注释。既往教科书，依据深、远是指病邪深藏之义，推论长针必须"身长"。但从《灵枢·九针论》看，"八者应风，风者，人之股肱八节也"，显然其再深、再远也只能视股肱八节之厚度了。马莳注："人之手足，各有股肱关节计八，故谓八节。"中医认为，八节当指腕、肘、踝、膝，左右共八，称之八节。观这八节，均为经筋结聚之处，其组织结构主要是筋腱。筋腱位于皮下，其附着于骨关节处，上无肌肉覆盖，少有脂肪充填，以手触之，由皮至骨近在分寸。可见在治疗时所用针具，其针身亦勿须七寸之长。由此亦可以推断，长针的首要特征应是"锋利身薄"，即针末有刀刃，其次要特征是针长逾七寸。在本段经文中，长的更深层含义是提示针至病位的治疗原则。

深邪远痹即中医所谓之筋痹和骨痹。《素问·长刺节论》曰："病在筋，筋挛节痛，不可以行，名曰筋痹，刺筋上为故。"《素问·痹论》曰："在于筋则屈不伸……痹在于骨则重。"《灵枢·刺节真邪》曰："虚邪之中人也，洒淅动形，起毫毛而发腠理。其入深，内搏于骨，则骨痹。"所以，凡筋挛节痛的筋痹，骨重节挛的骨痹均系经筋损伤或经筋不舒而致。当取长圆针，刺筋上为故，以关刺、恢刺、输刺、短刺法等，以解结缓急而能松解止痛。

二、适应证

建立在经筋辨证论治理论上的长圆针疗法为数十种顽痛固痹提供了新的疗法。尤其是中老年人顽痛症，大部分被建议必须手术治疗的各种骨刺、椎间盘突出症、椎管狭窄症、肩周炎、膝踝腕肘关节痛等，常可避免开刀之苦，对某些因经筋损伤而导致的顽固性头痛、胸闷、心前区痛、胃痛、腹痛等也提供了有效的辨证论治理论与方法。

三、禁忌证

1. 全身发热或感染，严重内脏疾患的发作期。
2. 施术部位有红肿热痛或深部脓肿坏死者。
3. 血友病、血小板减少症及其他凝血功能不全者。
4. 施术部位有重要神经、血管。
5. 严重心、脑血管病变。
6. 结核病患者及疑有结核病史者。
7. 恶性肿瘤患者。
8. 严重糖尿病，血糖未控制在正常范围者。

四、操作规范

（一）针具

长圆针包括针尖、针身和针柄，该针尖设在针身的一端，针身的另一端设有针柄，该针尖呈三种类型：一是剑头型，包括剑脊、剑锋和剑刃；二是平刃型，包括针锋、平刃；三是斜刃型，包括针锋、斜刃。

（二）基本操作方法

取相应长度、粗细、刃型的长圆针，沿局麻针头探查的安全入路方向进针。为防止万一，增加安全性，还应注意：长圆针刃口线方向，应与周围重要组织方向一致，以尽量避免可能的医源性损伤。在周围重要组织中，尤以神经干、大血管、肌腱、肌纤维为重要。即有神经干者沿神经干；无神经干者，应沿大血管方向或沿肌腱、肌纤维方向摆正刃口方向。

用持笔法持针，垂直用指腕力缓慢逐渐加压。此时，因麻醉无疼痛感觉，可尽量缓慢按压，使皮肤形成深沟，让周围的组织，尤其是重要组织因缓慢按压而排挤避开长圆针入路，从而减少损伤的可能性。由于皮肤较为厚韧，阻力最大，进针时，应掌握进针方向和力度，不可猛浪突入，否则会导致不能控制深度和方向，造成针尖所到位置和层次不清，而影响安全性。为避免这种情况的发生，可将手腕按压患者体表，当做支点，这样可使指腕较容易掌握分寸和用力。

在操作时，由于种种原因不能触及结筋点时，要注意探查深度，注意应以不出现可能的危险为标准。即胸背部不可越过肋骨浅面；颈根部不可越过锁骨浅面、胸锁乳突肌深面；腰部不可越过腰椎横突；肾区不可直刺越过竖脊肌；腹壁不可越过腹白线、腹直肌侧半月线表层；各关节处，均不宜刺入关节腔。

（三）操作手法

1. 关刺法

《灵枢·官针》曰："关刺者，直刺左右，尽筋上，以取筋痹。"尽筋，张景岳释"关节处也"，应是肌腱末端，即筋肉之尽头。关键是"直刺左右"的意义和解释，张景岳释"左右，四肢也"，系泛泛而论。有人将此句逗点为"直刺，左右尽筋上"，即针刺肌腱两侧的腱末端。看似有道理，但于手法操作无补。还有人解释为"直刺左右"，即应用毫针先直刺，提至皮下后再向左刺一次，又提起向右刺一次，形成鸡爪刺法。然本篇已有"合谷刺者，左右鸡足，针于分肉之间，以取肌痹"，实为重复。也有人称，关刺为深刺，透刺关节周围腧穴等。薛立功教授认为"直刺左右"是长针的操作方法。"尽筋"就是肌肉的腱末端组织。肌腱抵止点周围是容易出现结筋病灶点的特殊部位，而尽筋又多在关节附近，以"诸筋者皆属于节也。"关刺就是用长针治疗关节周围尽筋处表层痹痛的操作方法。直刺是由表及里，直接刺至尽筋周围结筋病灶点表层处。其左右是指在结筋病灶点表层横行刮剥（如肌腱与深筋膜、浅筋膜、韧带、脂膜等组织有粘着并引起疼痛的），是在结筋病灶的表层进行左右横行刮剥，以松解表层粘连，故是一种针对浅层粘连的解结针法。

2. 恢刺法

《灵枢·官针》曰"恢刺者，直刺傍之，举之前后，恢筋急，以治筋痹也"。既往注家们也多从应用毫针针刺角度理解。即先直刺，提针至皮下，再向前方斜刺；再提至皮下，再向后斜刺，其描述也形同纵向的"鸡爪刺"。另外，有人解释为先直刺，再斜刺，然后嘱患者升举患肢，活动肌肉，以使肌肉挛急缓解的方法等。薛老认为，本方法仍然是长针的操作方法。系用于关节周围因腱末端有结筋病灶，且并发周围粘连的一种治疗方法。受损筋肉形成结筋病灶，且伴有组织挛急的筋痹，其损伤一般较重，其粘连、瘢痕、致痛性病理变化必然也较广泛，因病理变化已不限于腱末端表层，故治疗这种筋痹就必须兼顾其周边的致痛性粘连性横络。"直刺傍之"是直接刺入，抵达病损表面。然后向正常肌腱的两旁之一侧滑动，目的是达到其周边的致痛横络部位，而不损伤正常腱组织。"举之前后"是对粘连部位的挑拨操作。举是由下向上用力，在此，显然是将长针沿腱旁直刺至深部，然后向前挑拨，再向后挑拨。从而用长针末端锋刃在粘连结块上挑拨切割，具有分离侧旁横络粘连的作用。当肌腱两侧粘连横络被解结后，肌腱的病理性基础消除，肌肉的保护性痉挛自然会缓解，从而达到"恢筋急"以治疗筋痹的效果。

3. 短刺法与输刺法

《灵枢·官针》曰"短刺者治骨痹，稍摇而深之，致针骨所，以上下摩骨也"，"输刺者，直入直出，深内至骨，以取骨痹"。张景岳曰"短刺，入之渐也"，逐渐深入，直至骨所，但并未解释"上下摩骨"。原文上明确要求应"上下摩骨"，摩为摩擦之意，毫针细软，无法做摩擦骨膜的操作，只能是点刺而矣。然而应用长圆针则完全可以做到"上下摩骨"样操作。骨痹患者，因长期的腱末端牵拉，会引起腱末端在骨膜附着处的损伤。骨膜被牵拉，骨膜下会渗液及出血，可引发骨膜反应和顽固疼痛。因此须用长针，以其坚挺有力，可以在骨面上进行摩擦切割的作用，达到骨膜下减压，从而治疗顽固性筋痹和骨痹证。

短刺法对于骨痹，对于骨面上的硬块状病灶、钙化的结筋病灶点、骨化性肌炎等疾病，也有应用的意义。骨以坚硬为特点，古人无 X 射线摄片法，把位置较深、触之较硬的病理组织常依筋骨而论治。某些肌肉骨化症，接近骨骼的腱末端结筋病灶硬结，这在古代难以分辨，也可能被划归于骨痹范畴。在治疗时，古人常采用短刺法。短刺主要是指进针时，要短促渐进，入针渐进是保持针体挺直，垂直深刺，这与输刺法"直入直出，深内至骨，以取骨痹"的操作和含义相近。然而古人之所以要立两法，必有其区别和异义。短是渐进之意，渐进过程中，逐层深入，不拘层次，凡所触及到坚硬如骨样组织时，可在其表面即行短刺法"上下摩骨"；而输刺法是深刺至骨，对骨面上的硬块病灶，进行剥离和松解减压术。例如，某些狭窄性腱鞘炎，腱鞘肥厚，变形变硬；某些骨性纤维管触之如骨。对于这些腱鞘、骨性纤维管进行治疗时，亦可用"上下摩骨"样的操作，用长圆针将肌腱表层的腱鞘及韧带切开，达到松解狭窄腱鞘或纤维管的目的，这也可以说是短刺法的变通应用，这种针对骨样硬结的切割分离操作，也有临床应用价值。

第九节　锋勾针

一、简介

（一）发展沿革

锋勾针是著名的针灸专家、原山西省针灸研究所所长师怀堂先生研制的"新九针"之一，由不锈钢制成，针体中间较粗，两端渐细，针头勾回，勾尖锋利，三面有刃，两端勾尖，大小略异，以利于临床根据不同部位及病情选择施用。

锋针为九针之一，最早记载于《内经》："锋针者，取法于絮针，筒其身，锋其末，其刃三隅，长一寸六分，令可泻热出血，发泻病疾。"勾针为祖国医学传统针具不可缺少之一，虽医籍鲜有记载，但因其卓有疗效而长期广泛流传于民间，其针端锋利有勾，常用来勾治"羊毛疔"之类的疾病。师怀堂先生将锋针与勾针合二为一，称之为"锋勾针"。

锋勾针疗法综合了挑刺疗法、放血疗法、点刺疗法、割治疗法的特点，对人体某一部位实施点刺、勾割、挑、放等不同刺激，从而形成治疗疾病的独特疗法。此方法简单，治疗范围广，效果好，患者易接受。

"九针"是我国劳动人民智慧的结晶。古有"伏羲制九针"一说，《内经》首次记载了有关九针的论述，在其《灵枢·九针十二原》《灵枢·官针》《灵枢·九针论》《素问·针解》中均有大量有关九针的内容。明代众多医学家也对九针有所论述，并绘制了不同式样的"九针式图"。但是由于历史的原因，远古时代的"九针"疗法，被后世医家逐渐放弃，导致"九针"中大多针具的流失。

为了全面地继承和发扬中医遗产，从 20 世纪 80 年代开始，山西省针灸研究所首任所长师怀堂教授带领全所科研人员通过多年的努力，对两千年前就广为临床使用、种类丰富、治疗病种多样的"古九针"进行了深入细致地考证及研究，于 1985 年改制出了"新九针"针具，该针具包括了镵针、铍针、锋勾针、三棱针、火针、梅花针、磁圆梅针、鍉针、圆利针、毫针、长针。并试用于临床，取得了肯定的疗效，创制出了独特的"新九针针法"。由于改制后的新九针既保留了其原有的优点，又结合多种现代学说和技术，一经问世，就广受国内外针灸界同仁的赞誉，锋勾针即为新九针针具之一。

（二）治疗原理

1. 针刺效应

锋勾针疗法是通过在痛点、穴位、病变局部的勾刮刺激或挑割断皮下纤维以及脂肪达到激发经气、通痹泻滞的目的。锋勾针疗法是以中医针灸理论为指导，以经络、腧穴、刺法灸法、针灸治疗学为基础，结合现代"软组织损伤理论"和"闭合性手术理论"，进行的一次针具针法的创新。具有和针刺一样疏通经络、调和气血的作用，但其刺激强度大于毫针，对许多痼疾顽痹的疗效远远优于毫针。

2. 挑刺效应

"挑刺"法本为九针锋针（即三棱针）特有刺法。指用锋针挑断穴位皮下纤维组织以治疗疾病的方法。但由于锋针构造所限，只能用于浅表部位。锋勾针则既有锋针刺络脉放瘀血之功，又有勾针刺入机体深部组织，反复上下提插、挑割之能，通过挑断病变部位部分纤维组织，形成一种有益于疾病恢复的伤害性刺激。这种刺激会给局部组织留下创伤，创口局部组织细胞会释放某些化学因子，造成无菌性炎症反应，从而发生一系列生理变化，促使机体功能正常化。

3. 剥离松解效应

正常情况下，人体的肌肉、关节具有自己正常的活动度和它的生理功能，它们在体内方向不同的范围内滑动，是人体完成各种活动的基础。肌肉的收缩和舒张会牵动相应的骨骼和关节以及相关的其他组织的移动。在这些组织、肌肉、骨骼、神经、血管之间，一旦发生病理性的挛缩、粘连时，就必然会影响其伸屈、滑动等功能，从而产生疼痛、活动受限等症。从中医学角度来看，这些部位往往是气血瘀阻、血脉不畅之处，这种粘连或挛缩由于其特定的病理因素，一般治疗上往往难奏效，常常缠绵难愈。

临床使用锋勾针治疗，往往采取钝性分离和锐性分离并用的原则，使病理性粘连的组织得到有效的剥离和松解，刮除已经形成的瘢痕，配合手法予以松解、疏通挛缩拘急的组织，使病变组织恢复到原来位置，迅速获得正常活动功能。对于解除粘连后仍难以消除的肌痉挛，我们还可利用锋勾针的刃面，有选择地切断部分痉挛紧张的肌纤维，而使症状迅速缓解。矫形外科的各种手术早已证明，适当地切断一些肌束和肌纤维，并不会影响这一区域的运动功能。

二、适应证

锋勾针疗法具有两种作用：一是刺脉络、放瘀血的功能；二是割断皮下肌纤维及脂肪，具有"割治"的作用。其适用于一些急性或痉挛性及某些慢性疾患所致的局部功能障碍，或久而不愈的顽固性疼痛，如肩关节周围炎、神经性头痛、腰背肌劳损、腱鞘炎、中风后遗症、支气管炎、哮喘、胃痉挛等。还可适用于某些急性感染性疾病，如急性结膜炎、急性扁桃腺炎、急性或慢性咽炎、休克、喑哑等。

三、禁忌证

与其他中医外治针法相同。

四、操作规范（由师怀堂先生所在山西省针灸研究所田建刚等总结）

（一）针具

锋勾针采用不锈钢材料制成，针体长约14cm，分针柄、针身、针头三部分，针体中间为柄，较粗，两端渐细，针头勾回，与针身成45°，勾尖锋利，三面有刃，两端勾尖，大小略异，此为双头型勾针。也可制成一端为钩尖，另一端为针柄的单头型锋勾针。

1. 双头锋勾针

针体长约14cm，分针柄、针身、针头三部分。针柄中部呈六角柱体；针柄两端延伸为有一定锥度的圆锥体；针头为针身末端有勾尖部分，与针身成45°。三面有刃的锋利勾尖部分，长3mm。两端针头，大小各异，或刃向各异可根据病情及部位不同选择应用，如图1-12。

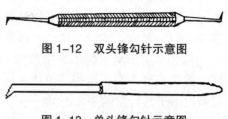

图1-12　双头锋勾针示意图

图1-13　单头锋勾针示意图

2. 单头锋勾针

分针体与针柄两部分，针柄为非金属材料制作，圆柱形，针体嵌入于内。针体为不锈钢制作，相当于双头的针身、针头两部分。针体延伸为有一定锥度的圆锥体，末端变为勾尖部分，与针身成45°，如图1-13。

（二）操作规范

1. 持针法

右手拇指、食指、中指持捏针柄，呈持笔式。

2. 操作方法

（1）一般情况下，先选好欲刺穴位，常规消毒，然后取出针具（75%酒精或其他消毒液浸泡）即可施刺。

（2）左手食指、中指或拇指绷紧所刺部位皮肤，右手持针，针尖与皮肤成75°，迅速将针头刺入皮下。

（3）刺入后，针体与皮肤垂直，挑刺、勾割皮下纤维。

（4）上下提动针柄，勾割皮下纤维，可听到喀嚓声。

（5）将针体恢复到进针时的角度出针，针尖部分顺孔而出，减轻皮损，出针后棉球按压。

（6）也可在选定部位，如穴位或刺激点上迅速点刺，用于放血，同三棱针手法。

（三）操作要领

临床施用锋勾针要求手法娴熟，全神贯注，操作要做到"快、准、达"。"快"即要求进针迅速，"准"即要求定位准确，"达"即要求直达病所。

五、注意事项

1. 治疗前与患者充分沟通，使其了解本治疗方法。

2. 严格无菌操作，操作要熟练，尽量避免疼痛。

3. 合理选择适应证，严格掌握禁忌证。

4. 因本疗法刺激较重，如遇到对疼痛比较敏感的患者，可施用局部麻醉，然后再行施治。

六、医案举例

1. 急性胃肠炎

孙某，男，35岁，工人。因中午在街头食凉面，于夜半脘腹剧烈疼痛，恶心呕吐，呕吐物为食物残渣。继而腹泻，初为稀便，后为水泻。血常规：白细胞为 $11.6 \times 10^9/L$，中性66%；便常规：潜血（＋），白细胞满视野；体温38℃。诊断：急性胃肠炎。治疗：锋勾针勾刺中脘、天枢、足三里、下巨虚、梁丘、胃俞、脾俞。并禁食，口服600mL盐开水。10分钟后脘腹疼逐渐缓解，恶心好转，呕吐止，5小时后腹泻1次黄色稀便，量少。于下午又勾刺1次，一夜寐安，晨起食少量稀饭，脘腹疼痛，呕吐，腹泻未再发作。继以前法每日1次，勾刺2次以巩固疗效。

2. 肱骨外上髁炎

梁某，男，48岁，技术员。因搬运重物后出现右肘疼痛，右前臂后伸及旋前时疼痛加重，右腕关节无力，不能提取重物。经针刺、按摩、封闭治疗2个月，疗效不著。查：右肱骨外上髁处轻度肿胀，局部压痛明显，右腕关节屈伸、前臂旋转均使疼痛加重。诊断：肱骨外上髁炎。治疗：取疼点勾刺，每次1穴，每周2次。勾刺1次疼痛减轻，3次后疼痛消失，活动自如。

3. 急性腰扭伤

吾拉莫，男，46岁。因搬煤气，不慎扭伤腰部2天，起坐困难，俯仰不利，抬入诊室。查：右侧腰骶部压疼明显，疼痛向右下肢放射，当即勾刺压痛点，勾刺委中穴出血，配合拔罐。术后即可下地行走，活动自如。

（本节内容由新疆昌吉州中医院针灸科金明月提供）

第十节 铍 针

一、简介

（一）发展沿革

铍针是中医针灸的一种治疗工具，源于古代九针之一。《灵枢·官针》："九针之宜，各有所为；长短大小，各有所施也，不得其用，病弗能移。"指出九针的形状、用途各异，据情选用，方可去病。《灵枢·九针十二原》具体描述了九针的大小形态，其中有铍针"长四寸，广二分半""末如剑锋，以取大脓"，故"病为大脓者，取以铍针"。显然，古人把铍针用作切开疮疡排脓放血的工具。随着针灸技术的发展，铍针的构造进一步完善改进，应用范围也不断扩大。现代铍针是针对软组织高张力状态造成皮神经卡压综合征的特点设计研制的器具，采用钛合金材料研制而成，直径0.6mm，长度40mm，针身较粗，针尖为锋利近似椭圆，口约0.5mm宽，不同于毫针松针形针尖。操作者使用时手感较准确清晰，患者针感明显，针刺到位后，可以进行顺肌纤维的点刺或牵拉动作，增加了治疗过程中的作用面积。

铍针疗法是运用铍针对皮下组织、筋膜和肌肉的切割，使筋膜腔内压力减低，筋膜表面张力降低，松解粘连，从而消除感觉神经末梢所受的刺激和压迫，缓解疼痛的一种治疗方法。常用于治疗各种骨伤科疾病、周围神经疾病等，具有疗效好、创口小、损伤小、无痛感等特点。

（二）疗法原理

皮神经广泛分布于人体周身的皮肤及筋膜中，分布于周身的感觉神经由浅部进入深部必须穿过筋膜。如果炎性渗出等导致筋膜腔内压力增高时，筋膜的表面张力必然随之增高，通过其间的感觉神经末梢也要承受相应的张力。当肌肉紧张或痉挛时，不但要牵动筋膜，而且和筋膜间还要发生相对位移，另外筋膜和皮下组织之间也要发生相对的位移。如果筋膜和肌肉、筋膜和皮下组织之间因损伤或炎症而存在着粘连和瘢痕化，或筋膜本身和感觉神经粘连，则这种相对的位移就可以刺激或压迫感觉神经，从而引起疼痛。铍针即是根据皮神经卡压综合征的这些特点设计研制而成的，铍针疗法即相当于一种创伤较小的神经外松解术。

二、适应证

该疗法适用于所有皮神经卡压综合征患者。

三、禁忌证

1. 局部皮肤破损及软组织存在炎症反应者。
2. 有出血倾向者。
3. 患有严重心、脑血管疾病或脏器衰竭不能耐受刺激者。
4. 铍针的进针深度达到深筋膜即可，不宜过深，以免造成不必要的损伤。

四、操作规范

（一）材料准备

铍针的构造：为钛合金材料，直径0.5~0.75mm，全长5~8cm，针头长

1cm，针体长 4~7cm，末端扁平带刃，刀口为斜口，刀口线为 0.5~0.75mm。针柄是用钢丝缠绕的普通针柄，长 3~5cm。治疗时要使刀口线和手柄的平面标记在同一平面上，以辨别刀口线在体内的方向。

（二）操作方法

1. 定位

触诊寻找压痛点，用指端在皮肤垂直向下做"十"字压痕，注意"十"字压痕的交叉点对准压痛点的中心。

2. 消毒

按局部常规消毒。

3. 进针

针尖对准皮肤"十"字压痕的中心，快速进针，当铍针穿过皮下时，针尖的阻力较小，进针的手下有种空虚感，当针尖刺到深筋膜时，会遇到较大的阻力，持针的手下会有种抵抗感。

4. 松解

松解是整个治疗的关键步骤。松解的目的是减低皮神经通过的周围筋膜张力和筋膜间室内压力。所以针刺的深度以铍针穿透筋膜即可，不必深达肌层，这样可以避免出血及减少术后反应。

对筋膜层的松解可以采用以下几种方式：

（1）一点式松解：适用于痛点局限，定位准确的病例。铍针的尖端穿过筋膜即可，患者的局部疼痛常随之消失。

（2）多点式松解：适用于痛点局限但定位较模糊的患者，当铍针的尖端穿过筋膜后，轻轻上提，将针退出筋膜至皮下，稍微改变进针角度，再穿过筋膜层，可如此重复 3~5 次。

（3）线式松解：适用于疼痛范围较大，病程较长，筋膜肥厚且肌肉张力较高的患者。线式松解其实就是沿一个方向的反复连续点刺，形成一条 0.5~0.7cm 的筋膜裂隙。

（4）出针：完成松解以后，用持针的棉球或纱布块压住进针点，迅速将针拔出，按压进针点 1~2 分钟。

五、疗法优点

1. 切口小，1.5~2cm，无需缝合处理，愈合快，不易感染，不留疤痕。

2. 不仅能松解粘连，而且能减压减张，对软组织高张力状态造成的皮神经卡压综合征有特效。

3. 对神经周围组织的损伤较小，术后神经周围形成的瘢痕少，不易形成再次卡压。

六、注意事项

1. 最好采用适合的体位接受铍针治疗，同时避免在饥饿、疲劳、精神紧张、体质极度虚弱、较长时间未饮水等情况下接受治疗。如果出现晕针反应，及时处理。

2. 严格无菌操作，避免感染。

3. 刀口线要顺肌纤维方向走行，避免损伤肌肉。

4. 患有严重心、脑血管疾病和高血压、糖尿病要避免此项操作。

5. 对卡压点的选择要准确，进针深度达到深筋膜即可，不宜过深，以免造成不必要的副损伤。

6. 在治疗时如果出现皮下出血的情况，及时压迫止血。

七、常见疾病的铍针疗法

（一）项痹病

此处仅介绍项痹病中的颈型颈椎病。本病多见于 40 岁以上的中老年患者，多因慢性劳损或急性外伤引起。由于颈项部日常活动频繁，活动度大，易受外伤，因而中年以后颈部常易发生劳损。依据国家中医药管理局1994 年发布的《中医病证诊断疗效标准》为诊断标准。操作步骤如下：

（1）定位：患者坐位，术者触诊寻找颈肩体表压痛点或摸到条索状硬结，常见压痛点在颈椎棘突旁、肩胛骨内上角、肩胛冈窝等处。

（2）消毒。

（3）进针：在标记的压痛点处行进针操作。

（4）松解：针刺的深度到达筋膜后即酌情采用一点式或多点式松解手法。

（5）出针。

（二）肘痛症

此处仅介绍肘痛症的肱骨外上髁炎，或称网球肘。以肘关节外侧疼痛为主要特征，多因慢性劳损致肱骨外上髁处形成急、慢性炎症所致。肱骨外上髁是前臂腕伸肌的起点，由于肘腕关节的频繁活动，长期劳损，使腕伸肌的起点反复受到牵拉刺激，引起部分撕裂和慢性炎症或局部的滑膜增厚、滑囊炎等变化。依据国家中医药管理局 1994 年发布的《中医病证诊断疗效标准》为诊断标准。

1. 操作步骤

（1）定位：患者坐位，术者触诊寻找到患侧肘部体表压痛点，常见压痛点在肱骨外上髁、前臂伸肌群高点（手三里穴）。

（2）消毒。

（3）进针：在标记的压痛点处行进针操作。

（4）松解：针刺的深度到达筋膜后即采用松解手法，当痛点在肱骨外上髁时可采用一点式或线式松解；当痛点在前臂时可采用多点式松解。

（5）出针。

2. 特别提示

治疗后应减少腕肘关节的活动和劳作。

（三）腰痛病

此处仅介绍腰痛病中的腰肌筋膜炎。因腰部过度疲劳，导致肌肉、筋膜、韧带持续牵张，气血瘀滞，经络不通。本病依据国家中医药管理局1994年发布的《中医病证诊断疗效标准》进行诊断。

1. 操作步骤

（1）定位：患者俯卧位，术者触诊寻找腰臀部体表压痛点或摸到条索状硬结，常见压痛点在腰椎棘突旁、髂后上棘周围、腰大肌外缘等处。

（2）消毒。

（3）进针：在标记的压痛点处行进针操作。

（4）松解：针刺的深度到达筋膜后即采用一点式松解或多点式松解或线式松解。

（5）出针。

2. 特别提示

治疗期间患者要卧硬板床休息，注意腰部保暖。

（四）跟痛症

跟痛症是指跟骨跖面因慢性损伤引起的以疼痛、行走困难为主的病证。本病多发于中老年患者，多为老年肝肾不足或久病体虚，气血衰少，筋脉懈惰，加之体态肥胖，体重增加，久行久站造成足底部皮肤、皮下脂肪、跖腱膜负担过重，可在跖腱膜的跟骨结节附着处发生慢性劳损或骨质增生，致使局部无菌性炎症刺激引起疼痛。本病参照中国中医药出版社2007年版的《中医伤科学》进行诊断。

1. 操作步骤

（1）定位：患者俯卧位，术者触诊寻找足跟部压痛点，常见的压痛点多在足跟下结节或结节前部。

（2）消毒。

（3）进针：在标记的压痛点处行进针操作。

（4）松解：针刺的深度以铍针穿至跖腱膜即可，过深则会扎到骨膜出现术后不良反应。针法可采用一点式松解。

（5）出针。

2. 特别提示

（1）减少步行和久站。

（2）穿鞋以宽松为宜，在鞋内放置缓冲垫以减少足部压力。

（3）肥胖患者应注意节食减肥，减轻足跟部负担。

第十一节　水针刀

一、简介

水针刀是将清朝年间张仲景医圣祠"刀针"与现代医学水针相结合，并吸纳其他针刀疗法的精华，从而发展形成的一种可注射针灸用具。

水针刀疗法是河南南阳九针刀特色新疗法研究院吴汉卿院长，经过近20年的艰辛探索与潜心研究，经过数万例临床实践，结合大量的尸体局部解剖，根据古今九针疗法、水针疗法及针刀疗法，汲取各自精华，不断探索，发明研制出的一种集水针注射、疼痛阻滞、注射氧气及针刀松解为一体的注射性超微创松解术。

（一）水针刀疗法发展史

水针刀疗法作为传统医学九针疗法与现代医学水针疗法中西医合璧的产物，是介于针灸疗法与开放性手术间非直视下的新型注射性超微创松解手术，以软组织局部解剖学、立体解剖、动静态三维解剖学、生物力学、生物信息学、经络学说、无菌炎症学、动静态平衡学说及中、西药药理学为其理论基础。水针刀疗法的新颖独特性，不仅具有针刀的松解功能、切割功能、剥离功能，而且解决了针刀治疗学领域难以解决的问题。它从最初的九针与水针结合产生近20年来，就以其独特的疗效及顽强的生命力发展壮大起来，在软伤科治疗学某些方面取得了针灸与开放手术所不及的疗效，同时克服了其他针刀疗法在治疗学方面不能解决的难题。近年来，在应用水针刀疗法过程中，吴氏经过进一步的探索，将水针刀疗法与药氧磁线、生光电热等9种功能相结合，总结成新的吴氏9针刀疗法。该疗法是微型外科纵向结合与横向结合的新疗法。

在针刀刀具方面进行了纵向结合，是九针、水针与针刀相结合的新型微型器械，在针刀操作中它能够回抽检测，比同类器械安全范围广，操作简便。

在针刀治疗点部位上，根据人体生物力学、生物物理学原理，创立出独特的吴氏三刀法，即头三刀、枕三刀、颈三刀、肩三刀、背三刀、肘三刀、腰三刀、臀三刀、髋三刀、膝三刀等。同时根据人体动静态失衡的生理病理特点，创立出吴氏双手动静平衡针刀内手法与外手法。

在介入物方面进行了横向结合，进行了针刀药物结合、针刀药氧结合、针刀药磁结合、针刀药线结合、针刀电子结合、针刀光子结合、针刀电热结合、针刀音乐结合、针刀动静手法结合的横向结合的九针刀疗法。

（二）基本原理

1. 人体软组织立体三角平衡原理学说

人体动静态的平衡稳定，是依靠骨骼框架的平衡稳定系统的肌腱、韧带及筋膜等组织，构成人体许多立体三角区，达到人体的动静态平衡稳定。人体软组织立体三角平衡原理学说，正像中国古代的建筑结构，其平衡稳定功能是根据科学的生物力学特点创造发明的，其充分体现了我们祖先的聪明智慧，而人体骨骼框架的稳定结构，正是依赖软组织立体三角的生物力学的平衡功能而达到稳定，其受力点为人体骨关节周围肌腱、韧带、筋膜的起点，少部分在终止点，这些立体三角区的每个角为生物力学的凝力点，也是软组织病理损伤点及无菌炎症的粘连点，因此就是筋骨针及筋骨三针法的治疗点。

2. 缓解无菌性炎症

当局部软组织受到急、慢性损伤后，由于机体自身应激性反应，分泌 5-羟色胺等无菌炎性物质，这些物质刺激局部神经血管，产生局部粘连增生压迫神经血管，在临床治疗软组织损伤性疾病时，水针刀微创针法注射松解液：①可直接消除病变部位的无菌性炎症，减轻水肿；②注射松解液有活血化瘀药物，可以改善局部微循环，促进炎性物质的代谢；③松解液具有液体松解功能；④具有止血、止痛、抑制粘连、抗复发功能。减缓神经血管的卡压，通过针刀微创针法对局部病变组织的粘连、增生挛缩等进行微创分离，减轻局部压力，解除神经血管的卡压，从而消除临床症状。

二、器具与操作手法

（一）器具

1. 根据形状结构分类

可把水针刀分为圆刃水针刀、平刃水针刀、马蹄水针刀、鹰嘴水针刀、勺状水针刀、镰状水针刀、燕尾水针刀、樱枪水针刀和留线水针刀9种类型。

2. 根据使用材料及功效主治分类

（1）水针刀：水针刀不仅具有其他针刀的切割、松解、减张减压功能，而且具有回抽检测功能，避免了针刀手术时的盲目性，同时能够直接在病灶区注射松解液及消毒氧气，减少针刀术后的复发，水针刀的治疗点以独特的吴氏三刀法为特长，以新颖的吴氏双手动静平衡内手法为专长，所以深受广大临床针刀医师及患者的信赖。

（2）气体针刀：气体针刀是将消毒过滤后的氧气，用无菌的注射器通过水针刀将其注入病变部位，利用氧气在病变部位无孔不入的气体松解作用，以增加水针刀的气体松解作用，改善病灶区的缺氧状态。同时通过氧气的弥散作用，促进病变区致痛物质的消散，减轻致痛物质对神经根部的有害刺激，从而达到止痛作用。

（3）药磁针刀：药磁针刀是采用特制的磁性水针刀刀具，根据治疗点磁场疗法的原理，将外磁场集中作用于各种疾病的一种方法。药磁针刀是水针刀与现代医学物理疗法中的磁疗相结合的产物。它采用易磁化、坚韧不断的软磁材料制作成针刀具，作用于人体以后，电磁针刀的磁场由针尖部发出，达到病变点的内部，由于作用范围很小，避免了磁场对其他经络的干扰，又使磁场特定的穴位和经络发挥治疗作用。在治疗中磁场的强度是通过电流的方向和电流的大小来控制的，因而很适合中医的辨证施治。磁头在电感应过程中还会产生一定的热量，具有温经通络的作用，又起到了温针温灸的作用。因为药磁针刀疗法具备磁疗和针刀的双重作用，所以疗效明显高于单纯的磁疗或针刀治疗。

（4）药线针刀：药线针刀的主要特点是以在背部九大系统相关疾病诊治区为治疗区，以中枢神经治疗线、椎旁交感神经节线为内脏神经治疗线、脊神经后内侧支线与脊神经后支外侧支线四条纵线为治疗线，胸腹前内脏疾病反射区为对应诊治区，以四肢辅助点为治疗点，进行水针注射，针刀松解后再留线治疗。该疗法用于临床简便易行，易于掌握，且疗效确切。

（5）温灸电热针刀（火针刀）：温灸电热针刀又称火针刀，是通过加温或电使针刀温度升高到一定温度后，迅速刺入病变部位以治疗疾病的方法。温灸电热火针刀具有水针刀和灸的双重作用。通过温灸电热火针刀刺激病变部位，其温热作用能促进炎症吸收、气血通行。此外，温灸电热火针刀疗法具有祛寒除湿、散结解毒、消肿止痛等作用。

（6）电子针刀：电子针刀是指水针刀与电子针刀治疗仪通过特制的连络链组合治疗。通过微量的脉冲电流，利用电流与针刀对病灶区双重刺激，从而达到治疗疾病的目的。电针刀源于中医学的九针疗法，它是中、西医结合的产物，现代医疗仪器向针刀医学领域渗透的结果。电针刀的治疗特点是集针刀松解与电刺激的双重作用于一体，较单纯电针刺激作用强，且收效迅速、显著、操作简便，无任何副作用，应用于临床已 10 余年。

（7）光子针刀：光子针刀是水针刀与小功率氦 – 氖激光通过多功能导链结合，通过水针刀由激光照射人体的病灶区，达到治疗疾病的目的。在水针刀松解后进行照射治疗，激光作用于病灶区，人体得到良性刺激，激活各种酶的活性，增加了血液中吞噬细胞、红细胞和血红蛋白的作用，促进了组织细胞的再生和机体抗病能力，从而达到治病的目的。激光针刀在治疗疾病时，不仅给予病变部位刺激，而且还有微热的作用，给病灶区输入能量，具有水针刀和激光的双重作用。

（8）双手动静平衡针刀：吴氏双手动静平衡针刀，是吴院长在水针刀疗法的基础上，根据人体软组织损伤动、静态失衡原理及人体对应补偿原理，结合现代人体三维解剖学及生物力学原理，而创造的一种新型双手动静平衡针刀疗法。其特点是根据软组织损伤生物力动静态失衡原理，人体生物力学、生物物理及生物化学原理，采用上下、前后交叉选取治疗点，动静结合触诊，双手动静水针刀内手法及动静外手法治疗疾病，其中以独特的吴氏三通三刀法配合双手动静平衡内手法，具有简、便、廉、验、速效、无副作用的治疗特点，不仅提高了传统针刀疗法的效果，扩大了水针刀的治疗范围，丰富了水针刀治疗的内手法，也为当代针刀治疗学理论增添新的内容。

（9）生物信息音乐针刀：生物信息音乐针刀疗法，又称为催眠放松针刀疗法，是吴院长在应用水针刀疗法过程中，根据临床上患者对针刀恐惧心理状况，采用"医患共鸣，天人合一"的一种音乐信息放松针刀疗法。是医生在为患者做水针刀的同时，播放针对病证产生调节、治疗作用的轻音乐的方法。

（二）常用的几种内手法及适应证

1. 纵行走刀法

选取扁圆刃水针刀，沿人体纵轴上下走动、纵切。主要用于软组织损伤的疾病。

2. 横行排切分离法

选取扁圆刃水针刀，沿人体纵轴垂直左右切割分离。主要用于颈胸关节、腰骶关节及髋部。

3. 扇形推铲分离法

选取马蹄型水针刀或扁圆刃水针刀，呈扇行分离局部组织。主要用于增生退变性疾病。

4. 割拉摇摆分离法

选取鹰嘴型水针刀。主要治疗四肢末端病变。

5. 一点三刀法

选取樱枪型水针刀。主要治疗滑囊炎、滑膜炎及滑膜积液。

6. 推划分离法

选取燕尾型水针刀。主要治疗肌筋膜炎、肌筋膜挛缩症等。

三、疗法优点

1. 针刀手术时能回抽检测，克服了闭合性手术的盲目性。
2. 手术中应用系列止血、止痛、抗炎松解液，减少术后复发。
3. 首次将有色制剂及磁化液应用于针刀领域，对于疼痛性疾病的治疗取得突破性进展。
4. 首次应用磁化风湿液，对风湿性疾病的治疗取得新进展。
5. 首次将消毒氧气应用到针刀治疗学领域，治疗软伤科骨关节缺氧性疾病，取得了良好的疗效
6. 将脊柱带区划分九大诊治区治疗脊柱相关性疾病，取得了确切的疗效，填补了国内外针灸针刀治疗学空白。

四、适应证

1. 各种慢性软组织损伤，如肩胛提肌损伤、菱形肌损伤、腰肌劳损。
2. 外伤后遗症、术后综合征，如颈椎术后综合征、腰椎术后综合征。
3. 各种肌腱炎、筋膜炎、滑囊炎。
4. 神经卡压综合征，如臀上皮神经卡压综合征、梨状肌卡压综合征。
5. 骨关节增生性疾病、退行性病变，如膝关节骨性关节炎、跟骨骨刺。
6. 骨关节缺血坏死性疾病，如股骨头坏死症等。
7. 风湿、类风湿关节炎、强直性脊柱炎性、痛风等。
8. 各种神经痛，如枕神经痛、肋间神经痛、坐骨神经痛等。
9. 脊柱相关性疾病，如颈源性头痛、颈源性眩晕、颈源性心脏病等。

五、禁忌证

水针刀疗法作为一种中医微创技术，有一些原则性的禁忌证，主要有：

1. 全身感染发热性疾病。
2. 凝血机制不全者，如血友病、血小板减少症。
3. 施术部位有红、肿、热、痛，或有深部脓肿。
4. 严重心、脑、肾疾患者。
5. 传染性疾病，如骨结核、梅毒等。
6. 体内恶性病变，如骨癌、淋巴瘤等。

六、注意事项

水针刀九针刀疗法在手术治疗中，不仅要求针刀医生要熟悉掌握人体的局部解剖、立体解剖与动态三维解剖学，对疾病的诊断要求动、静结合；而且严格要求针刀医生做到"医患共鸣，天人合一"，即"手中无刀，心中有刀，刀随心走，刀随意行，刀随神转"，使水针刀医师的针刀手法达到一种"刀随心神走，游刃筋骨间"炉火纯青的针刀操作技巧，只有如此才能达到下刀见神功的治疗效果。

七、医案举例

邓忠明等观察应用水针刀治疗颈型颈椎病60例，取得良好疗效，总有效率达95%。

治疗方法：60例患者均只采用水针刀疗法进行治疗。根据临床疼痛点、压痛点以及X射线拍片退变较严重处确定行水针刀治疗的治疗穴，基本取穴如下：阿是穴、颈夹脊（颈椎两侧距中线0.5寸处）、风府、大椎、天柱、落枕，根据患者症状不同而配合曲垣、秉风、患节棘突、患节横突等治疗穴。

患者坐位，背对术者低头，额部垫薄枕，治疗点定位准确后用龙胆紫做好皮肤标记。常规消毒铺巾，取中号扁平刃水针刀接10mL注射器，抽取松解液，医者左手拇指按压在标记点的旁边，右手用腕力将水针刀直接垂直刺入标记点，进针后由浅入深逐层切开、逐层分离，仔细寻找沉紧涩滞的针感，当患者有明显酸胀等针感后，快速行纵行走刀、扇形分离手法。注意在天柱穴、大椎及棘突上行针时不横切，不达骨膜面；在颈夹脊穴、横突部位则要求边进针边回抽，不提插、不横切，避免损伤重要神经血管；在曲垣、秉风及肩胛骨内上角治疗时，针刀向内上贴肩胛骨，针体与皮肤成 45°进针，扇形分离，避免伤及深部脏器。完成松解后，在各治疗点注入松解液 3mL，以无菌棉球按压进针点，迅速出针，按压局部 2 分钟，无菌敷料覆盖针口，结束治疗。保持局部干燥清洁 24 小时。所有患者均 4~5 日接受 1 次水针刀治疗，共治疗 3 次。

第十二节　针　刀

一、简介

（一）发展沿革

朱汉章教授于 1976 年在对某些疑难疾病的病因病理有了新的理解和认识的基础上，设计了将针灸针和手术刀融为一体的医疗器械，命名为针刀。同年对一例需要手外科手术的患者，应用针刀进行闭合性手术治疗，取得了意想不到的疗效，极大地增加了他的信心，逐渐将此种方法应用于多种疾病的治疗，都取得了很好的疗效，针刀从此诞生。

针刀疗法从它诞生的那天起，便开始了不平凡的艰难历程。1978 年这一全新的探索被江苏省卫生厅列入了重点科研课题。1984 年江苏省卫生厅组织数家省级大型医院对针刀疗法进行了严格的临床论证并通过了专家鉴定，标志着"针刀疗法"正式步入临床实践阶段。同年，朱教授在江苏省卫生厅、省科协和省科技报的支持下，在南京的玄武湖畔创立了以"针刀疗法"为特色的金陵中医骨伤科医院。1987 年，经江苏省政府批准，在南京举办了第一期全国针刀疗法培训班，针刀疗法开始向全国正式推广应用。1992 年 6 月，朱教授所著《小针刀疗法》一书由中国中医药出版社以中、英文两种版本正式出版发行，标志着针刀疗法从实践上升到理论高度。1990 年 5 月，"中国小针刀疗法研究会"成立，并在深圳召开了首届全国小针刀疗法学术交流会。这个学术团体的成立，标志着小针刀疗法这一新的医学学术思想体系开始形成。1991 年 4 月，第二届全国小针刀疗法学术交流大会在沈阳召开，并且成立了"中国中医药学会小针刀疗法专业委员会"，使原有的民间学术团体成为中国中医药学会的正式一员，一些省、市也相继成立了分会，从而有力地推动了这一新学科的发展进程。1993 年 10 月，第三届全国小针刀疗法学术交流大会在北京隆重召开，时任全国人大常委会副委员长、当代医学泰斗吴阶平教授，以及尚天裕教授、王雪苔教授等著名医学专家光临指导，这次群英荟萃的盛会掀开了针刀医学史上光辉的一页。在这次大会上，正式提出了创立针刀医学新学科的理论构想和初步框架，并得到有关权威专家热情的支持和鼓励。在广大针刀医务工作者的共同努力下，随着学术交流的日益频繁，针刀医学的理论与实践迅速得到极大的发展与提高。1997 年 8 月，大型《针刀医学系列教学录像片》共 15 集相继出版发行。该片以具体病例为中心，以针刀操作为主体，采用电化教学手段，在针刀操作规范化上做出了新的贡献。

（二）针刀医学理论体系的创立

针刀疗法从 1976 年诞生以来，通过以朱汉章教授为首的几万名医务工作者的临床运用和努力研究，其理论和临床操作技术日趋完善。2001 年朱汉章教授编著的《针刀医学原理》由人民卫生出版社正式出版。2003 年 9 月，由国家中医药管理局组织的《针刀疗法的临床研究》大型成果听证、鉴定会，将"针刀疗法"正式命名为"针刀医学"，与会专家一致认为针刀医学作为一门新兴学科已基本成熟，建议进入院校教育规划。2004 年由教育部组织的 4 位院士参加的关于"针刀医学原创性及其推广应用的研究"的鉴定会，进一步肯定了"针刀医学在理论、操作技术、器械方面都是原创性的成果，特别是在诊疗技术方面达到了世界领先水平"。2004 年 11 月，在北京中医药大学召开了世界中医药学会联合会针刀专业委员会成立暨第一届学术经验交流会，创建了针刀医学走向国际的学术平台。2004 年 3 月，由北京中医药大学朱汉章教授组织全国 37 所医学院校的专家、教授编写了新世纪全国高等中医药院校创新教材《针刀医学》上、下册，由中国中医药出版社出版发行。由朱汉章教授任总主编，湖北中医药大学吴绪平教授、解放军总医院石现教授任副总主编的新世纪全国高等中医药院校《针刀医学》系列规划教材（共 5 本）于 2007 年 8 月由中国中医药出版社出版，其中《针刀治疗学》和《针刀医学护理学》由湖北中医药大学吴绪平教授主编。本套教材的出版问世，标志着"针刀医学"作为一门新兴学科走进了全国高等医药院校，2006 年 9 月湖北中医药大学率先招收了 53 名针灸推拿学（针刀医学方向）的五年制大学本科生，开启了针刀医学本科学历教育之先河。2005 年，以北京中医药大学朱汉章教授任课题负责人的"针刀松解法的临床与基础研究"获国家重点基础研究"973 计划"项目资助，正式开始对针刀医学的实验研究。2007 年，吴绪平教授与张天民副教授共同主编《针刀临床治疗学》正式出版。2008 年吴绪平教授主编的新世纪全国高等中医药院校创新教材《针刀医学》正式出版，成为高等医药院校非针刀专业学生学习针刀医学的教材。2009 年上半年，吴绪平教授与张天民副教授共同任总主编的《分部疾病针刀治疗丛书》一套 9 本正式出版，本套专著是首套按照人体解剖学分部撰写的针刀专著。2009 年下半年，由吴绪平教授与张天民副教授共同编著的《中国针刀医学大型系列视听教材》一套 20 集正式出版，在这套视听教材中，首次提出了人体弓弦力学系统及关于慢性软组织损伤病理构架的网眼理论，补充和完善了针刀医学基础理论的缺陷和不足，强调了力学因素对慢性软组织损伤、骨质增生以及慢性内脏疾病发生发展过程中的基础作用，将针刀治疗从"以痛为腧"的病变点治疗提升到对疾病病理构架整体治疗的高度上来，对针刀医学的纵深发展意义重大。

针刀医学在中医基本理论指导下，吸收现代科技成果，包括西医学的新成果，经过 30 多年的发展，形成了一套完整的理论体系，是中医学在基本理论方面实现现代化的成功范例之一，包括四大基础理论和六大组成部分。四大基础理论包括闭合性手术理论、慢性软组织损伤的病因病理学理论、骨质增生新的病因学理论和脊柱区带病因学及人体存在庞大的电生理线路的理论。六大组成部分包括针刀医学病理生理学、针刀医学影像学、针刀医学手法学、针刀医学诊断学、针刀医学治疗学和针刀医学护理学。经过临床实践和深入研究，其理论不断深化，治疗技术逐渐提高，适应证范围不断扩大，形成了一门独特的医学新学科，为解决当今医学上的各种难题开辟了一条新路，在临床研究和实验研究方面取得了多项成果。

（三）治疗原理

针刀疗法的实质是微创软组织松解手术。人体肌肉、肌腱、韧带、筋膜等软组织粘连和挛缩非常常见，常引起疼痛、肢体活动功能障碍等症状，例如软组织受到急、慢性损伤之后机体要对其进行修复并形成瘢痕组织，瘢痕收缩和瘢痕粘连等改变能够对周围的组织器官产生影响。例如关节附近的瘢痕组织常引起关节活动功能障碍，瘢痕组织张力增高可能直接或者间接刺激附近走行的神经、血管，产生其支配区域的症状，瘢痕组织可能改变关节力线关系，诱发骨关节病。同时其他原因引起的软组织粘连挛缩也可以与瘢痕组织产生类似的作用。对于软组织粘连和挛缩引起的症状，当保守疗法效果不好的时候，骨科医生常采用软组织松解手术治疗。

软组织松解手术早已广泛应用于骨科手术当中。通过剥离粘连组织、切断或切除挛缩组织治疗疾病，例如通过关节周围软组织松解治疗关节僵直，通过腱鞘切开治疗狭窄性腱鞘炎等。传统手术要求充分显露手术部位，但同时也必然给患者带来创伤，包括皮肤的美学损失。病灶邻近组织的破坏、出血、疼痛，以及一系列缘于手术打击所造成的身体反应。

从事传统手术的外科医生，一直期望着通过提高手术技术，减少手术损伤，降低手术并发症的发生率，因此微创手术的出现是必然的。针刀疗法与骨科软组织松解术的作用机理类似，也是通过对粘连、挛缩的软组织进行松解，解除对周围神经、血管、肌腱、关节等的影响，达到治疗疾病的目的。但是由于针刀器械的特殊形态，针刀治疗造成的创伤很小，因此可认为针刀疗法是一种改良的微创软组织松解术。

二、适应证

1. 颈椎病：颈肌劳损、颈椎间盘突出症、颈椎骨质增生、后颈椎综合征。

2. 腰椎病：慢性腰肌劳损、第三腰椎横突综合征、腰椎间盘突出症、腰椎骨质增生、脊柱相关疾病等。

3. 骨关节病：肱骨外上踝炎（网球肘）、屈指肌腱狭窄性腱鞘炎（弹响指）、足跟痛（足跟骨刺）、增生性关节炎。

4. 软组织损伤：慢性软组织损伤、陈旧性软组织损伤急性发作以及部分急性软组织损伤。

5. 滑囊炎、腱鞘炎、肌肉筋膜炎。

6. 神经痛：周围神经卡压征、骨－纤维管卡压综合征。

7. 部分内科、骨外科、肛肠外科及整形美容外科疾患。

三、禁忌证

1. 全身发热或感染，严重内脏疾患的发作期。

2. 施术部位有红、肿、热、痛，或深部脓肿坏死者。

3. 血友病、血小板减少症及其他凝血功能不全者。

4. 施术部位有重要神经、血管。

5. 严重心、脑血管病变者。

6. 结核病患者及疑有结核病史者。

7. 恶性肿瘤患者。

8. 严重糖尿病，血糖未控制在正常范围内者。

四、操作规范

（一）针刀材料

针刀疗法的针具是由金属材料制成的，在形状上似针又似刀的一种治疗用具。是在古代九针中的镵针、圆针、锃针、锋针、铍针、圆利针等基础上，结合现代医学外科手术用刀而发展形成的。其形状和长短略有不同，长度一般为 5~15cm，直径为 0.4~1.2mm 不等。分手持柄、针身、针刀三部分。针刀宽度一般与针体直径相等，刃口锋利。

针刀疗法操作的特点是在治疗部位刺入深部到病变处进行轻松的切割、剥离等不同的刺激，以达到止痛祛病的目的。

1. 体位的选择以医生操作时方便、患者被治疗时自我感觉体位舒适为原则。如在颈部治疗，多采用坐位，头部可根据病位选择仰头位或低头位。

2. 在选好体位及选好治疗点后，做局部无菌消毒，即先用酒精消毒，再用碘酒消毒，酒精脱碘。

3. 医生戴无菌手套，最后确认进针部位，并做以标记。对于身体大关节部位或操作较复杂的部位可铺无菌洞巾，以防止操作过程中的污染。

4. 为减轻局部操作时引起的疼痛，可做局部麻醉，阻断神经痛觉传导。

（二）小针刀四步进针法

1. 定点

根据病变部位和层次以及周围解剖关系确定进刀点。

2. 定向

根据大血管、神经和肌纤维走向确定进刀及运刀方向，使之与针刀的刀口线平行。

3. 加压分离

左手拇指或食指下按进刀点，使其深层组织中的血管、神经向两侧分开，并缩短进刀深度。

4. 刺入

右手拇、食指捏住针柄，中指和环指扶持针体，快速刺透皮肤，然后缓慢探索进针，注意询问患者的感觉，如患者感到剧痛（可能针刀触及血管壁）或串麻（可能触及神经），则需稍退针，并调整进针方向，直到患者上述感觉消失，再继续进针，直达病变层次。

（三）刀法运行

1. 纵行剥离

适用于粘连、瘢痕发生在肌腱附着部位或周围的病变。刀口线与肌纤维走向平行进皮，刀口达骨面时沿肌纤维走向纵行剥离。

2. 横行剥离

适用于粘连发生在肌纤维非附着部位的病变。刀口线与肌纤维走向平行进皮，刀口达病变层次时与肌纤维走向垂直剥离。

3. 切开疏通

适用于粘连、瘢痕发生在软组织之间，范围较小，但病变坚硬或钙化、骨化的部位。刀口线与肌纤维走向平行进皮，针刀达病变处将其切开疏通或切碎，以便逐渐吸收。

4. 切割纤维

适用于肌纤维紧张或挛缩引起的病变。刀口线与肌纤维走向垂直进皮，切断少量紧张或挛缩的肌纤维。

5. 铲削磨平

适用于关节或骨干边缘的骨刺治疗。刀口线与骨刺轴线垂直进皮，达骨面后，将骨刺尖部或锐利边缘铲削磨平。

6. 刮除瘢痕

适用于发生在腱鞘壁或肌肉附着点处的瘢痕治疗。刀口线与腱鞘或肌纤维走向平行进皮，沿其纵轴切开数刀，反复疏通至刀下有柔韧感，再将其他附着点处刮除。

7. 骨髓腔减压

适用于骨无菌性坏死的治疗。进刀点选择在距病变骨最短的径线上，针刀达病变部位后用力穿透皮质数处，进行骨髓腔减压。

五、优点和注意事项

（一）优点

治疗过程操作简单，不受任何环境和条件的限制；治疗时切口小，不用缝合；对人体组织的损伤也小，且不易引起感染；无不良反应，患者也无明显痛苦和恐惧感；术后无须休息；治疗时间短，疗程短，患者易于接受。

（二）注意事项

1. 由于小针刀疗法是在非直视下进行操作治疗，如果对人体解剖特别是局部解剖不熟悉，手法不当，容易造成损伤，因此医生必须做到熟悉欲刺激穴位深部的解剖知识，以提高操作的准确性和疗效。

2. 选穴一定要准确，即选择阿是穴作为治疗点的一定要找准痛点的中心进针，进针时保持垂直（非痛点取穴可以灵活选择进针方式），如偏斜进针易在深部错离病变部位，易损伤非病变组织。

3. 注意无菌操作，特别是做深部治疗，重要关节如膝、髋、肘、颈等部位的关节深处切割时尤当注意。必要时可在局部盖无菌洞巾，或在无菌手术室内进行。对于身体的其他部位只要注意无菌操作便可。

4. 进针法要速而捷，这样可以减轻进针带来的疼痛。在深部进行铲剥、横剥、纵剥等法剥离操作时，手法宜轻，不然会加重疼痛，甚或损伤周围的组织。在关节处做纵向切剥时，注意不要损伤或切断韧带、肌腱等。

5. 术后对某些创伤不太重的治疗点可以做局部按摩，以促进血液循环和防止术后出血粘连。

6. 对于部分患者短期疗效很好，1~2个月后或更长一些时间，疼痛复发，又恢复原来疾病状态，尤其是负荷较大的部位如膝关节、肩肘关节、腰部等。应注意下述因素：患者的习惯性生活、走路姿式、工作姿式等造成复发；手术解除了局部粘连，但术后创面因缺乏局部运动而造成粘连；局部再次遭受风、寒、湿邪的侵袭所致。因此，生活起居尤当特别注意。

第十三节　中医微创技术

一、简介

（一）发展沿革

中医微创技术是在中医理论指导下，借鉴现代外科手术学、病理学、生理学、解剖学原理，并吸收现代自然科学的成果加以创新而成的治疗技术，是中西医结合的产物。

该技术的核心理念是以最小的生理损伤和心理干扰取得最好疗效，以最少的经济负担和社会负担换取最佳健康生活。通过多年来的临床实践和创新研究，当前以中医针灸、针刀、铍针、刃针、水针刀、拨针、长圆针等为手段，以实施针刺、松解、剥离、减压、矫形等治疗技术为核心内容的中医微创医学体系已逐步形成，治疗的病种和应用范围不断扩大，治疗的适应证更加明确，治疗的技术也日臻成熟，特别对颈椎病、腰椎间盘突出症、强直性关节炎、股骨头坏死、椎管狭窄等导致的慢性软组织损伤、骨质增生等退行性疾病、脊柱相关疾病具有很好的疗效。经过几代中医人的不懈努力、推广应用，为无数患者解决了病痛。

该技术的最大亮点是将西医的部分开放性手术变为闭合性手术，同时还借用现代医学的解剖、病理知识进行定位和治疗，保证了疗法实施的安全性。该技术的另一大亮点是治疗器具的外形虽然多数来源于中医传统治疗工具"九针"，但是改动较大，更便于使用，且制作材料为现代金属材料，更利于消毒、使用和保管。

（二）针具的起源和演化

中医学为世界所认识是从针灸开始的，针灸的施术与其独特的针具有着密不可分的联系。

1. 砭石

一般把新石器时期的砭石作为针刺的起源。早在新石器时代，古人已经开始用锐利的小石片来刺激人体以治疗疾病，这即是针法萌芽阶段的砭石疗法。砭石最初是用来切开痈肿、放血，但随着工具的细化，也可用于按摩、热熨、浅刺等。砭石根据其不同用途又可以分为三类，即石针、石器和石镰。

（1）石针——䂠。《广雅·释器》记述"石针谓之䂠"，《云篇》又记述"䂠鸟啄也"，即䂠和石针是一类物品。这一点可以从山东汉墓出土的扁鹊针砭治病图中推断出。又有商周出土的䂠形玉器可以证明。内蒙古出土的磨制石针，针长 4.5cm，一端有锋，另一端扁平有弧刃，针身有四棱略扁，横断面呈矩形，可以容纳拇食两指夹持。

（2）石器——石器出土较多，其用途也较广泛。如河南出土的小剑形玉质砭石；战国墓中出土的一凹形圆石，凹槽中可纳入一手指，经鉴定它为原始的按摩工具。战国墓中出土的扁圆形石器，两端有琢磨痕和火烧裂痕，一面光滑如镜，显然是经过煨热用于熨法的。现代的砭石疗法，即来源于此。电热砭石仪就是现代生活中的砭石疗法的仪器，也有报道用石膏石、磁石、锆石、绿柱石等制成砭具的。

（3）石镰——砭石有刃口，就作为后世针刀的前身出现了。商遗址出土的盒装医疗器具砭镰，长 20cm，最宽处 5.4cm，外缘弯曲钝圆，内缘锐利。这是我国目前出土的最古老的医疗工具，猜测这是针刀和手术刀的雏形。

随着生产工具和技术的进步，针具的制造渐趋精巧，从粗糙的砭石、草木刺、骨针，到金属针具，再到精密针灸仪，针具的发展与科技的发展是相伴随的，且越来越与现代医学接轨，走向无痛化、无菌化。

2. 木质针

木质针具——《尔雅·释草》郭璞注："莿，刺针也。"由此有学者认为草木刺也是一种重要的原始针具，与砭石齐名。此推断可从三方面论证：首先，草木刺天然形成，其年代早于砭石产生的新石器时期，草木刺则是来源最广泛的天然针具；其次，从文字上看，针字古体中有"箴"，部首为竹，以表示材料为竹草之义；再次，王肯堂的《证治准绳》中记载草木治疗的方法，其遗风延至现代。草木刺易于腐烂，因而没有出土文物的证实，不过以上多方面均提供了其存在的可能性。

3. 骨针

骨质针具——随着石器的精细程度的增加，人类可以加工骨制品，从而使骨针、骨锥应用于医学。

骨针的大量出土证实其在某时期内大量应用。有商周遗址中出土的长8cm的骨针和装在龟壳中的六枚骨针等。商墓的人骨背下发现骨锥两枚，其中一件深刺入胸锥骨，推断可能为最早的医疗事故。

4. 陶针

陶质针具——仰韶文化时期，黄河流域又出现了陶针。出土的陶针有两枚，其一长5.5cm，两头皆圆锥尖；另一长8.8cm，一端为圆锥，另一端为卵圆。

5. 金属针

青铜针具——商周时期，发明了冶炼技术。出土的青铜砭针，长4.6cm，针身有四棱，横断面呈菱形。九针的萌芽就始于青铜器使用的时期。九针是我们祖先逐渐积累经验，并不断总结，创造的作用分明、深浅适度的针具。

九针产生于两千多年以前，当时这些针具大都为人畜长期共用，据《灵枢·九针十二原》及《灵枢·九针论》所载，九针为镵针、圆针、锃针、锋针、铍针、圆利针、毫针、长针、大针九种不同形状和用途的针具。

《灵枢·九针十二原》曰："九针之名，各不同形。一曰镵针，长一寸六分。二曰圆针，长一寸六分。三曰锃针，长三寸半。四曰锋针，长一寸六分。五曰铍针，长四寸，广二分半。六曰圆利针，长一寸六分。七曰毫针，长三寸六分。八曰长针，长七寸。九曰大针，长四寸。镵针者，头大末锐，去泻阳气。圆针者，针如卵形，揩摩分间，不得伤肌肉，以泻分气。锃针者，锋如黍粟之锐，主按脉勿陷以致其气。锋针者，刃三隅以发痼疾。铍针者，末如剑锋以取大脓。圆利针者，大如氂，且圆且锐，中身微大，以取暴气。毫针者，尖如蚊虻喙，静以徐往，微以久留之，而养以取痛痹。长针者，锋利身薄，可以取远痹。大针者，尖如梃，其锋微圆，以泻机关之水也。九针毕矣。"

（1）镵针，取法于巾针，去末寸半，卒锐之，主热在头身也。该针形如箭头，主要用于浅刺出血，意在祛邪而不伤正气，治疗头身热病及皮肤疾患等。

（2）圆针：针体如圆筒状，针尖呈卵圆形。主要用于按摩穴位，主泻筋肉间邪气，勿伤肌肉。

（3）锓针：取法于黍粟之锐，长三寸半，主按脉取气，令邪出。又称推针，以粗钢丝制成，也可采用骨质或硬木制成。针头钝圆，不致刺入皮肤，在推压时可以用指甲沿上下方向刮动，以增强感觉。是通过对经络穴位的皮肤表面进行按压以治疗疾病的一种方法，有祛邪之功。

（4）锋针：即现代常用的三棱针。针体圆，针尖呈三棱状，有刃。用于刺血，有泄毒治痈之效，主要治疗痈肿、热病、急性胃肠病等。

（5）铍针：亦称铍刀、剑针。取法于剑锋，是形如宝剑，两面有刃的针具，主大痈脓，两热争者也。古代多用于外科，以刺破痈疽，排出脓血。

（6）圆利针：状如马尾，针尖又圆又尖，用于急刺，主治痈痹暴气，多用于治疗痈肿、痹病和某些急性病。

（7）毫针：《灵枢·九针论》："毫针取法于毫毛，长一寸六分。主寒热痛痹在络者也。"古代毫针多用金、银、铜等材料制作，但针体较粗，现代毫针多用不锈钢制成，坚韧锋利，方便耐用。亦有用金、银或其他合金制成者，但价格昂贵，一般临床比较少用。

（8）长针：针体较长，一般为6~7寸或更长一些。用于深刺肌肉肥厚处，主治深部邪气，日久痹证等。

（9）大针：针尖形如杖，略圆，似锋针，长4寸。主泻水气停滞关节，用以泻水。也可用以通利九窍，祛除三百六十五节的邪气。

这九种不同形状的针具各有不同的治疗作用，也体现了古人与疾病斗争过程中的智慧。但是经数千年使用演变，至近代已有好几种针具不为临床所用，现代常用之针具，系由古代毫针发展而来。

中医药是中华文明的组成部分，是一颗璀璨的明珠，新中国成立后，一批有识之士在古代九针的基础上，通过发掘、整理、改进，创造出了一批外型独特、治疗范围更广、疗效更优良的针具，其中以小针刀、拨针、水针刀更具有代表性。

（10）金、银质针具——金、银由于其良好的柔韧性、抗氧化性，也应用于医学，但价格昂贵，使用局限。如汉墓的四枚金针，其针柄均呈方形，其上还有一圆孔。据猜测有两方面作用：一是方便携带，另一是测量进针深度。《针灸大成》曰："金针者，贵之也。又金为总名，铜铁金银之属皆是也。若用金针更佳。"而据现代学者证实，金、银针对于一些疾病的治疗效果优于其他材质的针具。

（11）铁质针具——战国时期制铁技术有了发展，但铁器易生锈而有毒，古人很快认识到这一点，因此很少使用。但《针灸大成》中记述《本草》云：马衔铁无毒。日华子云：古旧链者好，或作医工针。"即：因马属午，属火，根据五行理论，火克金，马解铁毒，故用以作针。

（12）不锈钢针——近代将不锈钢运用到针具的制造。镵针演变为皮肤针和漆针。圆针发展为圆头针；圆针和锃针改进为推针。锋针成为型号不同的三棱针。铍针和圆利针用作割刀，亦有的制成小眉刀，专为外科所用。毫针除常用型号外，也截短制成皮内针，长针演进为芒针，大针演变为火针。

中医微创技术所使用的针具虽然外形各异，材质不同，但是其治疗疾病的理论基础和临床应用的适应证、禁忌证却有着广泛的共同点。

二、治疗原理

（一）传统中医学理论

经筋理论和经筋疗法是中医学的重要组成部分，主要研究经筋的分布及经筋病的病因病机、诊断、治疗的理论，是中医经络学说的重要组成部分。经筋为病所涉及的疾病非常广泛，不仅临床常见，且多数为针刺治疗的适应证，甚至一些疑难杂症也可以用相关经筋理论来解释并给予治疗。

在人类文字出现的早期，就有关于经筋损伤的记载。出土于商代的甲骨文卜辞中，有"疾手""疾肘""疾腔""疾止"等病名。约成书于春秋时期的《阴阳十一脉灸经》《足臂十一脉灸经》首次提出"筋"的概念。如"阳病折骨绝箭而无阴病，不死""臂泰（太）阴（脉），循筋上兼（廉）""臂少阴（脉），筋下兼（廉）"。中医学典籍中有关经筋的记述最早见于《灵枢·经筋》，篇中系统地论述了每条经筋的循行、病候以及治疗方法，后世医家在此基础上不断发挥与完善，将其流传沿袭并沿用至今。

世人对经筋的实质有着不同的看法。《说文解字》中说："筋，肉之力也；腱，筋之本，附着于骨。"《类经》提出经筋"联缀百骸""维络周身""筋会于节"，是"中无有空""各有定位"的组织。《素问·痿论》的"宗筋主束骨而利机关也"是经筋生理功能最简明的概括。

《内经》中关于经筋病的病机表述，主要为经筋失养和经筋受损。《灵枢·经筋》曰："经筋之病，寒则反折筋急，热则筋弛纵不放，阴痿不用。阳急则反折，阴急则挽不伸。"描述了寒热之邪致病的临床表现。《素问·长刺节论》云："病在筋，筋挛节痛，不可以行，名为筋痹。"说明经筋功能失常是导致痹证的重要原因。《灵枢·九针论》言："形数惊恐，筋脉不通，病生于不仁。"是情志致病的最好表述，也为"慢性疲劳综合征"等现代疾病找到了历史渊源。关于经筋病的治疗，《灵枢·经筋》篇对十二经筋病证提出的治则是"治在燔针劫刺，以知为数，以痛为腧"，并提出了"解结"的概念。燔针劫刺即是火针疗法的雏形，以痛为腧，即是阿是穴治疗，是直接在病变部位治疗，亦是现代针刀疗法压痛点治疗的理论基础。《灵枢·刺节真邪》篇指出："一经上实下虚而不通者，此必有横络盛加于大经之上，令之不痛。视而泻之，此所谓解结也。"《灵枢·官针》还提出"关刺""恢刺"等"解结"之法。《灵枢·官针》云："关刺者，刺左右尽筋上，以取筋痹，慎无出血，此肝之应也。""恢刺者，刺痛无常处也。上下行者，直内无拔针，以左手随病所按之乃出针复刺也。"近代医家据此提出解除横络的卡压是解决大经不通的关键，并发明了各种"解结"的针具。尤其以朱汉章的针刀及杨楣良的钩针与古人的思路最相吻合，实有异曲同工之妙。

（二）现代医学理论

1. 筋膜室高压学说

部分学者观察到，在一些肌肉肌腹部位、骨筋膜室或骨筋膜管（神经卡压点）、骨与肌肉筋膜间隔等区域存在压力增高现象。临床检查常可触及明显的压痛点，此现象的产生可能的因素有：

（1）机体的机械性外伤、中毒导致机体代谢异常，引起局部组织缺血、水肿。

（2）上位神经电生理活动异常引起所支配肌肉、软组织长期处于痉挛缺血、收缩无力状态，导致组织液异常渗出，局部高压。

此病理状态在导致局部疼痛的同时，亦可引起外周神经轴突或末梢的损伤，从而诱发一系列神经感觉和运动功能活动异常。

2. 宣蛰人脊柱椎管内外软组织无菌性炎症致痛学说

我国学者宣蛰人对人体软组织疼痛做了40余年系统研究，创立了脊柱椎管内、外软组织无菌性炎症致痛学说，对传统的单纯机械性压迫致痛学说提出挑战。他通过多节段腰椎板切除术、椎管内软组织松解手术中应用机械性压迫刺激腰神经根的临床观察，证实单纯机械性压迫正常神经根不引起疼痛，而是产生麻木或麻痹，并无腰腿痛征象。只有当神经根鞘膜外和硬膜外脂肪组织存在无菌性炎症反应病变，才会诱发下肢疼痛，这种现象为大量的临床病例和实验研究所证实。

3. 神经二次卡压学说

既然神经根在椎管内受到机械性压迫不产生疼痛的观点已得到公认，那么当其走行出椎管以神经干的形式走行时受到再次卡压导致的结果就成为我们感兴趣的问题，相关的基础研究甚少，但具有明确的临床指导意义。研究结果显示，当神经干受到二次卡压后，可产生明显的干性疼痛。

第十四节　鍉　针

一、简介

鍉针（图 1-14），古针具名，九针之一。《灵枢·九针论》："鍉针，取法于黍粟之锐，长三寸半，主按脉取气，令邪出。"又称推针，是通过对经络穴位的皮肤表面进行按压以治疗疾病的一种方法。鍉针长3~4 寸，以粗钢丝制成，也可采用骨质或硬木制成。针头钝圆，不致刺入皮肤，用于穴位表面的推压。柄部或用铝丝缠绕，在推压时可以用指甲沿上下方向刮动，以增强感觉。

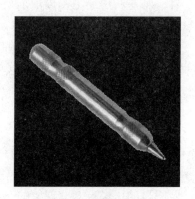

图 1-14　鍉针针具

二、适应证

本法具有疏通经络、补益气血的作用，可广泛应用于各种寒证及虚证，尤其是对害怕针刺、年老体弱、孕妇及儿童更为适宜。

三、禁忌证

局部皮肤感染、有瘢痕者不宜施用此法。

四、操作规范

将鍉针按压在经脉及穴位表面，不刺入皮肤，以得气为度。亦可指导患者自己使用。鍉针按压的轻重程度可分为强弱两类：

1. 弱刺激

将针轻轻压在经脉穴位上，待局部皮肤周围发生红晕或症状缓解时，缓慢起针，起针后局部稍加揉按。

2. 强刺激

将针重压在经脉及穴位上，动作宜快，待患者感觉疼痛或酸胀感向上下扩散时，迅速起针。

3. 取穴及疗程

取穴可根据辨证、循经，或"以痛为腧"的原则取穴，单独或结合运用。一般以 10 次为 1 个疗程。

附：双极磁锃针

双极磁锃针，针灸仪器名。是采用最先进的钕铁硼磁钢为针头的新锃针。磁锃针和双极磁锃针（两端各有一针头）均由北京市密云县电磁福利厂卜富昌高级工程师发明。磁锃针在首届国际专利及新技术设备展览会上获金奖。双极锃针系磁锃针的改进型，疗效更高，适应证增多。经全国 20家医院临床应用表明，凡针灸治疗的病，它都可治。钕铁硼磁钢经严格屏隔能产生几千高斯的强磁场，导入人体穴位，发挥针与磁双重效应，调整人体经络脏腑气血，达到防治疾病的目的。

第十五节　火　针

一、简介

火针是用火烧红的针尖迅速刺入穴内，以治疗疾病的一种方法。古称"焠刺""烧针"等，早在《灵枢·寿夭刚柔》中记载："刺布衣者，以火焠之。"《灵枢·官针》云："焠刺者，刺燔针则取痹也。"张仲景《伤寒论》中有"烧针令其汗""火逆下之，因烧针烦躁者""表里俱虚，阴阳气并竭，无阳则阴独，复加烧针"等记载。直到唐代孙思邈《备急千金要方》才正式定名为"火针"。明代杨继洲的《针灸大成》记述最详："频以麻油蘸其针，火上烧令通红，用方有功。若不红，不能去病，反损于人。"明代高武《针灸聚英》云："人身诸处皆可行针，面上忌之。凡季夏，大经血盛皆下流两脚，切忌妄行火针于两脚内及足……火针者，宜破痈毒发背，溃脓在内，外皮无头者，但按肿软不坚者以溃脓。"说明火针在明代已广泛应用于临床。近代火针使用一般有两种情况：长针深刺，治疗瘰病、象皮腿、痈疽排脓；短针浅刺，治疗风湿痛、肌肤冷麻。本法具有温经散寒、通经活络作用，因此在临床可用于虚寒痈肿等证的治疗。

二、适应证

火针有温经通络、祛风散寒的作用。主要用于痹证、胃下垂、胃脘痛、泄泻、痢疾、阳痿、瘰疬、风疹、月经不调、痛经、小儿疳积及扁平疣、痣等。

三、禁忌证

1. 火针刺激强烈，孕妇及年老体弱者禁用。
2. 火热证候和局部红肿者不宜用。
3. 高血压、心脏病、恶性肿瘤患者等禁用。

四、操作规范

（一）器具

一般用较粗的不锈钢针，如圆利针或24号2寸不锈钢针。也有用特制的针具，如弹簧式火针、三头火针及用钨合金所制的火针等（图1-15）。弹簧式火针进针迅速并易于掌握针刺深度，三头火针常用于对体表痣、疣的治疗。

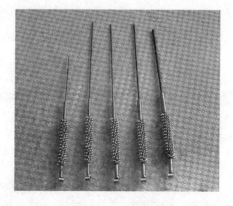

图1-15 火针针具

（二）操作方法

1. 选穴与消毒

火针选穴与毫针选穴的基本规律相同，根据病证不同而辨证取穴。选定穴位后要采取适当体位以防止患者改变姿势而影响取穴的准确性。取穴应根据病情而定，一般宜少，实证和青壮年患者取穴可略多。选定穴位后进行严密消毒。消毒方法宜先用碘酒消毒，后用酒精棉球脱碘，以防感染。

2. 烧针

烧针是使用火针的关键步骤，《针灸大成·火针》说："灯上烧，令通红，用方有功。若不红，不能去病，反损于人。"因此，在使用前必须把针烧红，才能作用。较为方便的方法是用酒精灯烧针（图1-16）。

3. 针刺与深度

针刺时，用烧红的针具，迅速刺入选定的穴位内，即迅速出针。关于针刺深度，《针灸大成·火针》中说刺针"切忌太深，恐伤经络，太浅不能去病，惟消息取中耳"。火针针刺的深度要根据病情、体质、年龄和针刺部位的肌肉厚薄、血管深浅而定。一般四肢、腰腹针刺稍深，可刺 2~5 分深，胸背部穴位针刺宜浅，可刺 1~2 分深，夹脊穴可刺 3~5 分深。

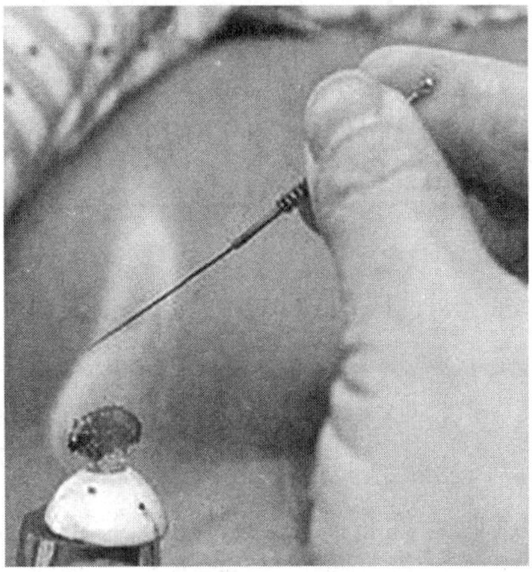

图 1-16　烧针

五、注意事项

1. 面部应用火针要慎重。《针灸大成·火针》说："人身诸处，皆可行火针，惟面上忌之。"因火针刺后，有可能遗留有小瘢痕，因此除治疗面部小块白癜风、痣和扁平疣外，一般面部不用火针。

2. 对于血管和主要神经分布部位亦不宜施用火针。

3. 在针刺后，局部呈现红晕或红肿未能完全消失时，则应避免洗浴，以防感染。

4. 发热的病证，不宜用火针。

5. 针后局部发痒，不能用手搔抓，以防感染。

6. 针孔处理：如果针刺 1~3 分深，可不作特殊处理。若针刺 4~5 分深，针刺后用消毒纱布贴敷，用胶布固定 1~2 日，以防感染。

六、临床应用

1. 毫针火针治疗带状疱疹

用 26 号 1.5 寸毫针置酒精灯上烧红，迅速刺入疱疹后并立即拔针，每个疱疹上点刺 1 针，涂上紫药水。

2. 缝衣火针治疗肩周炎

用 20~22 号粗针或缝衣针 1 根，根部用棉线包裹，置酒精灯上烧红发白后，快速准确刺入患侧臑俞穴后迅速出针，用消毒纱布包敷针孔，每周 1 次。

3. 注射针火针治疗嵌顿性内痔

以左手轻按确定痔核中心，用 7 号注射针头在灯上烧红，蘸取硫黄粉，快速刺入痔核中心点后迅即拔针，再外敷方纱，然后用花椒水坐浴。

4. 火针治腰痛

分 2 组取穴，一组取委中、肾俞、腰眼，一组取昆仑、气海俞、志室。两组交替，入穴 3~5mm，速进疾出。

5. 便携式电子火针治疗外科病

接通电源，打开电子火针治疗仪指示灯，手持火针针柄，指按开关待火针针头部发热发红后操作。将火针对准病变中心部位迅速烧灼至基底部；治乳头状瘤先用镊子将乳头状物往外牵拉，再将火针烧红横放，从根部切割，数秒钟即可割除，徐氏用此法治疗寻常疣、色素痣、乳头状瘤、扁平疣、角化瘤、皮脂腺瘤、鸡眼等。

6. 火针加拔罐治疗膝关节积液症

患处常规消毒，用细火针在酒精灯上烧至白炽状，迅速在关节高突处点刺，如有积液溢出，连刺 5~7 针；积液黏稠难出者，可用粗火针烧红连刺，然后用闪火法拔罐，可有淡黄色积液溢出，绷带包扎固定膝关节。积液消除后，改以关节局部取穴。

7. 火针治疗肱骨外上髁炎

肱骨外上髁至桡骨颈间寻找压痛点，消毒后，火针烧红快速刺入 2~3 针，留针 1~2 分钟，针后拔罐 10 分钟。

8. 火针放血治疗痛风

主穴取行间、太冲、内庭、陷谷。湿热蕴结加丘墟、大都、太白；瘀热阻滞加血海、膈俞；痰浊阻滞加丰隆、脾俞；肝肾阴虚加太溪、三阴交，均取患侧。足部穴用粗火针，余穴用细火针。消毒后，火针烧红速刺疾出，深 0.3~1 寸，每穴 1~3 针。足部穴以出血为度，每次出血量 <100mL 为宜。

9. 火针温通法治疗斑秃

取穴：阿是穴、肾俞、肝俞。阿是穴用三头火针，后两穴用单头火针，局部消毒后将烧红的火针对准穴位快速点刺。

10. 火针加外敷涌泉穴治疗复发性口腔溃疡

暴露创面，创面过大或数目过多，则先行黏膜麻醉，火针烧红后点刺创面，点后不伤及正常黏膜，而后陈醋调吴茱萸成糊状，外敷涌泉穴，麝香壮骨膏固定 24 小时。

11. 火针为主治疗顽固性面神经麻痹

面部穴取鱼腰、丝竹空、攒竹、四白、阳白、下关、迎香、地仓、颊车、太阳、头维，每次选 5~6 穴。体穴取合谷、足三里、太冲。用单头火针（直径 =0.5mm）烧红点刺穴位，进针 1~2 分，不留针；再用毫针针刺，用平补平泻法。

第十六节 芒 针

一、简介

（一）发展沿革

芒针疗法是中医针灸传统针法之一，它源于九针中的长针。九针是《内经》时代的代表性针具，其形状大小各不相同，用途也有所不同，在《灵枢·九针论》中对九针的形状及用途有详细的介绍。其中"八曰长针……长七寸"所说的长针，针身细长而锋利，又称为环跳针，发展成现在的芒针，成为独具特点的临床常用针法用具。芒针针法因其所用针具形状细长如麦芒而得名。《灵枢·九针十二原》曰"长针者，锋利身薄，可以取远痹"，因芒针针体细长，可达毫针之不可达，故适合治疗深邪远痹、顽痼痼疾。芒针针具是一种特制的长针，一般用不锈钢丝制成，细长而有弹性。结构与普通毫针相同，针身部分较长。临床常用芒针长度为5~8寸，也有1~2尺甚至更长的。如此长的针具增加了操作的难度，另外患者对如此长的针具也容易产生恐惧心理，使得芒针在临床中的应用不及毫针普及。尽管如此，还是有不少的医生在临床中运用芒针针法治病疗疾，并认真挖掘探索这一传统针法，使之在现今针灸临床得以继续发展，并适应当今之针灸临床需要。

（二）治疗原理

1. 调整阴阳

阴与阳是相互依存的。《素问·阴阳应象大论》曰："阴在内，阳之守也；阳在外，阴之使也。"又云："阴胜则阳病，阳胜则阴病，阳病治阴，阴病治阳。"因此，临床治疗必须以调整阴阳，使之恢复平衡为总的原则。《难经》云："调气之方，必在阴阳。"说明调整阴阳在针刺疗法中的重要性。芒针疗法不论是取穴还是具体的操作手法，都必须遵循调整阴阳这一大的原则。

2. 通调经脉

经络系统是机体运行气血、联络脏腑、沟通内外的通道。《灵枢·本脏》曰："经脉者，所以行气血而营阴阳，濡筋骨，利关节者也。"针刺手法的作用关键在于"调其经脉，调其血气，营其逆顺出入之会"。《素问·调经论》云："血有余，则调其盛经，出其血；不足，则视其虚经，内针其脉中，久留而视。"说明血实者可刺络放血，血虚者应施行补法，这些均为通经脉、调气血的操作方法。

3. 气至病所

针刺能否得气是取得治疗效果的关键。古语有云"气速至而速效，气迟至而不治"。说明针刺得气或不得气，得气的快与慢，将决定针刺后疾病的转变以及疗效的好坏。得气是芒针疗法的基本要求，芒针疗法中施针的一切手法和目的都是为了得气。若针刺后患者感到局部酸、麻、重、胀，甚至出现针下循经络传递或直达病处的感觉，而医生感针下沉紧，即为气至病所。并且芒针疗法中特别注重守气、候气，注意"气至"的状态变化，以尽快达到气至病所的状态。

二、适应证

血管性头痛、脑血管意外后遗症、支气管哮喘、胃和十二指肠溃疡、胃下垂、风湿或类风湿性关节炎、多发性神经炎、三叉神经痛、坐骨神经痛、肩关节周围炎、运动神经元疾病、急性脊髓炎、外伤性截瘫、脊椎病、癫痫、精神分裂症、神经官能症，以及泌尿与生殖系统疾病等。

三、禁忌证

1. 具有严重内脏疾病患者。
2. 具有自发出血倾向的患者。
3. 精神过于紧张，不能配合治疗的患者。
4. 过饥、过饱、过劳、醉酒者，年老体弱者或孕妇儿童，以及某些不能配合治疗者。

四、操作规范

（一）芒针的结构

芒针可分为以下四个部分：

1. 针尖（针芒）

针的前端锋锐部分，应圆利，不宜太锐。

2. 针身

针尖和针柄之间。芒针的长短、粗细的不同规格，主要指针身而言。针身应圆滑、粗细均匀。

3. 针根

针身与针柄交界的地方。此处要牢固、以防脱落。

4. 针柄

在针身之后，一般用铜丝或银丝绕成，呈圆筒状。临床应用时，一般以 5.0 寸、6.0 寸、8.0 寸长和 26 号、28 号粗细的芒针用途较多，8.0 寸以上的芒针，一般临床应用较少。

（二）操作方法

芒针的各种刺法及补泻手法，都是由针刺基本手法演变而来。主要可分为五种。

1. 进针

进针时要避免疼痛，尽量达到无痛进针。临床施术时，一方面要分散患者的注意力，使其消除对针刺治疗的恐惧心理；另一方面，要注意针具是否合格，指力是否有力和运用是否适当。进针时先取好穴位，局部皮肤消毒后，刺手执针，使针尖抵触穴位，然后押手配合，利用指力和腕力，压捻结合，迅速刺过表皮。穿皮时手法动作要敏捷，以减轻患者痛感。捻转宜轻巧，幅度不宜过大。最好在 180°~360°之间为宜。

2. 出针

在针刺施术完毕后，应把针退出。方法是缓缓退向皮肤表面，再轻轻抽出，以免出血或疼痛。如出针后发生血液从针孔迅速溢出或喷射者，为针尖刺破小动脉所致，此时不论补法或泻法，均应以干棉球立即按压出血处，静止片刻，直到血液停止溢出为止。

3. 捻转

当进针达到一定深度后，可以施行捻转手法。在针体进出过程中，始终使针处于捻转之下的转动状态。在捻转时务必轻捻缓进，左右交替；以拇指对食、中两指的前后捻转为主，不能只向单一方向捻转。否则，针身易缠绕肌肉纤维，增加患者疼痛。捻转还有另一种含义，就是在刺入一定深度后，捻转的动作按一定的规律结合轻重、快慢的不同要求，可以起到一定的补泻作用。

4. 辅助手法

所谓芒针的辅助手法，是在针刺到一定深度时，为达到应有针感而采用的辅助手法。这主要靠押手的动作，以及刺手的灵巧配合。方法是押手食指轻轻向下循按针身，如雀啄之状；同时，刺手略呈放射状变换针刺方向，以扩大针感。

5. 变换针刺方向刺法

比如刺太阳穴，直刺仅能刺入 1 寸许，为了深刺以治疗疾病，则在刺入 0.5~0.6 寸深时变为斜刺，这时就要靠押手的准确动作来改变针刺的角度与方向，以达到针刺目的。这种刺法要根据穴位的不同解剖特点，相应地改变押手所掌握的针刺角度，以使针尖沿着变换的方向，顺利深入。如天突穴，面部透穴等均应采用变向刺法。

针刺穴位的顺序是自上而下，若一个患者须采用三种体位时，先针背部，再针侧部，后针腹部。即先请患者俯卧，再侧卧，最后取仰卧位。有人治疗小儿麻痹症、脑炎后遗症等沿背部督脉经自下而上进行皮下透刺。第一针由长强穴透至命门穴；第二针由命门穴透至至阳穴；第三针由至阳穴透至大椎穴。

对初诊惧针的患者，可先针刺其不易看到的穴位，如腰部或臀部的穴位，以避免患者紧张。此外，在特殊情况下，应根据当时的具体情况，周密考虑，然后再决定如何操作。总之，以减轻患者痛苦，免除其紧张，而又便于施术操作为主。

（三）芒针疗法常用穴位

1. 天突

部位：胸骨切迹上缘的内方凹陷中。

主治：临床常用于支气管炎，支气管哮喘，肺气肿，食道哽噎不顺，咽喉炎，心绞痛，甲状腺肿大，膈肌痉挛，神经性呕吐，声带疾患，脑血管意外及其后遗症等。

附注：任脉、阴维脉交会穴。

2. 鸠尾

部位：胸骨剑突下 5 分。

主治：临床常用于心绞痛，呃逆，哮喘，癫痫，膈肌痉挛，精神分裂症，支气管炎，神经衰弱，肺气肿，肋间神经痛等。

附注：任脉之"络"穴。

3. 巨阙

部位：剑突下 1.5 寸，鸠尾下 1 寸。

主治：临床常用于心绞痛，急性胃肠炎，胃痉挛，胃扩张，胸膜炎，膈肌痉挛，胆绞痛，慢性肝炎，呕吐，神经衰弱，癫狂，痫证等。

4. 上脘

部位：脐上 5 寸，上腹部，前正中线上。

主治：临床常用于急、慢性胃肠炎，胃溃疡，十二指肠溃疡，胃痉挛，贲门痉挛，消化不良，胃神经官能症，呕吐，肋间神经痛，慢性胆囊炎，头昏，眩晕，神经衰弱，高血压等。

附注：任脉与足阳明胃经、手太阳小肠经交会穴。

5. 中脘

部位：脐上4寸，上腹部，前正中线上。

主治：临床常用于急、慢性胃肠炎，胃下垂，胃及十二指肠溃疡，胃痉挛，消化不良，急性肠梗阻，便秘，心绞痛，反酸，急、慢惊风，精神分裂症，癫痫及精神、神经系统的一些疾病。

附注：胃之"募"穴。八会之一"腑会"。

6. 水分

部位：脐上1寸，上腹部，前正中线上。

主治：临床常用于肠疝痛，腹水，水肿，呕吐，小便不利，绕脐痛，腹痛，腹泻，消化不良等。

7. 阴交

部位：在腹中线上，脐下1寸。

主治：临床常用于高血压，崩漏带下，月经不调，子宫脱垂，阴痒，大、小便不通，奔豚气，疝痛，腰背痛等。

8. 气海

部位：腹中线上，脐下1.5寸。

主治：临床常用于虚脱，高血压，神经衰弱，脱肛，子宫脱垂，疝气，慢性阑尾炎，崩漏，赤白带下，月经不调，经闭，膀胱炎，肾炎，肠麻痹，遗尿，遗精，尿少等。

9. 关元

部位：在腹中线上，脐下3寸。

主治：临床常用于月经不调，痛经，经闭，子宫脱垂，阳痿，遗尿，腹痛，腹泻，尿潴留，中风脱证，二便自遗，尿频，痢疾，崩漏，带下，阴痒，肠蛔虫症，脱肛，眩晕，糖尿病等。

附注：小肠"募"穴。

10. 归来

部位：耻骨联合上1寸（即中极穴处）旁开2寸。

主治：临床常用于月经不调，闭经，阳痿，早泄，遗尿，尿闭，尿路感染，慢性盆腔炎，附件炎，子宫内膜炎，子宫脱垂，痛经，疝气，阴茎神经痛，卵巢炎，输卵管炎，膀胱炎，前列腺炎，水肿等。

11. 秩边

部位：第21椎下旁开3寸。

主治：临床常用于坐骨神经痛，腰痛，半身不遂，下肢瘫痪，神经炎，风湿病，肌肉萎缩，股神经炎。

12. 环跳

部位：大转子后上方凹陷中，即大转子隆起点与臀裂上端之连线内 2/3 与外 1/3 交界处，或大转子、髂嵴、坐骨结节之三角中央。

主治：临床常用于坐骨神经痛，神经根炎，腰痛，下肢关节炎，半身不遂，下肢麻痹，髋关节及周围软组织疾病，脉管炎，下肢肌萎缩，神经衰弱，风疹，脚气，湿疹等。

13. 风池

部位：在风府穴两侧，发际凹陷中，即俯首于后头骨下项肌的外侧凹陷中取之，恰在项肌隆起外侧缘与耳垂相平处。

主治：临床常用于感冒，头晕，头痛，高血压，脑动脉硬化，神经衰弱，电光性眼炎，视神经萎缩，耳聋耳鸣，落枕，颈项强痛，吞咽困难，甲状腺肿大，脑卒中，癫痫等。

五、注意事项

1. 对初次接受芒针治疗的患者，应耐心做好解释工作，消除恐惧心理。同时，选穴宜少，手法宜轻。

2. 由于芒针的针身长而细，针刺穴位较深，应告诫患者进针以后不可移动体位，以免造成弯针、滞针或折针。

3. 进针须缓慢，切忌快速提插，容易造成血管或器官组织损伤，如针尖遇到阻力，必须退针或改变针刺方向。

4. 过饥、过饱、过劳、醉酒者，年老体弱者或孕妇儿童，以及某些不能配合治疗者忌针。

5. 医者态度要严肃认真，掌握人体穴位深部的解剖组织，不可马虎轻率。

六、芒针疗法的临床应用

1. 面神经炎

取穴：风池，鱼腰透攒竹，地仓透耳门，地仓透承浆，地仓透人中，迎香透下睛明，四白，颧髎，下关，地仓透颊车，率谷，合谷透后溪（健侧）。

操作：风池施小幅度高频率捻转泻法，针尖朝舌根部进针 1~2 寸；四白针向目内眦和目外眦；颧髎施捻转泻法，下关施捻转补发，地仓透向人中然后透向颊车，施捻转泻法，健侧合谷透后溪施捻转泻法。

2. 面肌痉挛

取穴：风池，阳白透攒竹，四白，瞳子髎，丝竹空，地仓透人中，迎香透下睛明，下关，颊车，三阴交，太冲透涌泉，对侧率谷。

操作：针刺治疗面肌痉挛，手法宜轻巧，万不可重刺激。先针风池穴，以小幅度高频率捻转补法，然后针阳白透攒竹、四白、瞳子髎、丝竹空，轻捻缓进以捻转泻法，然后从迎香透向下睛明穴。口角抽动者从地仓透向人中，以捻转泻法，最后刺太冲透涌泉疏肝息风，率谷向下沿皮直刺留针 30~40 分钟。

3. 臂丛神经痛

取穴：颈臂，极泉，青灵，风池，合谷透后溪。

操作：刺颈臂穴时患者取仰卧位，颈部稍拉直，枕头略低，针尖在胸锁乳突肌后缘下 1/3 处，呈水平方面刺入，略向后偏，进针时轻捻缓进，深度 0.3~0.8 寸，感应以酸、麻最好，似触电样感应由臂放散至手指为准。极泉穴从腋窝内两肌中，腋动脉内侧刺入，患者常以仰卧位或坐位，患肢上抬，深度为 0.3~0.5 寸，进针要缓慢，有麻木至前臂及手指的感应。

4. 桡神经麻痹

取穴：颈臂，极泉，手三里，阳溪，合谷透后溪。

操作：颈臂、极泉二穴，交替选用，颈臂穴在胸锁乳突肌后缘，锁骨上 2cm 处，平向刺入，可有触电样感应放散至手指为佳；极泉穴在腋窝内两筋间斜向内侧刺入，亦可沿经络循行下移 1~2 寸刺入，深度为 0.3~0.5 寸，可有触电感传至手指为佳。

5. 头痛

取穴：风池，风府，大椎七点，合谷（用于风寒头痛）；上脘，风池，风府，百会，四神聪，太冲透涌泉，外光明（用于肝阳头痛）；中脘，风池，百会，四神聪，血海，三阴交，太阳（用于血虚头痛）；阴交，风池，百会，血海，三阴交，率谷，太阳（用于瘀血头痛）；风池，中脘，百会，丰隆，阴陵泉，三阴交（用于痰浊头痛）。

操作：上脘、中脘、阴交穴均以芒针刺入，方向垂直，避开腹中线，进针 4 寸左右，轻捻缓进，令感应缓缓下行；风池穴朝对侧眼窝方向刺入 1.5~2 寸，令感应沿头顶放散至前额为度。大椎七点穴以点刺法；血海穴直刺入 2~3 寸，三阴交穴沿胫骨后缘成 45°向后缘斜刺，刺入 1~2 寸，以小腿抽动为度。百会以顺经循行方向沿皮浅刺 3 分许，四神聪沿皮刺 3 分许，均可留针 20~30 分钟，施捻转补法。

6. 偏头痛

取穴：上脘，中脘，风池，太阳透下关，阳陵泉，太冲透涌泉，外光明。

操作：上脘、中脘两穴合用，以打开上、中焦之枢纽，以 5 寸针轻捻缓进，直刺 4 寸左右，以捻转泻法，针感以散至胸胁及下腹部为佳。风池向对侧眼窝方向斜刺，令感应沿头顶向前颅放散，以清肝胆之风热。太阳透下关穴针刺方向为针尖向下稍后方，进针要缓慢，从太阳穴通过颧髎穴直达下关，深度 2~3 寸，感应以颊部及上齿部酸胀为佳。阳陵泉直刺 1~2寸，感应向足部放散。外光明穴从腓骨外侧向小腿内侧面直刺深度 2~3寸，感应以局部酸胀或有麻窜样感向足部放散。

7. 短暂性脑缺血

取穴：风池，上星，百会，太阳，大赫，内关，尺泽，极泉，三阴交，太冲透涌泉。

操作：凡属颈内系统病变者，首选颈臂，仰卧式正坐取之，在胸锁乳突肌后缘下 1/3 取穴，轻捻缓进，0.5~0.8 寸，可有感应向手指放散。属椎 -基底动脉系统，首选风池穴，先刺向对侧眼窝方向，进针 1.5~2 寸，可有感应沿头顶向前额部放散。如患者有吞咽障碍方向刺向结喉，可进针略深些，直刺入 2~2.5 寸，针感至咽部。

8. 脑积水

取穴：风池，四神聪，关元，水分，大椎七点，足三里，三阴交，百会。

操作：风池刺向对侧眼窝，以小幅度高频捻转补法，不留针。四神聪沿皮刺，针尖向后头部，水分、关元二穴避开腹中线进针刺入 2 寸许，立即出针。足三里、三阴交施捻转提插补法，留针候气 20 分钟。大椎七点穴，以点刺法，百会穴以捻转补法，留针候气 20 分钟，关元加灸。

9. 脑震荡

取穴：中脘，风池，百会，四神聪，内关。

操作：先针中脘穴以疏调气机升降失司之气血逆乱，往往针中脘后迅速恢复正常，神志清醒。之后针内关穴，以小幅度高频率捻转泻法；风池穴以捻转、震颤泻法，百会、四神聪穴可留针 20~30 分钟。

10. 癔病

取穴：中脘，人中，内关。

操作：中脘穴深刺旨在通调三焦气机，进针轻捻缓进，刺 4~5 寸，以捻转泻法，针感以缓缓下行至少腹为度；气至病所后，立即出针，急按针孔，按压 1~2 分钟许。内关穴，针 1~1.5 寸，施提插捻转之泻法，针感向手指和肘腋部放散。针刺人中穴针尖斜向鼻柱，针 2~3 分，作轻轻雀啄手法 10 秒。

11. 神经衰弱

取穴：上脘，风池，支沟，膻中，百会，四神聪，太冲透涌泉（用于肝气郁结）；中脘，风池，丰隆，足三里，百会，四神聪，阳陵泉（用于痰火上扰）；中脘，气海，足三里，三阴交，百会，四神聪（用于心脾两虚）；志室透命门，太溪，三阴交，风池，百会，四神聪，关元（用于肝肾亏损，气血不足）。

操作：上脘、中脘穴，避开腹中线进针，深刺 3~4 寸深，轻捻缓进，施捻转补泻之泻法，以针感趋趋下行至少腹为准。气海穴施以捻转补法，以针感缓缓下行，至脐为度，停止捻转，缓缓退针，按压穴孔。膻中穴于两乳间取穴，沿皮上刺进针 3~5 分，施捻转平补平泻法。风池刺向对侧眼窝，进针 1.5~2 寸，令针感沿头顶放散至前额。百会、四神聪，沿皮刺 3~5 分，施捻转平补平泻法。风池刺向对侧眼窝，进针 1.5~2 寸，令针感沿头顶放散至前额。百会、四神聪，沿皮刺 3~5 分，以捻补法，可留针 30 分钟。支沟穴以中强刺激，捻转泻法。关元穴进针 3~4 寸，以捻转补法，轻捻缓进，针后可施灸。太溪、三阴交，可施复式补法，不幅度捻转，结合提插。

12. 癫痫

取穴：内关，人中，太冲透涌泉，合谷透后溪，风府，风池，完骨。

操作：内关以捻转提插，轻微捻转，促进患者苏醒，控制患者神志，待发作缓解后刺风池、风府、完骨，太冲透涌泉，合谷透后溪分别以捻转泻法。

13. 假性延髓麻痹

取穴：风池，廉泉。

操作：风池穴针刺方向朝咽喉，轻捻缓进 2~3 寸，施小幅度高频率补法。施手法 1~3 分钟，以咽喉麻胀悬雍垂收紧感为宜。廉泉穴刺 3.5~4 寸，朝向舌根部，以舌根部麻胀为度，宜轻捻缓进，施捻转泻法为宜。

14. 重症肌无力

取穴：风池，廉泉，内关，极泉，臂臑，青灵，少海，曲池，手三里，阴廉，五里，伏兔，丰隆，血海，三阴交，气海。

操作：刺风池穴朝向对侧眼窝，深度为 2~2.5 寸，感应沿后头顶放散至前额为佳。睛明穴，避开眼球进针 1.5 寸深，轻轻插入，微行捻转，待眼球酸麻胀后立即出针。延髓型患者刺风池时，朝向结喉，深度为 2~2.5 寸，小幅度、高频率捻转提插泻法。极泉、青灵、少海，针感以放散至手指为度。阴廉、五里、血海，直刺 2~3 寸，局部胀感，或有麻样感应下串为佳。丰隆穴直刺 2 寸，针感以麻串至小腿为度。三阴交穴向胫骨后侧成 45°斜刺，以足部抽动为佳。

15. 慢性胃炎

取穴：中脘，梁门，足三里，内关，阳陵泉，支沟（用于肝郁气滞）；中脘，气海，百会，足三里，支沟，脾俞，胃俞，关元（用于脾胃虚弱）；中脘，水分，天枢，足三里，阳陵泉，丰隆，太冲透涌泉（用于胃热郁滞）。

操作：有疼痛者，应先泻足三里、内关以止痛，然后再酌情泻中脘、梁门等脘腹穴位。

16. 肝硬化

取穴：上脘，中脘，水分，梁门，腹结，阳陵泉，太冲透涌泉，三阴交（用于脾虚气滞，肝脾不和）；中脘，水分，腹结，带脉，关元，归来，公孙透涌泉，三阴交（用于肝脾血瘀）；中脘，水分，阴交，气海，大赫，归来，秩边透水道，血海，膈俞，太溪（用于肝肾阴虚）。

操作：上脘、中脘、水分、阴交，为任脉经重要穴位，分别在本证不同证型选用，宜轻捻缓进，深刺 4~5 寸，以捻转泻法，不留针，应达到有效之针感即可出针。带脉为利水消胀要穴，从 11 肋骨前端下 1 寸 8 分进针，采取患者仰卧位，针尖向下斜入绕腹 10~12 寸，深入腹腔肠间隙，必待手法纯熟后方可选用本穴。秩边透水道穴，采取俯卧或侧卧屈膝位，从秩边穴刺入 5~6 寸，直达对侧腹部水道穴，针感以放散至会阴、尿道为佳。大赫、归来穴，轻捻缓进，刺入 3~4 寸深，感应放散至会阴部为佳。腹结、梁门均以轻捻缓进，刺入 3~4 寸，感应以放散至腹股沟外为佳。

17. 溃疡性结肠炎

取穴：秩边，天枢，水道，足三里，大赫，气海，三阴交，长强，百会。

操作：秩边穴采用侧卧或俯卧位，在第 21 椎下旁开 3 寸取之，针尖垂直朝小腹水道穴刺入 4.5~5 寸许，针感向肛门及小腹放散为佳，天枢、水道穴均取左侧单穴，分别进针 3~4 寸，垂直轻捻缓进，针感以向会阴部放散为佳，施捻转泻法。气海穴，轻捻缓进，刺入 4 寸左右，以捻转补法，感应至脐为度，不予留针，出针急按穴孔，加压 1 分钟。长强穴，俯卧取穴，斜刺从后下方向前上方深刺 4~5 寸，局部胀感和抽紧感为佳。

18. 胃下垂

取穴：气海，关元，大横，中脘，水道，提托，天枢，足三里，百会，夹脊。

操作：先针气海穴，轻捻缓进，3~4寸深，施以补法，令针感缓缓上行至脐上为度；后针关元以轻捻缓进，进针3~4寸，施平补平泻法，二穴针后可加灸法，使阳气缓缓上行，以温补中气。中脘为胃募，腑之会穴，针3~4寸，以轻捻缓进之泻法，令感应缓缓下行；大横、水道、提托、天枢刺3~4寸，捻转泻法；百会以捻转迎随补法，并配以夹脊刺，针向横突，在脾俞、胃俞、肝俞水平为准，深度1~1.5寸；足三里以烧山火补法。

19. 胆石症

取穴：上脘，胆俞，日月。

操作：上脘穴深刺4~5寸，轻捻缓进，捻转泻法不留针。取右侧日月穴，斜刺进针1~1.5寸，施雀啄泻法，针感以向剑突下感传或局部酸胀为准；取右侧胆俞，向脊柱方向斜刺进针1~1.5寸，用提插泻法，使针感传至右上腹胆囊区；阳陵泉、太冲透涌泉单取右侧，斜刺2~2.5寸，针感沿胆、肝经循行抵胸胁，以复式提插捻转泻法操作。

20. 慢性支气管炎

取穴：天突，上脘，丰隆，中脘，大椎七点，尺泽。

操作：天突穴具有止咳、定喘、化痰之功，宜弯刺，患者取仰卧位，针尖垂直向下刺入，进针3~4分，针尖转入下方，沿胸骨柄内侧下行，可深刺3~5寸，为弯刺法，感应为胸前胀感或局部压紧感。上脘、中脘、气海穴以轻捻缓进，垂直进针，深度4~5寸，以捻转泻法，针感趋趋下行为度，不留针，达到目的立即缓缓退出，急扪针孔，按压1~2分钟。尺泽横刺进针1~1.5寸，以捻转、提插泻法，感应可放散至手指。丰隆直刺进针1.5~2.5寸，以复式泻法。大椎七点，点刺或刺血如珠即可。

21. 哮喘

取穴：天突，大椎七点，合谷透后溪，风池，肺俞（用于风寒型）；天突，上脘，中脘，曲池，丰隆，公孙透涌泉（用于肺热型）；天突，气海，秩边，肺俞（用于虚喘）。

操作：天突穴用弯刺法深入胸骨柄后缘，具有清宣肺胀之功，手法宜轻巧，施以捻转泻法，针尖勿偏斜，以免刺伤胸膜及两肺，得气后即可立即进针，有立竿见影之功。肺俞穴，斜向棘突，进针1~1.5寸，以胸部抽紧感为准；气海以捻转补泻法，实则泻之，虚则补之，不可太过与不及，补法以感应升至脐上为度。膻中沿皮逆经脉方向浅刺，可留针20~30分钟。

22. 结核性胸膜炎

取穴：天突，上脘，中脘，水分。

操作：天突穴具有止咳化痰之功，采用弯刺法。呼吸困难泻上脘、中脘、水分，以轻捻缓进，垂直进针，深度4~5寸，捻转泻法，针感向下传导，不留针，达到目的立即缓缓退出。

23. 大叶性肺炎

取穴：大椎七点，风池，上脘，尺泽，合谷透后溪，肺俞（用于邪在肺卫）；上脘，中脘，水分，大椎七点，太冲透涌泉，丰隆，肺俞（用于热毒蕴结）。

操作：上脘、中脘、水分直刺3~4.5寸，捻转泻法，务使针感应下行至小腹。发热者加大椎七点点刺，咯铁锈痰腥臭者加刺少商出血，中毒型（热入心包）者加刺人中及点刺十宣。

24. 气胸

取穴：气海，上脘，天突。

操作：先刺气海穴，进针4~5寸深，以呼吸泻法，令感应趋趋下行，务求气至病所，缓解胸闷、气急的症状，之后立即进针；然后再泻上脘穴，仍以呼吸泻法，令感应放散至小腹为佳。两穴完成泻法后，如患者症状大减、气急缓解，再针天突穴，沿胸骨柄后缘进针3~4.5寸，以呼吸泻法，患者自感气息调匀，即可出针。后以复式捻转提插泻法，泻内关、支沟，得气后留针20~30分钟。

25. 遗尿

取穴：关元，气海，归来，秩边，风池，神门，四神聪。

操作：针关元时，轻捻缓进，深刺3~4寸以感应放散至尿道为度；气海穴刺3~4寸，以感应向脐部放散，施捻转补法；归来穴刺2~3寸，针尖泻下向尿道方向，令感应趋趋下行，施捻转泻法；针刺风池、神门、四神聪穴，意在建立大脑皮层高级神经活动与排尿低级中枢之间的联系，调整睡眠深度。

26. 肾盂肾炎

取穴：中极，膀胱俞，秩边透水道，三阴交，太冲透涌泉，小肠俞，关元，气海，足三里。

操作：气海、中极、关元刺入4~5寸，轻捻缓进，感应以放散至会阴部为佳，得气后施捻转泻法，虚证取气海，施捻转补法，感应放散至脐即可。小肠俞斜向棘突刺入2.5~3.5寸，感应放散至足为佳，施捻转泻法。秩边透水道针4~5寸，轻捻缓进，透少腹水道穴，感应以向会阴尿道放散为佳。

27. 慢性肾炎

取穴：肾俞，大肠俞，气海，关元，大赫，秩边透水道，八髎，中脘，归来，太溪，三阴交。

操作：肾俞、大肠俞均斜刺向棘突；气海施行补法；关元、大赫、归来均使感应放散至尿道。

28. 前列腺炎和前列腺肥大

取穴：秩边透水道，阴陵泉，行间，三阴交，太溪，大赫，气海，关元。

操作：秩边透水道以 6 寸芒针，从秩边穴定向透到少腹水道穴，令针感达会阴及尿道麻窜感为佳，进针轻捻缓进，押手密切配合，寻求良好针感，使气至病所。阴陵泉，行间施捻转泻法，大赫以 4 寸芒针垂直刺入，令针感达会阴及尿道。气海、关元以 4 寸芒针垂直刺入轻捻缓进，施捻转呼吸补法，三阴交、太溪，施捻转提插复式补法。

29. 高血压及高血压性心脏病

取穴：天窗透人迎，上脘，阴交，太冲透涌泉，内关（用于肝火炽盛）；中脘，上脘，水分，足三里，丰隆，内关，公孙透涌泉（用于痰涎壅盛）；天窗透人迎，风池，大赫，太冲透涌泉，阳陵泉，内关（用于肝肾阴虚，阳亢风动）；上脘，膻中，膈俞，心俞，三阴交，血海，内关，公孙透涌泉（血瘀气滞）。

操作：患者血压偏高者，一般多伴有眩晕、头痛、头胀等症，均可以天窗透人迎为主，针刺时轻捻缓进，勿刺伤颈动脉及重要器官，待头部轻爽感产生后即可缓缓退针。以眩晕为主的患者，伴有头痛、恶心者可酌加风池、完骨与天窗透人迎交替使用，两穴均以针感沿头顶上窜至额部，以头脑清爽感为佳，针上脘、中脘、阴交等任脉穴均以轻捻缓进，深刺 4~5 寸，以感应趋趋下行为宜，如刺天窗透人迎血压下降过快者，复诊不宜重复应用。

30. 损伤后腰肢痛

取穴：志室透命门，大肠俞，气海俞，环跳，秩边。

操作：志室透命门穴令患者侧卧屈膝，从志室向第 2 腰椎棘突下缘，即相当于命门穴处，深度 2.5~3.5 寸，感应为局部酸胀，继而以感应放射到下肢为佳。大肠俞、气海俞采取俯卧位，向棘突刺，深度为 2.5~3.5 寸，感应为局部酸胀感或向下肢放散。秩边、环跳采用侧卧屈膝位，深刺 2.5~3.5 寸，针感以麻串感至足趾为佳。委中以复式泻法，如触电样感应麻串至足跟为佳。

31. 肩关节周围炎

取穴：极泉透肩髃，极泉透肩贞，肩背，曲池，手三里，条口透承山，肩髃。

操作：令患者坐位肩上举，深刺肩髃穴，2.5~3.5寸，肩不能抬举者，可局部多向透刺，令肩上举。极泉透肩贞穴刺时令患者仰卧举腋，针尖由极泉后直刺入肩贞穴，深度2.5~3.5寸，局部呈酸麻胀并放散至手指。然后退至皮下，对准肩端再刺深度2.5~3.5寸，感应以肩关节周围酸胀感并有麻电感放散至手指。条口透承山穴，从条口刺向腿肚承山穴，以复式泻法，一边施术，一边嘱患者抬肩活动，然后留针20~30分钟。

32. 子宫肌瘤

取穴：中脘，气海，子宫，三阴交，血海，太冲透涌泉（用于血瘀气滞）；子宫，关元，大赫，三阴交，百会，关元（用于血瘀寒凝）。

操作：子宫穴仰卧位取穴，针刺向会阴部3~4寸，胖者可刺4~5寸，下腹部疫胀，子宫抽紧感，可向会阴及阴道放散。关元、大赫穴，直刺3~5寸，以轻捻缓进，捻转泻法。气海穴，直刺施捻转补法，以感应放散至脐上为度，关元可针灸并用。

33. 精神分裂症

取穴：鸠尾，上脘，水分，风池，风府，太冲透涌泉，通里（用于痰火上扰）；中脘，阴交，风池，太冲透涌泉，通里，内关，百会，四神聪，三阴交（用于阴虚火旺）。

操作：患者不合作者，须以两三人扶住手足，刺鸠尾时，让患者仰卧，双手上举过头，刺入4~5寸，轻捻缓进，以捻转泻法，施行手法后，立即出针。水分、阴交二穴均以捻转泻法，不留针；风池、完骨、风府穴，刺入1~2寸，以捻转泻法，得气即出针。百会、四神聪、印堂可沿皮刺并留针三阴交穴以捻转补法。内关、神门、通里施捻转泻法。

34. 聋哑

取穴：耳门，听宫，听会，风池，翳风。

操作：耳门、听宫、听会直刺1.5~2寸深，以小幅度捻转结合提插平补平泻法，以较强刺激，使感应传至内耳道酸、麻、胀感为佳。风池向同侧耳道方向斜刺，使针感应传至内耳道酸、麻、胀感为佳。翳风穴从耳根后面凹陷中向前内方刺入，1.5~2.5寸深，耳部胀感为佳。哑门穴采用俯卧位，直刺1.5~2.5寸，以轻轻提插泻法，令针感放散至头顶为佳。

35. 眩晕

取穴：上脘，风池，百会，太冲透涌泉，三阴交，率谷（用于肝阳上扰）；百会，膈俞，血海，中脘，气海（用于气血两虚）；百会，中脘，丰隆，内关，足三里（用于痰浊中阻）；志室透命门，大肠俞，百会，三阴交，中脘，阴交（用于肾精不足）。

操作：上脘、中脘、大赫、气海、关元、阴交诸穴，均轻捻缓进，直刺 3~4 寸深，施以捻转补泻膈俞穴采取俯卧位，斜向棘突刺入 1~2 寸以胸前胀迫感为度。风池穴刺向对侧眼窝，令针感循头顶放散至前额为准。血海穴由大腿内侧向后外侧刺入 2~3 寸，施捻转泻法；三阴交穴，向胫骨后缘成 45° 斜刺，以小腿抽动为准。志室透命门穴，令患者侧卧由志室穴直刺 2~3 寸，达命门穴下，局部先呈酸胀感，继而以感应放散到下肢为佳。百会、率谷均沿皮浅刺留针。阳虚可加关元、气海、大赫穴。

第十七节　三棱针

一、简介

（一）发展沿革

三棱针疗法是以三棱针为工具，按一定手法刺入人体特定部位达到防治疾病目的的一种方法。操作手法要求轻快准确，治疗疾病广泛，见效快，效果明显。治疗成本低，是简单大众化的治疗手段。

三棱针的发展早在旧石器时期人们就懂得了使用一些锋利的石器刺破脓肿、排出脓血以解除病痛。到了新石器时代，产生了砭石，其形状有刀形、剑形、针形等，并成为排脓、放血的最主要工具。随着生产力的不断发展，铜、铁相继出现，秦汉时期出现了金属制造的针具，在《内经》中记载有"九针"，其中的"锋针"就是专门用来刺脓放血以治疗脓肿、热病等疾病的，后世发展成为三棱针。《内经》详细论述了锋针的形态、操作方法、针刺机理、适应证、禁忌证等。晋唐时期，虽然锋针在临床上有一定的应用，但在理论上并没有大的进展，究其原因主要是这一时期的许多医家不重视针灸。北宋时期，锋针开始被称为三棱针，如北宋王惟一《铜人腧穴针灸图经》记载有"上星一穴以三棱针刺之，即宣泄诸阳热气。无令上冲头目""攒竹一穴，针入一分，留三呼，泻三吸，徐徐出针，不宜灸。宜以三棱针刺之，宣泄热气，三度刺目大明"。明清时期三棱针疗法倍受临床医家重视，因而取得了巨大的发展，突出表现在这一时期有关的医籍记载数量最多，医籍记载如王肯堂《证治准绳》说"血蛊不愈，以三棱针于气街穴出血"，他还用"瓷锋针"治疗红丝疗等时毒瘀血壅盛疾病，效果良好。

新中国成立以来，三棱针疗法得到了新的发展，并不断得到完善。现代所使用的三棱针一般用不锈钢制成，针长约6cm，有大、中、小三个型号，经过严格的消毒之后才可以用来针刺。更主要的是，人们开始利用现代科学技术对放血治病的机理进行深入研究探讨，三棱针技术得到了更科学更进一步的发展。

三棱针在《内经》时代称为"锋针"，为九针之一。《灵枢·九针十二原》说："锋针者，刃三隅以发痼疾。"《灵枢·九针论》谓锋针主要用于"泻热出血"。《灵枢·九针十二原》曰"宛陈则除之"，就是说对血郁积久、经络瘀滞病证采用放血疗法涤除病邪。凡属于大热、风邪、气结、痰凝、血瘀一些病证都可以使用本法治疗。

（二）治疗原理

1. 改变血液成分

放血疗法对感染性疾病的血象有明显影响，前人发现放血疗法后白细胞总数下降、淋巴细胞升高、中性粒细胞下降。说明放血的抗感染作用是有客观指标的。

2. 影响血管功能

有人证实，放血有扩张脑血管、增加脑血流量和改善血管弹性的作用。血瘀是一个与微循环障碍相关的病理现象，放血疗法改善微循环、缓解血管痉挛，促进血液循环，从而改善了组织缺氧状态。

3. 调动免疫功能

放血疗法有调动人体免疫功能、激发人体防御功能的作用，放血不仅能治疗疾病，还有增强体质、预防某些疾病发生的作用。如在流行区以点刺耳穴出血为主，预防流行性咽结膜炎有良好疗效。

4. 调整消化功能

前人以四缝放血疗法治疗小儿营养不良治愈率达93.0%。说明放血对胃肠功能和消化液的分泌有调节作用，同时还可使胃蛋白酶、肠内胰蛋白酶、胰淀粉酶等的活性增高。

5. 调节体温

临床发现，放血疗法有良好的退热作用，说明放血对体温调节中枢有明显的影响。

6. 调节神经肌肉功能

放血疗法对面神经麻痹、中风后遗症、小儿麻痹后遗症等疾病有良好效果。作用机理可能是刺激某些部位的感受器神经，并传导至中枢神经部位，随后影响到效应器官。

二、适应证

主要用来治疗急证、热证、实证、瘀证以及疼痛性疾病，广泛应用于临床各科，如内科的头痛、发热、哮喘、中暑；外科的扭伤、痔疮、蛇虫咬伤、软组织损伤；妇科的乳腺炎、痛经；儿科的疳积、百日咳、急惊风；皮肤科的带状疱疹、痤疮、疔疮肿毒、银屑病、传染性软疣、荨麻疹；五官科的麦粒肿、急性结膜炎、急性扁桃腺炎、喉痹、电光性眼炎等。

三、禁忌证

对于体质弱者、贫血者和孕妇及自发出血倾向者不宜使用。

四、操作规范

现代所使用的三棱针一般用不锈钢制成，针长约 6cm，有大、中、小三个型号，经过严格的消毒之后才可以用来针刺。

三棱针单个部位的出血量，可用"微量、少量、中等量、大量"描述。微量：出血量在 1.0mL 以下（含 1.0mL）；少量：出血量在 1.1~5.0mL（含 5.0mL）；中等量：出血量在 5.1~10.0mL（含 10.0mL）；大量：出血量在 10.0mL 以上。少量出血时可参考约 15 滴为 1mL。

根据国家标准《针灸技术操作规范第 4 部分：三棱针》，将三棱针操作方法归纳为常用和公认的点刺法、刺络法、散刺法和挑刺法四种方法。下面对这四种方法进行详细介绍：

1. 点刺法

三棱针点刺法的操作：点刺前，可在被刺部位或其周围用推、揉、挤、捋等方法，使局部充血。点刺时，经常规消毒后，用一手固定被刺部位，另一手持针，露出针尖 3~5mm，对准所刺部位快速刺入并迅速出针，进出针时针体应保持在同一轴线上。点刺后可放出适量血液或黏液，也可辅以推挤方法增加出血量或出液量，然后用消毒棉球或棉签按压针孔。一般出血数滴 0.5mL，症情急重者可出血 2~3mL。点刺耳穴或肘窝、腘窝的静脉血管时，应预先按摩耳郭使之充血，或推按肘窝、腘窝上下部，使瘀血集中，血管暴露明显，再行点刺。

点刺法多用于手指或足趾末端穴位，如十宣、十二井或头面部的太阳、印堂、攒竹、上星等。用三棱针点刺治疗血管性头痛，根据症状选取头部诸穴用三棱针雀啄法点刺，以各穴均有点滴出血为度，辅穴风池、完骨、天柱均以毫针针刺，行小频率高幅度捻转手法，每日1次，10次为1个疗程，疗程间休息3~5日。十宣穴点刺救护幼儿急惊风，点刺后轻轻挤压针孔周围，使之出血数滴。若无效或短期内复发，可取另一手食指、中指，仍无效可再选另指。一般1日内不重复针刺同一手指。用三棱针点刺配合中药治疗痤疮，快速点刺大椎、风门、肺俞、少商等穴，每穴挤出约1mL血液。

2. 散刺法

此法是对病变局部周围进行点刺的一种方法，根据病变部位大小的不同，可刺10~20次以上，由病变外缘环形向中心点刺，以消除瘀血或水肿，达到活血祛瘀、通经活络的作用。

此法多用于局部瘀血、肿痛、顽癣等。用双针一罐法治疗风湿性膝关节炎，按疼痛位置在膝部取阿是穴，如疼痛明显有固定位置用三棱针散刺10~15次，散刺范围小于火罐口径，然后按施术部位的大小选取适当火罐，用闪火法拔吸15分钟，以出血10~30mL为宜。用三棱针散刺加拔罐治疗急性腰扭伤，常规消毒后，在局部阿是穴处进行散刺，可刺4~6个点，手法要求迅速、浅刺、轻刺，以局部微出血为度，随后在散刺部位施拔罐术，留罐5~10mL，起罐后擦去瘀血，用酒精消毒。散刺治疗脱发，在脱发局部严密消毒，从脱发外围环形向中心点刺，以局部隐隐出血为度，隔日1次，每次10~20分钟，针后用消毒干棉球擦净。可见散刺法即为多次点刺。

3. 刺络法

此法是指消毒后用三棱针刺入浅静脉，使之少量出血，然后用消毒干棉球按压针孔止血。如中暑时，在肘窝、腘窝浅静脉刺络出血，急性淋巴管炎在红丝上多针刺血。支沟刺络放血治疗胸胁痛，于患侧支沟穴上找到静脉血管，酒精消毒三棱针和穴上皮肤，即用三棱针快速点刺此穴上的静脉血管出血，任其自然流止，出血量以2~3mL为佳。若血量超过3mL，则以消毒药棉压迫止血；若少于2mL，则针后于穴上加拔火罐，出血量可以增多。左痛刺左，右痛刺右，两侧痛则左右皆刺。每日1次。

4. 挑刺法

挑刺法，即常规消毒，将针横向刺入穴位皮肤，挑破皮肤0.2~0.3cm，然后再伸入皮下，挑断皮下白色纤维组织，以挑尽为止。运用三棱针挑刺法治疗有粉刺、丘疹和脓瘢的痤疮患者，用三棱针迅速刺破穴位处表皮少许，再稍用力挑断其下部白色纤维状物质10余条，伤口盖无菌棉球，胶布固定。以挑刺法治疗湿疹，选督脉百会至命门、足太阳膀胱经大杼至肾俞（双侧）。每隔 1 寸作为 1 个挑刺点，风池、曲池、合谷为基础挑刺点，凡是井穴均点刺出血 3~5 滴。用三棱针挑刺四缝穴治疗小儿消化不良，用三棱针挑刺四缝穴 0.1~0.2 寸，挤出黄白色透明黏液，隔日 1 次。

五、医案举例

1. 急性软组织扭伤

吴某，男，20 岁，患者因跑步不慎扭伤右侧踝关节。查体见：右踝关节外侧、内侧皮肤青紫瘀血肿胀，活动受限，不能行走，压痛明显，辅助检查：X 射线摄片未见明显骨折。诊断右侧踝关节急性软组织扭伤。予以三棱针点刺法治之，将患者右踝关节常规消毒，取患肢昆仑、申脉、丘墟、阿是穴，三棱针疾速刺入 1 寸左右，出针任针孔处流出鲜血数滴，用消毒干棉球擦去血迹绷带加压包扎患足，嘱患者制动隔日治疗，共治疗 3 次，即痊愈。

按语：急性软组织扭伤为临床常见病，多因运动不当，跌仆闪挫等引起，外力导致筋经络脉损伤，气血壅滞关节局部，瘀血闭阻经络，引起关节瘀血肿胀疼痛，活动受限，在损伤局部以痛为腧取穴，以三棱针刺之，达到行气血通经络的目的，以缓解肌肉紧张，改善关节局部微循环及组织营养，有利于急性损伤组织的修复，促进关节功能恢复正常。

2. 偏头痛

汪某，女，35 岁，患者近半年来头痛反复发作。曾在西医院就诊，给予西比灵等药口服，未见明显效果。头部 CT、颈椎正侧位片、脑血流图、脑电图等检查均无阳性体征。查看患者：两侧头部呈跳动样痛，伴心烦失眠，口干，面红赤，胸腹满闷，纳呆欲呕，舌质紫黯，边有瘀点，脉弦紧。诊断为偏头痛，证属瘀血阻络，清窍失养。治宜活血化瘀，疏通经络。予以三棱针点刺法治之。取穴：耳尖双侧，太阳双侧，头维双侧，太冲双侧。先在腧穴局部按揉片刻，使之气血聚集。常规消毒后，右手持三棱针快速刺入上述诸穴寸许，其中太冲刺后快速出针，挤压针孔周围，使之出血少许或数滴，用消毒干棉球擦干净即可。隔日治疗 1 次，经治疗 4 次后，患者诉头痛明显减轻，睡眠也有改善。嘱其清淡饮食，避风寒，调情志。继续治疗 2 次后，头痛已除，余症皆消。随访 1 年，未有发作。

按语：头为清窍，诸阳之会，手足三阳经脉以及督脉、阳维脉、阳跷脉均起止或行经于头部，五脏六腑气血上荣于头部。若经脉气血运行失常，可引起头痛。本例患者工作繁忙，精神压力较大，易引起情绪波动，使肝气不舒，气机不畅，气滞血瘀，郁久化热，瘀血夹热，阻滞经脉，清窍失养，发为头痛。故取耳尖、头维、太阳穴，为局部、临近取穴，配以远端太冲穴。太冲为肝经原穴，原穴是脏腑原气输注经过和留止的部位，原穴与三焦关系密切，三焦主脏腑气化功能。肝气条达，气血流畅，通则不痛，头痛得除。

第十八节　腕踝针

一、简介

腕踝针是从腕部和踝部取相应的点，进行皮下针刺来治疗疾病的一种针刺疗法。本疗法是把病证表现的部位归纳在身体两侧的 6 个纵区，在两侧的腕部和踝部各定 6 个进针点，以横隔为界，按区选点进行治疗。具有疏通经络、调和脏腑功能的作用，适用于多种痛证及脏腑疾患。

（一）腕踝针与传统针刺方法的异同

中医学认为，凡是经络的局部疾患，多与其统辖的皮肤部位有一定的关系。《素问·皮部论》说："皮者，脉之部也。邪客于皮，则腠理开，开则邪入客于络脉，络脉满则注于经脉，经脉满则舍于脏腑也。"既然皮→络→经→腑→脏为疾病的传变层次，那么在刺激皮肤上的某点或穴位后，虽然患者无酸麻胀痛等得气感，医生也无指下沉紧感，但用 2 寸毫针刺入皮下达 3~3.5cm，加之留针 30 分钟，这就足以振奋皮部之经气，依次推动体内气血运行，使阴阳协调而安，从而达到治疗目的。现代医学用放射性核素高锝酸钠进行试验也证明了这一点。该试验将放射性核素分别注入皮内、皮下、肌肉不同深度的膀胱经承山穴后，发现无论哪层深度都可以看到核素移行的轨迹，进一步证实了皮肤上确实有经络分布，且皮下注入虽无感觉但也同样有核素移行的轨迹。有学者探讨皮肤信息传导通路与中医经脉的关系，已经在形态功能两方面找到了很多皮肤中信号传导的证据。实验表明，经脉线既是皮肤凹陷带，也是交感神经末梢及其递质的富集带，或称为交感神经敏感线。高等动物的皮肤具有传递机械刺激的信息通路，这与中医的经脉通路很可能是一致的。因此腕踝针的身体分区在理论上可看作是经络系统中的十二皮部。

（二）腕踝针止痛机制的生物力学观

1. 组织液压波的形成与变化

临床应用腕踝针时，医者的手下感觉是松软感，感觉进入一道空隙中，无任何阻力感，患者无酸、麻、胀、痛等感觉（一般体针得气所必须具备的针感），起效易达到最佳。可见腕踝针刺入皮下时，除了体表刺激使机械刺激信号沿着上述的经络敏感线循行外，其卧针于皮下组织，对周围组织液的这一微小扰动，必然造成皮下周围的组织液原来的平衡状态被破坏，经过一段时间的调整（针刺起效的过程），恢复到新的平衡状态。期间的过程可通过下面力学的原理阐释。

2. 皮下组织的生物力学原理

腕踝针进针部位在皮下真皮层的疏松结缔组织层，针体埋在组织间隙中，不仅对周围的组织液产生影响，同时对局部的皮下毛细血管产生一系列变化。

（1）皮下组织血管构成主要以静脉、毛细血管为主，周围为大量的疏松结缔组织。与动脉相比，生理状态下的静脉内压很低，此时弹性系数很小，而且很大程度上依赖于管壁应力的大小。此外静脉富含平滑肌，因而静脉的容量对神经、精神、药物及机械刺激相当敏感。我们知道静脉血容量占人体总容量的75%，压力或肌肉紧张程度的任何改变都会引起静脉血容量变化。生理状态下静脉内血压很低，此时弹性系数很小，而且很大程度上依赖于管壁应力的大小。

（2）针体刺入皮下后对周围组织的微小扰动，产生的应变对周围的毛细血管或小静脉发生应力的变化，这种应力的变化形成的弹性波（化学波）沿着血管交感神经敏感线达到病灶所在处。生物组织不是弹性体，应变的时间段影响着应力，加载和卸载时的应力有一定的区别。在一次大扰动后需要一个调整时期，物理性能才能稳定，这几乎是所有组织的共性。在低应力范围内所有的组织都有滞后、松弛和蠕变现象，这可以解释腕踝针需放置一定的时间才使效应维持的原因。

3. 疼痛部位的离子通道变化

疼痛是人体在受到伤害性刺激后产生的一种不适反应，传统上把炎症性疼痛和神经病理性疼痛视为涉及不同的机制。最近的研究表明，两种病变引起的离子通道变化，受体的重新分布、上调等都涉及相同的介质分子家族，异位电活动是离子通道和受体异位堆积的结果。目前研究已证实离子通道与受体的表达在镇痛机制中发挥主要的调控作用。

二、适应证

在腕踝针疗法中，每个区所治疗的病证大致包括两方面，其一是同名区域内所属脏腑、组织、器官等所引起的各种病证；其二，主要症状能反映在同名区域内的各种病证。总之，本法适应范围广、疗效佳。目前已用于 50 余种病证，如血管性头痛、腰扭伤、牙痛、痛经、心律失常、面肌痉挛、面神经麻痹、哮喘、遗尿、癔病、中风偏瘫等。

三、禁忌证

腕踝针一般无绝对禁忌证。在妇女月经期，妊娠期在 3 个月内者不宜针。

四、操作规范

（一）腕踝针的分区

1. 头项和躯干的分区

头顶、躯干以前后正中线为界，将身体两侧由前向后各部分为 6 个纵行带状的区域。

（1）1 区：沿前正线两侧，包括额部、眼、鼻、舌、咽喉、气管、食管、心脏以及上、中、下腹部和会阴部。

（2）2 区：身体前面的两旁，包括颞部、面颊、后牙、下颌部、甲状腺、乳腺、肺、肝胆（右）和侧腹部。

（3）3 区：身体前面的外缘。包括沿耳郭前缘和腋前的狭小垂直区域。

（4）4 区：身体前、后面交界处，包括头项、耳以及从腋窝顶垂直向下的区域。

（5）5 区：身体后面的两旁，与前面的 2 区相对，包括头、项的后外侧部，肩胛区等。

（6）6 区：沿后中线两侧的区域，与前面的 1 区相对，包括后头部、枕颈部、脊柱与椎旁、骶尾部、肛门等。

2. 四肢的分区

以臂干线和股干线为四肢的躯干分界。当两侧的上、下肢处于内面向前的外旋位置，也就是使四肢的阴阳面和躯干的阴阳面处在同一方向中并互相靠拢时，以靠拢处出现的缝为分界，在前面的相当于前中线，在后面的相当于后中线，划分与躯干相仿。

（二）腕踝针的选点及主治

1. 腕部进针点及主治

腕部进针点共 6 个，约在腕横纹上二横指（相当于内关、外关穴）一圈内。从掌面尺侧起直到桡侧再到尺侧，依次顺序为上 1、上 2、上 3、上 4、上 5、上 6。每一点治疗同一区的病证。

（1）上1：在小指侧的尺骨缘前方，用拇指端按压的最凹陷处，主治前额部头痛、眼病、鼻病、三叉神经痛、面肿、前牙痛、流涎、咽炎、气管炎、恶心、呕吐、心脏病、高血压；眩晕、盗汗、寒颤、失眠、癔病、荨麻疹、皮肤瘙痒症等。

（2）上2：在腕前面的中央，掌长肌腱与桡侧腕屈肌腱之间。即内关穴部位。主治颞前部痛、后牙痛、腮腺炎、颌下肿痛、胸痛、胸闷、回乳、哮喘、手掌心痛、指端麻木等。

（3）上3：靠桡动脉的外侧，主治高血压、胸痛。

（4）上4：手心向内，在拇指侧的桡骨缘上。主治头顶痛、耳痛、耳鸣、耳聋、下颌关节功能紊乱、肩周炎（肩关节前部痛）胸痛。

（5）上5：腕背面的中央，即外关节的部位。主治颞后部痛、落枕、肩痛、肩周炎（肩关节外侧部痛）、上肢感觉障碍（麻木、过敏）、上肢运动障碍（瘫痪、肢颤、指颤、舞蹈症）、肘关节痛、腕和指关节痛、手部冻疮等。

（6）上6：小指侧尺骨缘背部，腕横纹上二横指处。主治后头痛及脊柱（颈胸段）痛。

2. 踝部进针点及主治

踝部进针点共6个，约在内、外踝高点上三横指（相当于悬钟、三阴交穴）一周处。从跟腱内侧起向前转至外侧跟腱，依次为下1、下2、下3、下4、下5、下6。每一点治疗同一区的病证。

（1）下1：靠跟腱内缘。主治上腹部胀痛、脐周围痛、急性肠炎、痛经、白带多、遗尿、阴部瘙痒症、足跟痛等。

（2）下2：在内侧面，靠胫骨后缘。主治肝区痛、少腹痛、过敏性肠炎等。

（3）下3：胫骨前缘向内一横指处。主治膝关节（内缘）痛等。

（4）下4：胫骨前缘与腓骨前缘的中点。主治股四头肌酸痛、膝关节痛、下肢感觉障碍（麻木、过敏）、下肢运动障碍（瘫痪、肢颤、舞蹈病）、趾关节痛等。

（5）下5：在外侧面，靠腓骨后缘。主治关节痛、踝关节扭伤等。

（6）下6：靠跟腱外缘。主治急性腰扭伤、腰肌劳损、骶髂关节痛、坐骨神经痛、腓肠肌痛、脚前掌痛等。

（三）进针

一般选用已消毒的28~30号1.5寸不锈钢毫针。体位不限，针踝部穴区，以卧位为佳。常规消毒后，左手拇、食（示）指绷紧皮肤，右手拇指在下，食（示）中指在上夹持针柄，针与皮肤成 15°~30°，进针方向以朝病端为原则，如病证在指或趾，针尖朝下；如在头面腰膝，针快速进入皮下，然后将针平放，使针身呈水平位沿真皮下进入 1.2~1.4 寸，以针下有松软感为宜，不捻针。患者针下无任何不适感觉，但患者的主要症状可得到改善或消失。

（四）调针

患者如有酸、麻、沉、胀、痛等感觉，说明针刺入到筋膜下层，进针过深，宜将针退出，使针尖在皮下，重新平刺入更表浅处。

（五）留针

腕踝针一般留针 20~30 分钟，若病情较重或病程较长者，可适当延长留针时间 1 至数小时，但最长不超过 24 小时。留针期间不行针。

（六）疗程

一般情况下隔日 1 次，急性病证可每日针 1~2 次，10 次为 1 个疗程。

五、注意事项

1. 针体通过的皮下有较粗的血管或针尖刺入的皮肤处有显著疼痛时，进针点要沿纵线方向适当移位。

2. 针刺方向一般向上，如果病证在手足部位时，针刺方向朝下（手足方向）。

3. 针刺时，以医者针下松软，患者无任何特殊感觉为宜。若针下有阻力或患者出现酸、麻、胀、痛等感觉，则表示针刺较深。应将针退出，使针尖到皮下，重新刺入更表浅的部位。

4. 留针时，一般不做提插或捻转等行针手法。

六、医案举例

1. 吴旭教授腕踝针治疗带状疱疹后遗神经痛

患者，男，75 岁。于 5 个月前患右胁肋部及背部带状疱疹，曾在本院皮肤科、针灸科就诊，现疱疹已消退，但在原皮疹处至今仍有断续针刺样疼痛，痛处灼热，疼痛剧烈，曾行常规针灸、热敷无明显缓解，遂就诊于吴教授。检查见：原疱疹处肤色红白相映，针刺样疼痛，疼痛时发时止，入夜尤甚，患者平素体健，现入睡困难，大便秘结，口干口苦，喜饮，舌红苔黄厚腻，脉浮数。诊断为带状疱疹后遗神经痛。选取双侧上 3、上 4、上 5 区，按腕踝针操作方法，针刺入皮下一定长度后胶布固定针柄，上 3、上 4 留针 30 分钟，上 5 留针 1 小时。隔日复诊疼痛明显减轻。再治疗 5

次后疼痛消失，随访 2 个月无神经痛出现。

按语：带状疱疹后遗神经痛，中医学称之为"蛇丹愈后痛"。其病机主要为肝失疏泄，脾失健运，气血不畅，不通则痛；年老体弱，正气不足，气血鼓动无力，经络失养，不荣则痛，或久病伤阴，血虚失养，不荣则痛。临床研究结果证明腕踝针镇痛效果显著，吴教授在辨证的基础上灵活选用穴位，如该患者一派肝气郁结化火的症状，就重用上 5 区（相当于少阳经的外关），该案疗效表现在疼痛很快减轻，睡眠转为正常。

2. 严红腕踝针治疗坐骨神经痛

患者，女，26 岁，初诊日期：1990 年 9 月 20 日。主诉：腰椎间盘突出术后 3 年。患者 3 年前被汽车从侧面撞倒在地，急诊检查 $L_{3、4、5}$ 椎间盘突出。手术后遗留痛症状，时轻时重，疼痛呈间歇性发作。至 1990 年 6 月疼痛加剧，虽经中、西医多方治疗，病情仍未见好转。于 1990 年 9 月 20 日来针灸科诊治，症见：腰腿痛不能直立，灼痛自腰骶部向左臀部沿大腿后侧、小腿后外侧向足背外侧边缘放射，行走艰难。检查：左腿直腿抬高 0°（腿不能抬离床面），地面拾物试验阳性。诊断：坐骨神经痛。治疗：用腕踝针，取下 4、下 6 区，针入皮下片刻疼痛即减轻，用胶布固定针柄留针 24 小时。次晨检查疼痛明显缓解。经 10 日治疗后检查：左直腿抬高 80°左右，端坐伸膝阴性，地面拾物试验阴性，患肢疼痛消失，活动自如。继续巩固治疗 10 日，出院后休息 1 个月，恢复工作。于停针后 2 年随访，再未复发。

按语：腕踝针是在腕部和踝部的相应点用毫针进行皮下针刺以治疗疾病的一种方法。针尖沿身体纵行方向插入，进针表浅。其进针点与经脉腧穴关系密切，以身体的前后正中线为标线，将身体两侧面由前向后划分为 6 个纵行区，又以胸骨末端和肋弓交界处为中心划一条环绕身体的水平线。将身体的 6 个纵行区分为上、下两半，共有 12 个进针点。这 12 个进针点基本在经脉或穴位上，所刺激到的大部分为特定穴，可见腕踝针的分区与经络学说有着密切的联系。腕踝针的分区与十二皮部分布极为相似。十二皮部体表区域按十二经脉划分，是十二经脉机能反映于体表的部位，也是络脉之气散布的所在。《素问·皮部论》曰："欲知皮部，以经脉为纪。"十二皮部呈面状分布，既能反映病候，又是阻止病邪侵入人体的第一道防线。它居于人体的最外层，是机体的卫外屏障。临床上的皮肤针、刺络、梅花针叩刺等通过刺激皮肤而达到治疗目的的治病方法都是皮部理论的运用。腕踝针即是刺激皮肤上 12 个进针点的某一点治疗疾病的。虽然患者无酸、麻、胀、困等得气感，医者也无指下沉紧感，但当针刺入皮下

3~5cm，加之留针 30 分钟或更长时间，起到振奋皮部之经气的作用，使体内阴阳协调，疾病获愈。

第十九节　皮内针

一、简介

（一）发展沿革

皮内针法，是将特制的小型针具固定于腧穴部位的皮内作较长时间留针的一种方法，又称埋针法。

皮内针是古代针刺留针方法的发展，《素问·离合真邪论》有"静以久留"的刺法，《针灸大成》有"病滞则久留针"。《灵枢》还提出了"九刺""十二刺""五刺"等内容，其中涉及浅刺和皮下针刺的有"毛刺""扬刺""直针刺""浮刺""半刺"，涉及刺络的有"络刺""豹文刺""赞刺"等几种，而与埋针皮下针刺最接近的是"直针刺""引皮乃刺之""浮刺""旁人而浮之""半刺""无针伤肉"，说明埋针法的萌芽应该早于《内经》时代。以后，这种以浅刺为特点的刺法历来均有运用，但由于医家实践不同，称谓不一，有"沿皮刺""皮刺""平刺""横刺"等。20 世纪 60 年代，以毫针或专用的皮内针刺入皮下治疗疾病的腕踝针和皮内针问世，治疗范围已经逐步从治疗表浅虚寒之疾，发展到可以治疗临床各科各种疾病。

（二）治疗原理

皮内针疗法是皮部理论和腧穴理论相结合的具体运用。十二皮部是十二经脉功能活动反映于体表的部位，也是络脉之气散布之所在，是十二经脉在皮肤上的分属部分，与经络气血相通，故既是机体卫外屏障又是针灸治疗的场所。腧穴是脏腑经络之气输注于体表的特殊部位，又是针灸施术之处，所以针刺皮部同样可以疏通经络之阻滞，调节气血之逆乱，平衡阴阳之偏颇，恢复脏腑之功能，达到防治疾病的目的。

从现代医学来看，人体结构的基本形式是以体节为基础，其中神经节段将躯体与内脏联系在一起，它们之间的生理、病理信息是相通的，其治疗信息也是可以互达的。而皮内针疗法取穴或进针点和病变部位在节段的支配上大体是一致的，通过神经末梢的传导，可引起病灶部位的解痉，改善血液循环，而缓解症状，故皮内针进针后有些病痛即可减轻或消失，而有些病痛随着起针又再出现，留针可延长镇痛效应。对其脏腑功能的调节也可产生一个从量变到质变的过程，说明皮内针疗法效应的取得不能排除体液因素的参与，但具体调节机理有待今后的研究。

二、适应证

皮内针法临床多用于某些需要久留针的疼痛性疾病和久治不愈的慢性病证，如神经性头痛、面神经麻痹、胆绞痛、腰痛、痹证、神经衰弱、高血压、哮喘、小儿遗尿、痛经、产后宫缩疼痛等。

三、禁忌证

1. 红肿、皮损局部和皮肤病患处忌用。
2. 紫癜和瘢痕部忌针。
3. 体表大血管部忌用。
4. 孕妇下腹、腰骶部忌用。
5. 对金属过敏者忌用。

四、操作规范

（一）针具

1. 颗粒型（或麦粒型，图 1-17）

一般长 1cm，针柄形似麦粒，针尾为金属颗粒，常用直径为 0.22mm 或 0.26mm 的金、银或不锈钢丝制成。

2. 揿钉型（或图钉型，图 1-18）

长 0.2~0.3cm，针柄呈环形。前一种针身与针柄成一直线，而后一种针身与针柄呈垂直状。

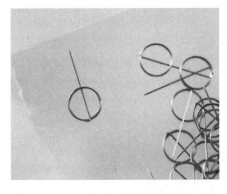

图 1-17 颗粒型（或麦粒型）

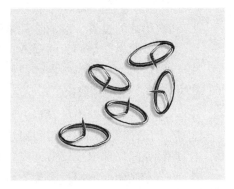

图 1-18 揿钉型（或图钉型）

（二）操作流程

1. 消毒

皮内针、镊子和埋针部位皮肤严密消毒后，进行针刺。

2. 操作部位

针刺部位多以不妨碍正常的活动处腧穴为主，一般多选用背俞穴、四肢穴和耳穴等。

3. 进针及固定

（1）颗粒式皮内针：用镊子夹住针柄，对准腧穴，沿皮下横向刺入，针身可刺 0.5~0.8cm，针柄留于皮外，然后用脱敏胶布顺着针身进入的方向粘贴固定。

（2）揿钉式皮内针：用镊子夹住针圈，对准腧穴，直刺揿入，然后用脱敏胶布固定。也可将针圈贴在小块胶布上，手执胶布直压揿入所刺穴位。

4. 固定后刺激

宜每日按压胶布 3~4 次，每次约 1 分钟，以患者耐受为度，两次间隔约 4 小时。

5. 出针

一手固定埋针部位两侧皮肤，另一手取下脱敏胶布，持镊子夹持针尾，将针取出。

（三）埋针时间

皮内针可根据病情、气候、温度、湿度决定其留针时间的长短，一般为 3~5 日，最长可达 1 周。若天气炎热，留针时间不宜过长，以 1~2 日为好，以防感染。同一埋针部位出针 3 日后可再次埋针。

五、注意事项

1. 初次治疗的患者，应消除其紧张情绪。

2. 老人、儿童、孕妇、体弱者宜选择卧位。

3. 埋针后，如患者感觉疼痛或妨碍肢体活动时，应调节针刺角度及深度，若仍疼痛，应将针取出，改选穴位重埋。

4. 埋针期间，针处不可着水，避免感染。

5. 热天出汗较多，埋针时间勿过长，以防感染。

6. 埋针期间局部出现感染，应立即出针，并进行相应处理。

7. 关节和颜面部慎用。因关节活动及胸腹呼吸时，可产生疼痛。

8. 针刺时注意避开表浅血管，尽量不要刺到血管。针刺的深度以能看到针体在皮下行进，但不引起皮肤的凹陷为宜（看不见针体太深，出现凹陷则太浅）。以患者无痛和不影响活动为原则。

六、医案举例

林某，女，39岁。2002年6月3日初诊。失眠4年余，近1年症状加重，入睡困难，睡则多梦，重时每日只睡2~3小时，伴头晕、目眩、神疲肢倦，体瘦，食欲不振，心悸，健忘，舌淡，苔薄，脉细若。经诊为心脾两虚型失眠。取穴：百会，内关，大椎，陶道，安眠，三阴交。操作：穴位进行常规消毒后，取2寸毫针，百会沿皮刺1寸；内关向下直刺1寸，施提插捻转；大椎透陶道，施轻微捻转，以局部胀麻为宜，留针30分钟，每日针1次；另将皮内针（图钉型）常规消毒后埋入安眠穴，用胶布固定，2~3日换1次，并嘱咐每日按压数次。治疗1个疗程后，每晚能睡4小时，梦明显减少，食欲增加；针第2个疗程后每晚能睡6小时左右，伴随症状明显减轻；针第3个疗程后，每晚能睡7~8小时，伴随症状均消失，体重增加5kg，随访2年未复发。

——郑颖.针灸配合皮内针疗法治疗失眠56例［J］.实用中医内科杂志，2006，20（2）：209

第二十节　平衡针

一、简介

平衡针是研究人体生命科学发展的自然规律，通过针灸调节大脑中枢系统的平衡，达到对各脏器生理功能修复的治疗方法。它所阐明的规律是，通过研究发现针刺外周神经靶点，在大脑中枢靶位调控下，依靠患者自我修复的现代针灸学。平衡针通过针刺外周神经靶点，利用传入神经通路至大脑中枢靶位，使失调紊乱的中枢系统瞬间恢复到原来的平衡状态，通过传出信息通路完成对靶向病变部位的应急性调整，达到机体恢复新的平衡。

二、适应证

1. 内科疾病

（1）呼吸系统疾病，如过敏性鼻炎、支气管痉挛、感冒、慢性支气管炎。

（2）消化系统疾病，如膈肌痉挛、胃下垂、胃痉挛、急性胃肠炎、消化不良、胆囊炎、肝炎、便秘。

（3）心血管系统疾病，如心绞痛、高血压、冠心病。

（4）神经系统疾病，如眩晕、头痛、面瘫、面肌痉挛、脑血栓形成、脑溢血、脑血管痉挛、失眠、末梢神经炎、癫痫、肋间神经痛、三叉神经痛、神经性耳聋。

2. 骨伤科疾病

如腰腿痛、扭伤、挫伤、劳损、落枕、坐骨神经痛、背痛。

3. 皮肤疾病

如急性荨麻疹、风疹、湿疹、皮肤瘙痒、牛皮癣、神经性皮炎、痤疮、脂溢性皮炎。

4. 妇（男）科疾病

如原发性痛经、子宫脱垂、急性乳腺炎、前列腺炎、月经失调。

5. 其他

如糖尿病、面部疖肿、色素沉着、牙痛、假性近视、白内障、痔疮、疲劳综合征。

三、禁忌证

1. 婴儿颅骨囟门未闭，或针刺点部位患局部病灶不宜针刺。
2. 精神过于紧张，不能配合治疗的患者。
3. 具有自发出血倾向的患者。
4. 具有严重内脏性疾病患者。

四、操作规范

一般可采用 3 寸一次性无菌针灸针，用酒精棉球固定在针尖 5~10mm 即可。体位一般不受限制，为防止晕针最好采用坐位或者卧位。针刺手法应快进快出，3 秒钟之内完成针刺过程，一般不留针，以刺激相关神经束为主。直刺进针时针体与皮肤成 90° 直角。针刺一次扎到要求的深度，针刺透皮感觉轻微。斜刺法进针时针体与皮肤成 15°~45°。在针刺单中列出针灸穴位，便于起针时核对针数。具体穴位操作如下：

1. 升提穴

定位：此穴位于头顶正中，前发际正中 10cm（5 寸），后发际直上 16cm（8 寸）处，双耳尖 2cm（1 寸）处。

主治：脱肛，子宫脱垂，胃下垂等中气下陷性疾病为主。临床还用于治疗阳痿，早泄，遗精，遗尿，前列腺炎，前列腺肥大，肠炎，慢性肠炎，低血压，宫颈炎，阴道炎，过敏性哮喘，慢性支气管炎，体质过敏，偏瘫等。

进针方法：针尖沿皮下骨膜外向前平刺4cm（2寸）左右，一只手向前进针，另一只手可摸着针尖不要露出体外。

手法：采用滞针手法，待针体达到一定深度时，采用顺时针捻转6圈，然后再按逆时针捻转6~10圈后即可将针退出。

取穴原则：定位取穴。

2. 腰痛穴

定位：此穴位于前额正中。

主治：腰部软组织损伤，椎间盘脱出，强直性脊柱炎，急性腰扭伤，腰肌劳损，坐骨神经痛，不明原因的各种腰痛。

手法：针刺手法采用上下提插法，达到要求针感时，即可出针。单侧腰痛为平刺手法，不提插，对重症腰痛患者疼痛未完全控制，但在不发生晕针的情况下，可以留针。

取穴原则：定位取穴，交叉取穴原则。

3. 急救穴

定位：此穴位于鼻唇沟与鼻中隔联线的中点。

主治：休克，昏迷，晕厥，晕车，晕船，晕机，临床还可用于治疗中暑，小儿急惊风，癔病，癫痫，精神分裂症，急性腰扭伤，痔疮，低血压，高血压，冠心病心绞痛。

进针方法：1寸毫针向上斜刺0.3~0.5寸，45°角。

取穴原则：定位取穴。

4. 胃痛穴

定位：此穴位于口角下1寸或下颌正中点旁开3cm（1.5寸）。

主治：急性胃炎，慢性胃炎，消化道溃疡，急性胃痉挛，膈肌痉挛。临床还可用于治疗晕车，晕船，晕机，小儿消化不良，原发性痛经，糖尿病。

进针方法：45°角进针，向对侧胃痛穴平刺1~2寸。

手法：滞针手法。

取穴原则：男左女右取穴。

5. 偏瘫穴

定位：耳尖上3cm。

主治：脑血管意外引起的中风昏迷，中风后遗症——偏瘫；偏头痛，面神经麻痹，面瘫后遗症，面肌痉挛，三叉神经痛。

手法：滞针或到位针刺手法。滞针手法：待针体刺入要求深度时，按顺时针方向捻转发生滞针，然后再按逆时针方向捻转退回针体，此种针感一般30分钟左右自行解除；到位针刺手法：对惧针，不愿留针的患者采用的针刺手法。

取穴原则：交叉取穴。

6. 鼻炎穴

定位：此穴位于颧骨下缘的中点。

主治：鼻炎，过敏性鼻炎，三叉神经痛，面神经麻痹，面瘫后遗症，面肌痉挛，下颌关节炎，上呼吸道感染。

进针方法：3寸毫针向鼻翼方向平刺1~2寸，交叉取穴。

手法：无痛快速进针手法。待针体达到要求深度时，不提插不捻转自行将针退出。

取穴原则：交叉取穴。

7. 牙痛穴

定位：此穴位于耳垂前正中处（耳前下颌骨外缘凹陷处）。

主治：龋齿、牙外伤、牙齿过敏、急性牙髓炎、慢性牙髓炎等引起的各种牙痛。还用于治疗面神经麻痹，面瘫后遗症，面肌痉挛，流行性腮腺炎，下颌关节炎，三叉神经痛，中风性失语流涎。

进针方法：垂直进针0.5~1寸。

手法：采用上下提插手法。待针体刺入后，患者疼痛没有缓解，可上下提插3次。

取穴原则：交叉取穴。

8. 明目穴

定位：此穴位于耳垂后耳根部，左下颌角与乳突中间之凹陷处。

主治：近视，白内障，青光眼，花眼，沙眼，电光性眼炎，急性结膜炎，急性角膜炎。面神经麻痹，面瘫后遗症，面肌痉挛，流行性腮腺炎，下颌关节炎，三叉神经痛，神经性耳鸣，耳聋。

进针方法：2寸毫针向对侧内眼角方向刺0.5~1寸。

手法：采用一步到位针刺手法。

取穴原则：交叉取穴。

9. 醒脑穴

定位：位于胸锁乳突肌与斜方肌上端之间的凹陷处。即项后枕骨后两侧，传统腧穴翳风与风府之间 1/2 处。

主治：神经系统、呼吸系统、消化系统、循环系统疾病等引起的脏腑功能紊乱。更年期综合征，旅游综合征，颈肩综合征，高血压病，低血压，神经衰弱，糖尿病，白血病，慢性肝炎，慢性肾炎，慢性支气管炎等慢性疾病。

进针方法：采用拇指指腹与食指指腹作用于患者相应的穴位上利用瞬间点压，点压力度根据不同年龄，性别体质决定。

手法：一般分为轻、中、重三种，轻度手法以局部微痛为主，中度手法以局部能忍受为主，重度手法以局部瞬间钝痛为主。

取穴原则：双侧同时取穴，左右交替取穴。

10. 臀痛穴

定位：此穴位于肩关节腋外线的中点，即肩峰至腋皱壁连线的 1/2 处。

主治：臀部软组织损伤，腰椎疾患引起的坐骨神经痛，梨状肌损伤综合征，原发性坐骨神经痛，腰椎间盘脱出症，急性腰扭伤，腰肌劳损。临床还可用于治疗同侧网球肘，对侧颈肩综合征，偏瘫。

进针方法：三寸毫针针尖向腋窝中心方向成 45° 斜刺 4~5cm。

手法：上下提插手法；针感达不到要求可采用滞针手法。

取穴原则：以针刺桡神经或上臂外侧皮神经出现的针感为宜。

11. 肺病穴

定位：此穴位于前臂掌侧，腕关节至肘关节上 1/3 处，掌长肌腱与桡侧腕屈肌腱之间。

主治：支气管炎，支气管肺炎，咳血，鼻衄，痔疮便血，还可用于末梢神经炎，指痉挛，过敏性哮喘，过敏性鼻炎，上呼吸道感染。

进针手法：采用上下提插法，待出现相应的针感为宜。

取穴原则：男左女右，双侧同时取穴。

12. 痔疮穴

定位：此穴位于前臂伸侧面，尺、桡骨之间，前臂背侧腕关节至肘关节连线的上 1/3 处。

主治：内痔，外痔，肛裂，便秘。临床还可用来治疗思睡，中风失语急性腰扭伤，肋间神经痛，胸部软组织损伤，爆震性耳聋。

针刺手法：采用上下提插，待出现相应针感为宜。

取穴原则：男左女右，左右交叉。

13. 胸痛穴

定位：此穴位于前臂背侧，尺、桡骨之间，腕关节与肘关节连线的下

1/3 处。

主治：胸部软组织损伤，肋间神经痛，非化脓性肋间软组织炎，胸膜炎，心绞痛冠状动脉供血不足，心律不齐。临床还可用于治疗急性腰扭伤，肾病综合征，经前期紧张综合征，带状疱疹，急性胃炎，急性疱疹后遗症（即疱疹性神经痛），慢性胃炎，膈肌痉挛。

手法：采用上下提插法。对重症患者可滞针。

取穴原则：交叉取穴。

14. 降糖穴

定位：此穴位于前臂掌侧，腕关节至肘关节的下 1/3。

主治：糖尿病，高血压，高血脂，高血糖。临床还可用于治疗冠心病，心绞痛。肋间神经痛，非化脓性肋间软骨炎，急性肝炎，慢性肝炎，肝硬化，胃炎，胃痛，胃癌，胃溃疡，膈肌痉挛，神经衰弱，低血压，失眠等。

进针手法：3 寸毫针针尖向上成 45°斜刺 2 寸左右。

手法：上下提插；对于久病体虚重症病可采用滞针。

取穴原则：左右交替。

15. 踝痛穴

定位：位于前臂掌侧，腕横纹正中。

主治：踝关节软组织损伤，踝关节扭伤，跟骨骨刺，足跟痛。临床还可用于治疗心律不齐，心动过速，心动过缓，顽固性失眠。

进针手法：1 寸毫针，0.3~0.5 寸直刺。

手法：上下提插。

取穴原则：交叉取穴。失眠男左女右，顽固性失眠左右交替取穴或双侧同时取穴。

16. 咽痛穴

定位：此穴位于第 2 掌骨桡侧缘的中点。

主治：急、慢性咽炎及慢性喉炎，慢性扁桃腺炎。临床还可用于治疗三叉神经痛，单纯性甲状腺肿大，滞产，急性乳腺炎，产后缺乳，上呼吸道感染，牙痛，面神经麻痹。

进针法：3 寸毫针向掌心方向直刺 2 寸。

取穴原则：交叉取穴。慢性咽炎左右交替取穴，轻者男左女右取穴。

17. 颈痛穴

定位：此穴位于手背部，握拳第 4 掌骨与第 5 掌骨之间，及指掌关节前凹陷中。

主治：颈部软组织损伤，落枕，颈肩综合征，颈肩肌腱炎，颈性头痛，颈性眩晕。临床还可以治疗肋间神经痛，眶上神经痛，三叉神经痛，坐骨神经痛，肩周炎，足底痛。

手法：上下提插法。

取穴原则：交叉取穴。

18. 指麻穴

定位：位于手部，半握拳第 5 掌骨中点处。

主治：末梢神经炎引起的手指麻木，还可用来治疗中毒昏迷休克，糖尿病，神经衰弱，精神分裂症，落枕，急性腰扭伤。

手法：直刺手法或滞针手法。

取穴原则：同侧取穴。

19. 感冒穴

定位：半握拳，此穴位于中指与无名指指掌关节之间凹陷处。

主治：感冒，流行性感冒，鼻炎，过敏性鼻炎，头痛，上呼吸道感染，腰肌劳损，坐骨神经痛。刺法同颈痛穴。

手法：上下提插，待针体进入到要求的深度后，将针体退到进针处，向左向右各提插 1 次，即可出针，可采用滞针手法。

取穴原则：男左女右取穴，或同时取穴，或交替取穴。

20. 痛经穴

定位：在胸骨柄正中线 1/2 处，相当于第 4 肋间隙。

主治：原发痛经，继发痛经，经前期紧张综合征。临床还可用于盆腔炎，阴道炎，附件炎，非特异性结肠炎，泌尿系感染。

针刺法：3 寸毫针向下平刺 2 寸，一步到位针刺法，待针体进入一定要求深度后即可出针，不提插不捻转。

取穴原则：定位取穴。

针刺特点：以针刺第 4 肋间静脉的前皮支的内侧支出现的针感为宜。

21. 面瘫穴

定位：位于肩部，锁骨外 1/3 处斜向上 2 寸。

主治：面神经麻痹，面瘫后遗症，面肌痉挛，还可用于治疗乳突炎，流行性腮腺炎，胆囊炎。

进针法：1 寸毫针，针尖向颈部方向成 45°斜刺 0.5~1 寸。

进针手法：上下提插手法，可滞针。

取穴原则：面瘫，乳突炎以交叉取穴为主；胆囊炎以同侧取穴。

22. 神衰穴

定位：位于脐窝正中。

主治：神经衰弱，植物神经功能紊乱，临床还可用来治疗更年期综合征，糖尿病，慢性肝炎，肝硬化，慢性支气管炎，过敏，晕车，晕船，晕机。

进针方法：采用双手并拢，掌心相对，利用中指、食指、无名指瞬间点压神衰穴；用掌心贴于此穴，另一掌心压于手背上，随腹式呼吸有节律的按压 49 次。

取穴原则：定位取穴。

23. 痤疮穴

定位：位于第 7 颈椎棘突下。

主治：痤疮，脂溢性皮炎，面部疖肿，面部色素沉着，毛囊炎，湿疹，荨麻疹，急性结膜炎，口腔炎，副鼻窦炎，扁桃腺炎，急性淋巴结炎，上呼吸道感染。

进针方法：点刺放血疗法。局部常规消毒，采用三棱针快速点刺，挤出 3~5 滴血后消毒棉球压迫即可。

手法：中心点刺法，即在相对的中心点进行快速针刺或用拇指、食指将肌肉捏起，再点刺放血；一线三点点刺法，即在中心点两侧 1cm 处各点刺 1 针。

取穴原则：定位取穴。

24. 疲劳穴

定位：位于肩膀正中，相当于大椎至肩峰连线的中点。

主治：更年期综合征，腰背部综合征，神经衰弱，植物神经紊乱，临床还可用来治疗慢性疾病。

进针方法：用拇指指腹根据不同病情、年龄、性别、体质而选择轻、中、重不同手法。

取穴原则：双侧同时取穴。

25. 乳腺穴

定位：位于肩胛骨中心处，肩胛内上缘与肩胛下角连线的上 1/3 处。

主治：急性乳腺炎，乳腺增生，产后缺乳，乳房胀痛，临床还可用于治疗胸部软组织损伤。

进针方法：3 寸毫针针尖向下平刺 1~2 寸，同侧取穴。

取穴原则：对应取穴。

26. 肩背穴

定位：位于尾骨旁开 4~5cm 处。

主治：颈肩综合征，颈间肌筋膜炎，肩关节周围炎，以及精神分裂症，癫痫，癔病性昏厥，偏瘫，梨状肌损伤，坐骨神经痛，腓肠肌痉挛。

手法：上下提插手法，待出现相应的针感后即可出针。

取穴原则：交叉取穴。

27. 耳聋穴

定位：位于股外侧，髋关节与膝关节连线的中点。

主治：神经性耳聋，爆震性耳聋，梅尼埃病，神经性耳鸣，以及骨外侧皮肌炎，急性荨麻疹，丹毒。

进针方法：3寸毫针向下或成45°斜刺，针尖要触到骨膜。

手法：一线三点针刺法，即中间一针达到针刺要求一定深度，将针尖退到进针部位，在向上下的顺序提插3次；对外耳道的化脓性炎症可配合滞针疗法。

取穴原则：交叉取穴。

特点：以针刺股外侧皮神经，股神经肌支后出现的针感为宜。

28. 肩痛穴

定位：位于腓骨小头与外踝连线的上1/3处。即足三里穴下2寸，偏外1寸。

主治：肩关节软组织损伤，肩周炎，神经根型颈椎病，颈间肌筋膜炎，落枕，以及偏头痛，高血压，胆囊炎，胆石症，胆道蛔虫症，带状疱疹，肋间神经痛，急性腰扭伤，癔病性昏厥，上肢瘫痪，中暑，休克，昏迷，癫痫，精神分裂症。

取穴原则：交叉取穴。

29. 腹痛穴

定位：此穴位于腓骨小头前下方凹陷中（阳陵泉处）。

主治：急性胃炎，急性肠炎，急性阑尾炎，急性胃痉挛，急性胰腺炎，急性胆囊炎，急性肠梗阻。临床还可用于治疗冠状动脉供血不足，冠心病心绞痛，肋间神经痛，急性肝炎，慢性肝炎，肝硬化，糖尿病，白细胞减少症，高血压，低血压，高脂血症，过敏性哮喘，急性荨麻疹，前列腺炎，以及健康人保健。

手法：上下提插，可捻转滞针。

取穴原则：病变定位时采用交叉取穴；病变非定位时，采取男左女右取穴；病情危重视，采取双侧同时取穴。

30. 过敏穴

定位：位于屈膝位的髌骨上角上2寸处，股四头肌内侧隆起处。

主治：支气管哮喘，急性荨麻疹，风疹，湿疹，皮肤瘙痒，牛皮癣，神经性皮炎，月经不调，痛经，闭经，功能性子宫出血，泌尿系感染，慢性肾炎。

手法：上下提插。对体虚患者可配合捻针滞针。

31. 肘痛穴

定位：位于髌骨与髌韧带两侧的凹陷中。

主治：肘关节软组织损伤，肱骨外上髁炎，肱骨内上髁炎，不明原因的肘关节疼痛，以及偏瘫，荨麻疹，踝关节扭伤。

进针方法：一步到位针刺手法，不提插，待针体进入到一定要求深度即可出针。

取穴原则：交叉取穴。

32. 癫痫穴

定位：位于胫骨与腓骨之间，及髌骨下沿至踝关节连线的中点。

主治：癫痫，癔病性昏厥，精神分裂症，神经衰弱，急性胃炎，消化道溃疡，痛经，肩周炎，晕车，晕船，晕机。

手法：上下提插。

取穴原则：交替取穴。

33. 精裂穴

定位：位于委中穴与足跟连线的中点，腓肠肌腹下正中之凹陷的顶端。

主治：精神分裂症，癔病，癫痫，以及休克，昏迷，中暑，急性腰扭伤，腰肌劳损，腓肠肌痉挛，踝关节软组织损伤，痔疮，偏瘫。

手法：上下提插，可滞针。

取穴原则：交替或同时取穴。

34. 肾病穴

定位：位于外踝高点之上 8cm，腓骨内侧前缘，即腓骨小头至外踝连线的下 1/3 处。

主治：急、慢性肾炎，肾盂肾炎，临床还用于膀胱炎，尿道炎，睾丸炎，阳痿，早泄，遗尿，疝气，血栓闭塞性脉管炎，糖尿病，荨麻疹，顽固性失眠。

取穴原则：交替取穴。

35. 腕痛穴

定位：位于足背踝关节的横纹的中央，旁开 1 寸处。

主治：腕关节软组织损伤，腕关节扭伤，腕关节腱鞘炎，临床还用于治疗近视，花眼，沙眼，白内障，青光眼，急性结膜炎，电光性眼炎，眼睑下垂，眼肌瘫痪，眼肌痉挛。

手法：滞针手法。

取穴原则：交叉取穴。

36. 头痛穴

定位：此穴位于足背第 1、2 趾骨结合之前凹陷中（太冲与行间之间）。

主治：偏头疼，神经性痛疼，血管性头疼，颈性头痛，高血压性头痛，低血压性头痛，副鼻窦炎头痛，外感头痛。临床还可用于治疗近视，青光眼，手指震颤，血小板减少，急性肝炎，神经衰弱，胆囊炎。

手法：上下提插，可滞针。

取穴原则：交叉取穴。发病时间短用男左女右取穴，发病时间长采用左右交替取穴。

37. 降压穴

定位：位于足弓，划一个"十"字，交点即为此穴。

主治：高血压，临床还可用于治疗休克，昏迷，高热，精神分裂症，癫痫，癔病性瘫痪，神经性头痛。

手法：上下提插，对急性患者可以留针。

取穴原则：交替取穴。

38. 膝痛穴

定位：相当于曲池穴外 1 寸处。

主治：膝关节疼痛。

手法：上下提插手法，待出现相应的针感后即可出针。

取穴原则：交叉取穴。

五、注意事项

1. 极个别患者畏针，或体质虚弱者，如针刺手法过强，也有晕针现象。对于晕针患者，一般予卧位，休息一下即会好转。

2. 当针刺伤及血管时，患者会有烧灼样痛样感觉，起针时，要用干棉球轻压揉按针眼。

3. 严格执行无菌操作，对针刺穴位应进行常规消毒，1 人 1 穴 1 针，严格遵守针灸操作规程。

4. 凡留针治疗者，术者不得离开岗位，注意观察患者变化。取针时注意防止漏针、断针。

六、医案举例

满某，女性，49 岁。初诊日期：2012 年 5 月 3 日。

主诉：13 天前突然出现右侧肢体活动不利，语言略謇涩，不能自行行走。

症见：神清，轻度构音障碍，右侧肢体上下肢肌力分别为 2 级、2 级$^+$，左侧肢体深浅感觉均迟钝，面色无华，舌红苔黄，脉弦细。

西医诊断：脑梗死。

中医诊断：中风，中经络。

治疗：偏瘫穴，肩痛穴，膝痛穴，臀痛穴，踝痛穴。

效果：针后 1 周，右上肢上抬手部可达乳头处，下肢平抬足跟部可离床 30cm，但需他人搀扶方可缓慢行走。再诊，离床借助助步器能独立行走 10 余米。共治疗 1 个月，随访已脱离助步器，能自行行走 100 余米，病情平稳。

第二十一节　穴位埋线

一、简介

穴位埋线疗法是几千年中医针灸经验和 30 多年埋线疗法经验的精华融汇而成的一门新型治疗方法，其适应证非常广泛，尤其是对中、西药物久治不愈的许多慢性病和疑难病症，往往获得意想不到的神奇疗效，所起到的治疗作用相当于针灸数十次的功效。其中对某些慢性疑难病具有速效、长效、特效的优势，经得起实践检验，治疗次数少，病员痛苦小，花钱少。

二、适应证

将可吸收性外科缝线置入穴位内，利用缝线对穴位产生的持续刺激作用以平衡阴阳、调和气血、调整脏腑，达到治疗疾病的目的。穴位埋线后，线在体内软化、分解、液化和吸收时，对穴位产生的生理、物理及化学刺激长达 20 日或更长时间，从而对穴位产生一种缓慢、柔和、持久、良性的"长效针感效应"，长期发挥疏通经络作用，达到"深纳而久留之，以治顽疾"的效果。穴位埋线，治疗间隔时间长，避免较长时间、每日针灸之麻烦和痛苦，减少就诊次数。因而，穴位埋线是一种长效、低创痛的针灸疗法，特别适用于各种慢性、顽固性疾病以及时间紧和害怕针灸痛苦的人。

埋线疗法的适应证十分广泛，包括骨伤科、内科、外科、妇科、儿科、五官科中的多种疾病。不但适用于慢性疾病，对一些疾病的急性期也有较好疗效。现常用埋线疗法治疗的疾病有：骨伤科疾病，如落枕、颈椎病、肩周炎、网球肘、腰间盘突出症、各关节及全身各部位的各种软组织损伤等；内科疾病，如高血压、冠心病、心动过速、气管炎、感冒、哮喘、头痛、失眠、三叉神经痛、中风后遗症、面瘫、神经衰弱、急性胃肠炎、慢性胃肠炎、便秘、遗尿、阳痿等；妇科疾病，包括月经不调、痛经、闭经、盆腔炎等；儿科疾病，包括小儿消化不良、疳积、惊风、百日咳、肌性斜颈、小儿麻痹后遗症、呕吐、腹痛、便秘、夜啼、脱肛、佝偻病等；五官科疾病，如鼻炎、咽炎、耳鸣、耳聋、牙痛、梅尼埃病。

三、禁忌证

皮肤病，有炎症或溃疡破损者，或糖尿病及其他各种疾病导致皮肤和皮下组织吸收和修复功能障碍者，不应使用埋线疗法。

四、操作规范

1. 器械准备

各种型号的可吸收性外科缝线。其中套管针一般可由一次性无菌注射针配适当粗细的磨平针尖的针灸针改造而成，或用适当型号的腰椎穿刺针代替，也可以选用一次性成品注射埋线针，或其他合适的替代物。

2. 操作规范

（1）根据患者病情选取适当的穴位。

（2）选择患者舒适、医者便于操作的治疗体位。

（3）消毒：在操作之前应当对所用器械进行消毒，其消毒或灭菌方法应达到国家规定的医疗用品卫生标准以及消毒与灭菌标准。操作时医生双手应用肥皂水清洗、流水冲净，再用 75% 酒精或 0.5% 碘伏擦拭，然后戴无菌手套。用 0.5% 的碘伏在施术部位由中心向外环行消毒。也可采用 2% 碘酒擦拭，再用 75% 酒精脱碘的方法。

3. 施术方法

（1）套管针埋线法：对拟操作的穴位以及穴周皮肤消毒后，取一段适当长度的可吸收性外科缝线，放入套管针的前端，后接针芯，用一手拇指和食指固定拟进针穴位,另一只手持针刺入穴位,达到所需的深度,施以适当的提插捻转手法,当出现针感后,边推针芯,边退针管,将可吸收性外科缝线埋植在穴位的肌层或皮下组织内。拔针后用无菌干棉球(签)按压针孔止血。

(2)埋线针埋线法:在穴位旁开一定距离处选择进针点,局部皮肤消毒后施行局部麻醉。采用局部浸润麻醉,常用药物为 0.25%~0.5% 盐酸利多卡因注射液 50~300mg,在拟操作的部位皮内注药形成一皮丘。如需扩大范围,则再从皮丘边缘进针注药形成第二个皮丘,最终形成一连串皮丘带。必要时做分层注射,即由皮丘按解剖层次向四周及深部扩大浸润范围。每次注药前应回抽注射器,以免注入血管内。麻醉后取适当长度的可吸收性外科缝线,一手持镊将线中央置于麻醉点上,另一手持埋线针,缺口向下压线,以 15°~45° 刺入,将线推入皮内,或将线套在埋线针尖后的缺口上,两端用血管钳夹住,一手持针,另一手持钳,针尖缺口向下以 15°~45° 刺入皮内。当针头的缺口进入皮内后,持续进针直至线头完全埋入穴位的皮下,再适当进针后,把针退出,用无菌干棉球(签)按压针孔止血。宜用无菌敷料包扎,保护创口 3~5 日。

(3)医用缝合针埋线法:在拟埋线穴位的两侧 1~2cm 处,皮肤消毒后,施行局部麻醉,采用局部浸润麻醉(方法同上)。一手用持针器夹住穿有可吸收性外科缝线的皮肤缝合针,另一手捏起两局麻点之间的皮肤,将针从一侧局麻点刺入,穿过肌层或皮下组织,从对侧局麻点穿出,紧贴皮肤剪断两端线头,放松皮肤,轻揉局部,使线头完全进入皮下。用无菌干棉球(签)按压针孔止血。宜用无菌敷料包扎保护创口 3~5 日。

五、注意事项

1. 线在使用前可用适当的药液、生理盐水或 75% 酒精浸泡一定时间,应保证溶液的安全无毒和清洁无菌。

2. 操作过程应保持无菌操作,埋线后创面应保持干燥、清洁,防止感染。

3. 若发生晕针应立即停止治疗,按照晕针处理。

4. 穴位埋线后,拟留置体内的可吸收性外科缝线线头不应露出体外,如果暴露体外,应给予相应处理:采用的是套管针埋线,可将线头抽出重新操作;采用的是缝合针埋线,有一端线头暴露,可用持针器将暴露的线头适度向外牵拉,用剪刀紧贴皮肤剪断暴露的部分,再用一手手指按住未暴露一端的线头部位,另一手提起剪断线头处的皮肤,可使线头置于皮下。如果两端线头均暴露在外，可先用持针器将一端暴露的线头适度向外牵拉，使另一端线头进入皮下后，再按照上述方法操作，使两端线头均进入皮下。

5. 本法的适应证以及疗程：埋线疗法多用于治疗慢性疾病。治疗间隔及疗程根据病情以及所选部位对线的吸收程度而定，间隔时间可为 1 个星期至 1 个月。疗程可为 1~5 次。

6. 埋线后应该进行定期随访，并及时处理术后反应。

（1）在术后 1~5 日内，由于损伤及线的刺激，埋线局部出现红、肿、热、痛等无菌性炎症反应，少数患者反应较重，伤口处有少量渗出液，此为正常现象，一般不需要处理。若渗液较多，可按疖肿化脓处理，进行局部的排脓、消毒、换药，直至愈合。

（2）局部出现血肿一般先予以冷敷止血，再行热敷消瘀。

（3）少数患者可有全身反应，表现为埋线后 4~24 小时内体温上升，一般约在 38℃左右，局部无感染现象，持续 2~4 日后体温可恢复正常。如出现高热不退，应酌情给予消炎、退热药物治疗。

（4）由于埋线疗法间隔较长，宜对埋线患者进行不定期随访，了解患者埋线后的反应，及时给出处理方案。

（5）如患者对线过敏，治疗后出现局部红肿、瘙痒、发热等反应较为严重，甚至切口处脂肪液化，线体溢出，应适当作抗过敏处理，必要时切开取线。

7. 孕妇的小腹部和腰骶部，以及其他一些慎用针灸的穴位慎用埋线疗法。

8. 患者精神紧张、大汗，劳累后或饥饿时慎用埋线疗法。

9. 有出血倾向的患者慎用埋线疗法。

10. 埋线时应根据不同穴位选择适当的深度和角度，埋线的部位不应妨碍机体的正常功能和活动。应避免伤及内脏、脊髓、大血管和神经干，不应埋入关节腔内。

六、医案举例

田某，女，49 岁。初诊日期：2013 年 3 月 5 日。

主诉：大便秘结 5 天。

现病史：患者 10 天前中风致左侧半身不遂，之后排便费力，近 5 日未排便。口渴咽干，嗳气频做，纳食减少，舌红、苔黄、脉弦数。

查体：神情，腹部略膨隆，腹软，可触及肠形。肠鸣音 2~3 次 / 分。

诊断：便秘。

治则：清热泻火，行滞通便。

取穴：双侧足三里，左侧腹结，双侧天枢。使用医用缝合针埋线法。

效果：次日，局部出现红肿，未予处置。排气较多，晚间便出，便质较干硬，嘱其多饮水。之后平均 2~3 日排便 1 次。1 周后再次埋线，取穴双侧丰隆、双侧大横。之后每日排便，便质逐渐变软，饮食正常。舌质淡红，苔薄白，脉细。2 周后随访，诸症痊愈。

第二十二节　穴位注射

一、简介

穴位注射是选用某些中、西药物注入穴位、压痛点及反应点，以产生效应治疗疾病的一种方法。通过针刺的机械刺激和药物的药理作用，激发经络穴位以调整和改善机体功能和病变组织的病理状态，使体内的气血畅通，生理功能恢复正常，从而达到治愈疾病的目的。

二、适应证

穴位注射应用范围较广，凡是针灸的适应证大部分都可用本法治疗，包括心血管疾病、神经系统疾病、五官科疾病、呼吸系统疾病、消化系统疾病、骨伤科疾病、妇科疾病及外科手术的麻醉等。如腰腿疼痛，肩背痛，软组织损伤，支气管炎，高血压病及胃痛、头痛、不寐、面瘫等。

三、禁忌证

炎症及损伤急性期，肿瘤，结核，高热，极度虚弱，局部皮肤破溃，孕妇的下腹部、腰骶部和三阴交、合谷穴等，月经期腰骶部等都忌用；酒后及强力劳动过度时，神志不清及温热障碍患者及有出血倾向者等忌用。

四、操作规范

（一）操作程序

根据所选穴位及用药量的不同选择合适的注射器和针头，局部皮肤消毒后，用无痛快速进针法将针刺入皮下组织，然后慢慢推进或上下提插，探得"得气"感应后，回抽如无回血，即可将药物推入。

（二）注射角度与深浅

根据穴位所在部位与病变组织的不同要求，决定针刺角度及注射的深浅。如三叉神经痛于面部有触痛点，可在皮内注射成一"皮丘"；腰肌劳损多在深部，注射时宜适当深刺等。

（三）药物剂量

穴位注射的用药剂量决定于注射部位及药物的性质和浓度。耳穴用药量较小，每穴 1 次注射 0.1mL；头面部每穴 1 次注射 0.3~0.5mL；四肢及腰背部肌肉丰厚处用药量较大，每个穴位 1 次注入药量为 2~15mL；刺激性较小的药物，如葡萄糖、生理盐水等用量较大，如软组织劳损时，局部注射葡萄糖液可用 10~20mL，甚至以上，而刺激性较大的药物（如酒精）以及特异性药物（如阿托品、抗生素）一般用量较小，即所谓小剂量穴位注射，每次用量多为常规用量的 1/10~1/3。中药注射液的常用量为 1~2mL。

（四）治疗疗程

每日或隔日注射 1 次，反应强烈者亦可隔 2~3 日一次，穴位可左右交替使用。10 次为 1 个疗程，休息 5~7 日再进行下 1 个疗程的治疗。顽固慢性疾病以 20~40 次为 1 个疗程。应适当地轮换穴位。

五、注意事项

1. 严格遵守无菌操作规范，防止感染。

2. 穴位注射前，应向患者说明本疗法的特点和注射后的正常反应。如注射局部出现酸胀感、轻度不适，但一般不超过 1 日。

3. 要注意药物的有效期，并检查药液有无沉淀变质等，防止发生过敏反应。

4. 风池穴近延髓，故应严格掌握针刺角度和深度，针刺深部穴位应控制在颈围的 1/10 内，向鼻尖方向刺 0.5~0.8 寸。脊髓两侧腧穴注射时，针尖斜向脊髓为宜，避免引起气胸。

5. 药物不宜注入脊髓腔，否则有损伤脊髓的可能，严重者可导致瘫痪。

6. 年老体弱及初次接受治疗者，应取卧位，注射部位不宜过多，以免晕针的发生。

六、医案举例

孙某，女性，27 岁。初诊日期：2013 年 5 月 26 日。

主诉：口角㖞斜，右眼睑闭合不全9天。

查体：右侧额纹消失，右眼睑闭合不全，右侧鼻唇沟变浅，示齿口角偏向左侧等。

治疗：维生素 B_1 注射液1mL，取地仓、颊车、迎香、阳白、牵正、合谷等穴，每日轮流取3~5穴，用1mL注射器将维生素 B_1 注射液注入穴位，10日为1个疗程，病情明显好转。

第二十三节 电 针

一、简介

电针法是将针刺入腧穴得气后，在针具上通以接近人体生物电的微量电流，利用针和电两种刺激结合，以防治疾病的一种方法。电针法的优点是能代替医生做较长时间的持续运针，节省人力，且能比较客观地控制刺激量。

电针疗法在我国的普及和推广是从20世纪50年代开始，随着电子技术和半导体材料的迅速发展，高科技成果被引入医学领域。目前电针的类型多种多样，已经从单一的治疗作用发展到诊断等多种功用。

二、适应证

电针可以调整人体的生理功能，有止痛、镇静、促进气血循环以及调整肌张力等作用。电针的适应范围基本和毫针刺法相同，因此其治疗范围较广。临床常用于治疗各种痛证、痹证和心、胃、肠、胆、膀胱、子宫等器官的功能失调，以及癫狂和肌肉、韧带、关节的损伤性疾病等，并可用于针刺麻醉。

三、禁忌证

1. 具有严重的内脏疾病患者。

2. 具有自发性出血倾向的患者。

3. 精神过于紧张，不能配合治疗的患者。

四、操作规范

1. 器械准备
器械包括毫针和电针机两部分。

毫针一般选用 26~28 号针。有时为了集中在针尖上放电，可在针体上涂一层高强度绝缘漆，将针尖处的漆刮掉后使用。

电针器的种类很多，主要有交、直流可调电针机，脉动感应电针机，音频振荡电针机，晶体管电针机等。目前蜂鸣式电针机、电子管式电针机已被半导体电针机所取代。半导体电针机是用半导体元件制作的电针仪器，交、直流电两用，不受电源限制，且具有省电、安全、体积小、携带方便、耐震、无噪音、易调节、性能稳定、刺激量大等特点。它采用振荡发生器，输出接近人体生物电的低频脉冲电流，既可做电针，又可用点状电极或板状电极直接放在穴位或患处进行治疗，在临床广泛应用。

2. 电针常用的输出波型

脉冲电是指在极短时间内出现的电压或电流的突然变化，即电容的突然变化构成了电的脉冲。一般电针仪输出的基本波就是这种交流脉冲，常为双向尖脉冲或双向矩形脉冲。常用的电针输出波型为疏密波、断续波和连续波。

（1）疏密波：是疏波、密波自动交替出现的一种波型，疏、密交替持续的时间各约 1.5 秒，能克服单一波形易产生适应的缺点。动力作用较大，治疗时兴奋效应占优势。能增加代谢，促进气血循环，改善组织营养，消除炎性水肿。常用于止血和扭挫伤、关节周围炎、气血运动障碍、坐骨神经痛、面瘫、肌无力、局部冻伤等治疗。

（2）断续波：是有节律地时断、时续自动出现的一种波型。断时，在 1.5 秒时间内无脉冲电输出；续时，是密波连续工作 1.5 秒。断续波形，人体不易产生适应，其动力作用颇强，能提高肌肉组织的兴奋性，对横纹肌有良好的刺激收缩作用。常用于治疗痿证、瘫痪等。

（3）连续波：亦叫可调波，是单个脉冲采用不同方式组合而形成。频率有每分钟几十次至每秒钟几百次不等。频率快的叫密波（或叫高频连续波），一般为 50~100 次 / 秒；频率慢的叫疏波（或叫低频连续波），一般是 2~5 次 / 秒。可用频率旋钮任意选择疏、密波型。高频连续波易产生抑制反应，常用于止痛、镇静、缓解肌肉和血管痉挛等；低频连续波，兴奋作用较为明显，刺激作用强，常用于治疗痿证和各种肌肉关节、韧带、肌腱的损伤及慢性疼痛等。

3. 操作方法

（1）配穴处方：电针法的处方配穴与毫针刺法相同。一般选用其中的主穴，配用相应的辅助穴位，多选同侧肢体的 1~3 对穴位为宜。可按传统针灸理论，循经选穴，辨证施治；也可用阿是穴作为电刺激点；还可结合神经的分布选取有神经干通过的穴位及肌肉神经运动点。例如，头面部的听会、翳风（面神经），下关、阳白、四白、承浆（三叉神经）；上肢部的颈夹脊 6~7 天鼎（臂丛神经），青灵、小海（尺神经），手五里、曲池（桡神经），曲泽、郄门（正中神经）；下肢部的环跳、殷门（坐骨神经），委中（胫神经），阳陵泉（腓总神经），冲门（股神经）；腰骶部的气海俞（腰神经），八髎（骶神经）。在选穴时要注意电流回路要求，做到邻近配对取穴。如胃痛在选足阳明胃经的足三里穴时，亦应取同侧足太阴脾经的公孙穴以配成对。

（2）电针方法：针刺入穴位有得气感应后，将输出电位器调至"0"位，负极接主穴，正极接配穴，也有不分正负极，将两根导线任意接在两个针柄上，然后打开电源开关，选好波型，慢慢调高至所需输出电流量。通电时间一般 5~20 分钟，用于镇痛一般 15~45 分钟。如感觉弱时，可适当加大输出电流量，或暂时断电 1~2 分钟后再行通电。当达到预定时间后，先将输出电位器退至"0"位，然后关闭电源开关，取下导线，最后按一般起针方法将针取出。

（3）电流的刺激强度：当电流开到一定强度时，患者有麻、刺感，这时的电流强度称为"感觉阈"。如电流强度再稍增加，患者会突然产生刺痛感，能引起疼痛感觉的电流强度称为电流的"痛阈"。感觉阈和痛阈因人而异，在各种病理状态下其差异也较大。一般情况下在感觉阈和痛阈之间的电流强度，是治疗最适宜的刺激强度。但此间范围较小，须仔细调节。超过痛阈的电流强度，患者不易接受，应以患者能耐受的强度为宜。由于患者对电流刺激量的耐受，有时需在治疗过程中再作调整。

（4）疗程：一般 5~7 次为 1 个疗程，每日或隔日 1 次；慢性病的疗程可稍长，每 10 日或 10 次为 1 个疗程；急症、新发病疗程可缩短，以治愈为准，每日可电针治疗 2 次。两疗程之间可休息 3~5 日。

五、注意事项

1. 电针刺激量较大，需要防止晕针，体质虚弱、精神紧张者，尤应注意电流不宜过大。

2. 调节电流时，不可突然增强，以防止引起肌肉强烈收缩，造成弯针或折针。

3. 电针器最大输出电压在 40V 以上者，最大输出电流应限制在 1mA以内，防止触电。

4. 毫针的针柄如经过温针火烧之后，表面氧化不导电，不宜使用。若使用，输出导线应夹持针体。

5. 心脏病患者，应避免电流回路通过心脏。尤其是安装心脏起搏器者，应禁止应用电针。在接近延髓、脊髓部位使用电针时，电流量宜小，切勿通电太强，以免发生意外。孕妇亦当慎用电针。

6. 应用电针要注意"针刺耐受"现象的发生，所谓"针刺耐受"就是长期多次反复应用电针，使机体对电针刺激产生耐受，而使其疗效降低的现象。

7. 电针仪器在使用前须检查性能是否完好，如电流输出时断时续，须注意导线接触是否良好，应检查修理后再用。干电池使用一段时间如输出电流微弱，须更换新电池。

六、医案举例

梁某，男性，53 岁。初诊日期：2013 年 8 月 9 日。

主诉：腰部伴左下肢疼痛 20 天。

现病史：患者于 20 天前因劳累受寒后出现腰部伴左下肢疼痛，下肢畏寒如冰样感，疼痛放射至左侧大腿及小腿后外侧，VAS 7 分，需服用"去痛片"，疼痛方能略有缓解，20 天来疼痛反复发作，纳可，二便调。

诊见：神情，面色少华，舌淡，苔白，脉弦紧。查体：$L_{4、5}$ 左侧腰椎旁压痛（+），左侧臀部压痛（+），左侧直腿抬高试验 30° 阳性，加强试验 20° 阳性，左下肢末梢及感觉正常，行腰间盘 CT 提示"腰 4、5 椎间盘突出"。

辨证：此系阳气虚衰，气血凝滞，经脉闭阻不通所致寒痹。

中医诊断：痹证。

西医诊断：腰椎间盘突出症。

治疗：取左侧腰夹脊穴、肾俞、环跳、委中、足三里、三阴交穴，平补平泻，针刺得气后，通电针器，应用疏密波，电流量在感觉阈和痛阈之间，以患者能耐受为度。每日 1 次，每次 30 分钟，7 日为 1 个疗程。

经过 1 个疗程，患者症状较前明显改善，腰痛及左下肢疼痛减轻，VAS 3 分，查体：左侧直腿抬高试验 50° 阳性，加强试验 45° 阳性。第 2 个疗程结束后，患者腰部及左下肢无明显疼痛，VAS 0 分。查体：$L_{4、5}$ 左侧腰椎旁压痛（–），左侧臀部压痛（–），左侧直腿抬高试验阴性，加强试验阴性，左下肢末梢及感觉正常。

第二十四节　皮肤针

一、简介

皮肤针法是指运用皮肤针叩刺人体一定的部位或穴位，从而激发经络功能，调整脏腑气血，达到防治疾病目的的方法。皮肤针，是以多支短针组成的一种针具。又分为"梅花针""七星针""罗汉针"，皮肤针法源于古代的"半刺""毛刺""扬刺"等刺法。

二、适应证

皮肤针的适用范围很广，临床各科病证均可应用，如急性扁桃腺炎、感冒、咳嗽、慢性肠胃病、便秘、头痛、失眠、腰痛、皮炎、斑秃、痛经、近视、视神经萎缩等。

三、禁忌证

皮肤如有溃疡或损伤者，传染性疾病和急腹症不宜使用本法。

四、操作规范

1. 器械准备

皮肤针的针头呈小锤形，针柄一般长 15~19cm，一端附有莲蓬状的针盘，针盘下面散嵌着不锈钢短针。根据所嵌不锈钢短针的数目不同，分为梅花针（5 支针）、七星针（7 支针）、罗汉针（18 支针）等。选取的皮肤针针尖不宜太锐，呈松针形，针柄要坚固富有弹性，全束针要平齐，防止偏斜、钩曲、锈蚀和缺损。

2. 叩刺部位

皮肤针的叩刺部位，分为循经叩刺、穴位叩刺、局部叩刺 3 种。

（1）循经叩刺：是指循着经脉进行叩刺的一种方法，常用于颈背腰骶部的督脉和足太阳膀胱经。督脉为阳脉之海，能调节一身之阳气；五脏六腑之背俞穴皆分布于膀胱经，故其治疗范围广泛；其次是四肢肘膝以下经络，因其分布着各经原穴、络穴、郄穴等，可治疗各相应脏腑经络的疾病。

（2）穴位叩刺：是指在穴位上进行叩刺的一种方法，主要是根据穴位的主治作用，选择适当的穴位予以叩刺治疗，临床常用的是各种特定穴、华佗夹脊穴、阿是穴等。

（3）局部叩刺：是指在患部进行叩刺的一种方法，如扭伤后局部的瘀肿疼痛及顽癣等，可在局部进行围刺或散刺。

3. 刺激强度与疗程

可根据刺激的部位、患者的体质和病情的不同，分轻、中、重3种刺激强度。

（1）轻刺：用力稍小，皮肤仅现潮红，充血为度。适用于头面部、老弱、女性患者，以及病属虚证、久病者。

（2）中刺：介于轻刺和重刺之间，以局部有较明显潮红，但不出血为度，适用于一般部位，以及一般患者。

（3）重刺：用力较大，以皮肤有明显潮红，并有微出血为度，适用于压痛点、背部、臀部等部位，年轻体壮患者以及病属实证、新病者。

叩刺治疗一般每日或隔日1次，10次为1个疗程，疗程可间隔3~5日。

4. 操作

（1）叩刺：叩刺部位用75％酒精消毒后，以右手拇指、中指、无名指握住针柄，食指伸直按住针柄中段，针头对准皮肤叩击，运用腕部的弹力，使针尖叩刺皮肤后，立即弹起，如此反复叩击。叩击时针尖与皮肤必须垂直，弹刺要准确，强度要均匀，可根据病情选择不同的刺激部位或刺激强度。

（2）滚刺：是指用特制的滚刺筒，经75％酒精消毒后，手持筒柄，将针筒在皮肤上来回滚动，使刺激范围呈一狭长的面，或扩展成一片广泛的区域。

五、注意事项

1. 针具要经常检查，注意针尖有无毛钩，针面是否平齐，滚刺筒转动是否灵活。

2. 叩刺时动作要轻捷，正直无偏斜，以免造成患者疼痛。

3. 叩刺局部和穴位，若手法重而出血者，应进行清洁和消毒，注意防止感染。

4. 滚刺筒不要在骨骼突出部位滚动，以免产生疼痛或出血。

六、医案举例

李某，女性，46岁。初诊日期：2013年8月12日。

主诉：腰痛、活动受限 1 天。

现病史：1 天前搬重物后出现腰痛，活动受限，于我院查腰椎间盘 CT 示"$L_{3、4}$ 椎间盘膨出"。

查体：神情，面色少华，舌淡、苔白，脉弦紧。腰椎前屈受限，直腿抬高试验左 60°，加强（＋），右 70°，加强（＋），舌质暗、苔黄，脉弦涩。

中医诊断：痹证。

西医诊断：腰椎间盘突出症。

治疗：腰部阿是穴。每日 1 次，疗程 7 天。

效果：治疗 2 次后，患者腰痛明显改善，前屈可达 45°。直腿抬高试验：左 70°，加强（＋）；右 80°，加强（＋）。共治疗 7 日，患者腰痛消失，无腰部活动受限。直腿抬高试验：左 90°，加强（－）；右 90°，加强（－）。

第二十五节　刃　针

一、简介

（一）发展沿革

刃针疗法是中医骨伤科专家田纪钧教授，在传统九针基础上结合针刀疗法而发展起来的一种治疗慢性颈臂腰腿痛的独特方法。它以中医经筋学说和现代解剖学以及现代生物力学为基础，以软组织损伤为主要病理改变，以刃针切刺和牵拉治疗为主要治疗手段。临床上使用刃针进行治疗各种痛证，有着非常满意的效果。

（二）理论基础及作用机理

中西医结合的刃针疗法，以中医学理论为主，并以现代医学中的解剖学、生物力学、脊椎病因治疗学、软组织外科学、信息医疗学、周围神经受卡压以及肌肉所固有的外周机制理论等共同作为理论基础，配合刃针疗法的作用机理来调节患处的生理环境，恢复纤维正常的力平衡状态和改善局部微循环，使病变软组织重构和调整，疼痛随之而解。

1. 理论基础

（1）解剖学基础：解剖学是各临床学科的基础，在刃针疗法中体表解剖（体表标志、体表投影等），软组织层次解剖（肌肉层次解剖、穴位层次解剖等），神经、动脉、静脉走行路径，肌肉起止及走行，筋膜起止及走行等是重点内容。

（2）生物力学基础：生物力学是近二三十年发展起来的，是将力学与生物学、医学及生物医学工程学等学科之间相互交叉、相互渗透的一门边缘学科。生物力学广泛应用在医学基础研究及各科临床中。同时，也是刃针疗法重要的理论基础，尤其是骨骼系统的生物力学、关节运动的生物力学、软组织的生物力学等，起到了解决一些"只知其然，而不知其所以然"的问题及改进和创新治疗法的重要作用。

（3）脊椎病因治疗学：脊椎病因治疗学是研究脊椎遭受损害后，造成脊髓、周围神经、血管及内脏神经损害所引起的一系列病证，采用治脊疗法治疗的一门新学科。脊椎后关节解剖位置紊乱引起内脏器官出现功能性症状是脊椎病因治疗学主要的理论基础。脊椎病因治疗学认为，一些疾患在合并脊椎后关节解剖位置紊乱时会出现和加重症状，对刃针疗法治疗脊柱相关疾病有重要的指导意义。

（4）软组织外科学：软组织外科学是以椎管外骨骼肌、筋膜、韧带、关节囊、滑膜、椎管外脂肪或椎管内脂肪等人体运动系统的软组织损害（原称软组织劳损），引起疼痛和相关征象的疾病为研究对象，以椎管外或椎管内软组织松解等外科手术或椎管外密集型压痛点银质针针刺，或椎管外压痛点强刺激推拿等非手术疗法为治痛手段（完全有别于镇痛手段）的一门新的临床分支学科。其认为，椎管内、外软组织损害性疼痛的病理学基础是软组织因急性损伤后，或慢性劳损形成而导致的无菌性炎症；软组织松解手术的原理主要是通过椎管外松解骨骼肌、筋膜等，或椎管内松解硬膜外和神经根鞘膜外脂肪等无菌性炎症病变的软组织，完全阻断了它们的化学性刺激对神经末梢的传导，以达到无痛，以及头、颈、背、肩、臂、腰、骶、臀、腿等处的损害性软组织所引起疼痛、活动受限等征象外，还会并发头痛、眩晕等50多种涉及一些与内科等疾病完全相似的征象等。

（5）周围神经受卡压的理论：周围神经卡压是躯干、四肢、关节等部位疼痛等不适症状的主要原因之一。其认为，骨骼肌为了在主应力方向承担更大的载荷，便在骨的质量和结构两个方面得到加强，结果形成骨质增生，以及软组织在随应力集中或超限的载荷时，肌肉和筋膜产生代偿性增生、肥大或肥厚，除使组织和功能发生改变外，还是造成皮神经卡压综合征的潜在因素或直接因素的"应力集中说"，各种因素（如炎性渗出、肌肉痉挛、筋膜挛缩等）引起筋膜间室内压力增高，这种压力在引起肌肉发生缺血性挛缩之前，就对各种神经末梢产生了病理性刺激，筋膜表面张力的增高和筋膜间室内压的增高，均可对分布于其表面或穿过其间的皮神经产生牵拉或压迫的"筋膜间室内高压说",是刃针疗法的理论基础。

2. 作用机理

（1）解除过大应力作用

①牵拉应力：通过切断少量过于紧张的肌腱纤维或切开过于紧张的肌膜或腱膜，松解肌腱与骨组织之间或肌纤维之间的异常附着，分离病变腱纤维对局部血管或神经束的卡压，解除过大的牵拉应力，恢复正常的力平衡状态。

②挤压应力：通过切割松解关节周围损伤痉挛的肌肉等软组织，切割损伤肌肉的纤维性结节，切割松解紧张筋膜的神经出口，切割松解组织骨纤维管的过于紧张的纤维，解除过大的挤压应力，恢复正常的力平衡状态。

③内应力：通过切割性无菌性炎症软组织，切割高压筋膜间室的筋膜，切割高压腔的关节囊或高压滑液囊，减压消除过大的内应力，恢复正常的力平衡状态和改善局部微循环。

④张力：张力压迫神经有牵拉力和挤压力两种形式，通过切刺限制张力释放的深筋膜，纤维结缔组织等释放过高的张力；或通过局部流体静压的调整等作用，缓解对神经的压迫，恢复动态平衡，疼痛随之而解。

（2）信息调节作用：筋膜是一种"多孔介质空间结构通道"，通过对其切割，消除过高内应力，从而影响其中通过的各种信息传递系统及其联网效应（即经络系统），使此生命信息通道的信息传递功能恢复正常，物质和能量得以输送和利用，使病变软组织重构和调整。

二、适应证

刃针疗法临床上适用于慢性软组织损伤、陈旧性软组织损伤急性发作以及部分急性软组织损伤；还适用于外伤性滑囊炎、腱鞘炎、肌肉筋膜炎、末端病、增生性关节炎、周围神经卡压征、骨–纤维管卡压综合征、颈椎综合征、腰椎综合征、骨筋炎、疲劳性骨膜炎、软组织损伤性植物神经功能紊乱及脊柱相关疾病等，以及部分内科、骨外科、妇科、皮科、肛肠科及整形美容外科疾患。

三、禁忌证

以下疾病不适用于刃针疗法：

1. 全身发热或感染，严重内脏疾患的发作期。

2. 施术部位有红、肿、热，或深部脓肿坏死者。

3. 血友病、血小板减少症及其他凝血功能不全者。

4. 施术部位有重要神经、动脉、静脉或主要脏器，而又无法避开有可能造成损伤者。

5. 急性局部软组织损伤有出血可能者。

6. 脑源性疾患所致的运动系统症状者。

7. 神经源性疾病患者。

8. 诊断不清或病变部位暂不能确定者。

9. 精神病患者或精神过度紧张无法配合者。

10. 严重的高血压病、冠心病、心肌梗死、溃疡病、肝肾功能不全及传染病患者。

11. 结核病患者及疑有结核病史者。

12. 恶性贫血、恶性肿瘤患者。

13. 严重糖尿病，血糖未控制在正常范围者。

14. 年龄在 80 岁以上，或体质状况极差者、空腹者。

15. 严重类风湿关节炎、强直性脊柱炎、膝关节畸形，要求超过预期效果者。

16. 椎管内骨性狭窄、椎体 2 度以上滑脱、脊髓出现软化灶及大、小便明显障碍者。

17. 严重全身骨质疏松，出现广泛疼痛或多处压缩性骨折者。

18. 婴幼儿无法配合治疗者。

四、操作规范

（一）所用器具

刃针包括针柄、针杆和针头，其针柄由柄头与盘丝、压花及表面凹凸不平的圆柱柄杆固结为一体形成一个"T"字形；其针杆为圆杆，直径为 0.35~0.9mm；其针头为楔形铲；针柄、针杆与针头依次固为一体。刃针具有针刀与针灸针两者治疗功能，并缩短了针灸针与针刀治疗时间，刃针治疗时采用套管叩击进针，使医生操作安全、简便，无须单手及双手持针，减少重复接触可能造成的污染，同时不需循经取穴，而是直达病灶，也减去了针刀治疗时铺无菌巾的烦锁工序。

刃针根据疾病的不同部位和治疗的目的，分为 4 个类型，使临床操作更加得心应手。

刀针规格型号：

型号	规格
Ⅰ型	0.9mm×85mm，0.9mm×60mm，0.9mm×40mm
Ⅱ型	0.7mm×85mm，0.7mm×60mm，0.7mm×40mm
Ⅲ型	0.5mm×60mm，0.5mm×40mm
Ⅳ型	0.35mm×40mm，0.35mm×20mm

（二）操作方法

临床使用刀针疗法时，必须先通过物理学诊断、神经学诊断、影像学诊断等，综合做出明确诊断，并确定为本疗法适应证。操作时要以体表标志、体表投影为依据，确定治疗点，并准确标记出进针点和针刀方向。手术室环境需无菌，治疗点局部常规消毒。运用"撑开皮肤点刺法""指压法"等，快速刺进皮肤进入皮下组织层，将刺入的疼痛感降低至最轻。

1. 正常感觉

在刀针治疗过程中，为达到最佳治疗效果，常需医生和患者的相互配合，称之为"两结合"。即医生感觉针下较正常的软组织硬、厚，难以穿过；而患者有较强的酸、麻、沉、胀、重感，微痛，或向周围及沿神经路线放散感（不是强烈放射和电击感）。逐层深入，"落空感"即穿过一层软组织的阻力突然减小感，临床中需细心体会针下异常和正常感觉，频频询问患者，才能准确判断异常和正常感觉，使操作得心应手。根据术前检查和术中针下触诊所得，选择如下10种操作术式中的1种或数种，进行规范操作。

（1）纵向切割：与针刀方向一致，在皮下软组织间断切割开数个口，达到锐性松解痉挛或减压的目的，适于长形病灶。在操作过程中，穿过病变软组织层即可，切勿过深以免伤及深层组织，一般3~5个口为宜，勿过多。

（2）横向切割：与针刀垂直方向一致，锐性松解痉挛或减压，在皮下软组织间断切开数个口，适于较宽病灶。在操作过程中，穿过病变软组织层即可，切勿过深以免伤及深层组织，一般3~5个口为宜。

（3）纵向摆动：以针体与皮肤接触处为支点，与针刀一致方向摆动，锐性地在一层面软组织中切开一个弧形口，锐性解除痉挛、粘连或减压。操作过程中，针体1/2以上位于体表外方可摆动，以免断针，选择安全部位，注意避开神经、动脉、静脉等。

（4）横向摆动：以针体与皮肤接触处为支点，与针刃垂直方向摆动。钝性地将软组织粘连分开，或将附在骨面上的变性软组织分离。针体 1/2 以上位于体表外方可摆动，以免断针。操作不是在骨面，而是在附着于骨面的软组织层操作。

（5）纵向斜推：针体与针刃一致方向倾斜并推动，锐性地在一个层面软组织中切开一切口。锐性解除痉挛、粘连或减压。选择安全部位，注意避开神经、动脉、静脉等，切口勿超过 1cm。

（6）横向斜推：针体与针刃垂直方向倾斜并推动，锐性地将附在骨面的变性软组织掀起。操作中需选择安全部位，注意避开神经、动脉、静脉等，推距勿超过 1cm。

（7）边缘切割：针体紧贴骨边缘切割，锐性地将附在骨边缘上的变性软组织分离，治疗时针体紧贴骨边缘移动操作，不得离开，切割深度勿超过 0.5cm。

（8）扇形铲切：以一点为中心，向 3~5 个方向呈扇形做横行斜推，锐性地将软组织层面间的粘连分开，或将附在骨面的变性软组织掀起。治疗时需选择安全部位，注意避开神经、动脉、静脉等。铲切勿超过 3~5 个方向，在附着于骨面的软组织层操作。

（9）一点多向切割：以一点为中心，改变方向切割成类似"十""井"或"米"字形，锐性地将软组织硬结、硬块切开，改善循环促使吸收。一般切过病变软组织层即可，如果需要，可在硬块区域选 3~5 个点做一点多向切割。

（10）特形针具操作：圆头针具撬拨，镰形针具勾拉等，目的是凿开骨质、顶撬复位、横拨分离、勾拉切开等。运用此种操作方法，必须严格掌握适应证，严格按规程操作，且需注意避开神经、动脉、静脉等。

2. 异常感觉

临床中如果遇到患者感觉敏锐疼痛，那是碰到了血管外壁，应立即停止操作，将刃针稍提起略改变方向再深入，无异常感再操作。如在治疗时，患者突然感觉沿神经路线强烈放射、疼痛、麻木或电击感，甚至上肢或下肢不自主抬动，那是碰到了神经外膜，应立即停止操作，将刃针稍提起略改变方向再深入，无异常感再操作。

如在治疗过程中，患者突然感觉胸闷、气短、呛咳或牵涉内脏不适感，主要是因为碰到内脏外膜（主要是胸膜），应立即将刃针退至浅层，观察片刻，异感消失再继续操作，如仍有异感，常规处置。

在刃针的治疗过程中，很多时候患者主诉没有酸、沉、胀、痛感，说明刃针触到的是无感觉神经末梢的正常软组织，应将针退到浅层且略改变针刃方向，逐层深入，找寻正常感觉再操作。操作的力度、方向、范围、深度等，均以针下病变软组织松解为准，切勿操作过度。

为方便记忆和临床中灵活应用，将刃针的操作要领归纳为如下几句话：明确诊断适应证，体表定点标记准；常规消毒需无菌，快速进针疼痛轻；细心体会针下感，逐层深入询问频；视情操作"十法"选，"松解为度"勿多施。

五、辅助治疗

辅助治疗起巩固和加强刃针疗法的治疗作用，是刃针疗法的有机组成部分，常用的疗法有：

1. 中、西药物治疗

口服、外用、注射等。

2. 现代手法治疗

现代手法是在传统手法的基础上，汲取现代医学的理念及方法，完善、提高使之更符合现代科技水平的升华了的传统手法。主要包括按压手法、牵拉手法、被动活动手法及矫正软组织和 / 或关节解剖位置紊乱的复正手法。其中，压力型手法的机理——"局部压反射原理"值得特别重视。

六、优势及注意事项

（一）疗法优势

1. 刃针形如针灸针，前端平口带刃，巧妙地整合了针灸针和微型外科器械的优势，且其治疗为准确无误的针对性治疗，因此疗效快而迅捷，解决了过去治疗学上一些无法解决的问题，治愈了大量以常规方法难以治愈的多类顽症、骨折后遗症等。即将大量疑难病从不治变为可治，将难治变为速愈，将复杂治疗变为简单治疗，将开放性手术变为闭合性手术，将损伤型痛苦型治疗变为近于无损伤无痛苦型治疗。

2. 采用套管叩击进针，解决了手持进针时速度慢患者感觉皮痛的感觉。几乎在患者毫无感觉的情况下，针具即可穿透皮肤到达筋膜层。

3. 根据疾病发生的部位不同，设计了长短不一的刃针针具，大大提高了临床医师治疗的安全性。

（二）注意事项

1. 刃针疗法是一种闭合性微创手术，有其特定的临床意义。所以，在操作前要根据病情寻找施术部位（多数为痛点、压痛点、阳性反应点等），如不能找到明确的术点，则不应该选用本法治疗。

2. 选择好术点，做好标记，方便针刺，按常规消毒对术野皮肤进行消毒（常用碘伏）。

3. 将刃针针刃置于标记处，将刃针迅速弹入皮肤，进入皮下组织，取下套管，继逐层依次进入，直至刺到预期的组织部位。

4. 在治疗部位进行适当手法操作（切、割、拨、刺等）时，动作要轻巧，禁止动作过大，损伤正常组织或重要脏器。

5. 术毕，将刃针拔出体外，若要加拔罐者，立即拔罐。

6. 尽快用止血贴封住针口，按压止血1~5分钟。

7. 在2小时内，针口处尽量不要被沾水或受到污染，防止针口感染。

8. 治疗后伤口局部或周围酸胀痛3~5日为正常现象，部分患者会出现臀部、大腿、小腿酸痛麻胀，不需要治疗会自动消失。若疼痛剧烈者，请及时与医生联系，以免造成新的伤害。

9. 治疗后20日左右为恢复期，恢复期间不需推拿、牵引、拔火罐等治疗，治疗不当，反而引起病情反复。治疗后应该以休息为主，配合轻度活动，如散步、慢跑、广播体操等。剧烈运动，长时间体力劳动，久坐久站，受凉等可引起病情加重。

10. 若需第二次施术者，一般间隔1~3日；在同一部位再次施术者应间隔5~7日。

11. 要严格掌握刃针疗法的适应证和禁忌证，要熟悉正常人体解剖知识，操作时要按照操作步骤进行，不能存有侥幸心理。

12. 如果出现晕针或其他意外时，要按照应急预案进行处理。

七、医案举例

1. 腰肌劳损

王某，男，35岁，机关工作人员。腰痛多年，渐渐发展到蹲下起立困难，右侧腹股沟疼痛，右膝盖痛。曾行右膝关节镜治疗但无明显效果。刃针松解右侧腰3~骶2的椎旁关节突关节囊后腰痛缓解，腹股沟痛明显减轻，膝盖痛减轻。

2. 乳腺增生

张某，女，40岁。乳房胀痛，时有胸闷嗳气，诊断为乳腺增生，服药无明显效果，以刃针松解其背部菱形肌及肩胛骨后多个痛点到骨面，患者感到非常酸胀，立时胸闷缓解。复诊数次，乳腺痛明显减轻。

3. 双膝内侧副韧带损伤

赵某，女，57岁。诉双膝内侧痛，无法下蹲，问诊得知是由于长期劳作引起，查体双膝内侧数个痛点，诊断为内侧副韧带损伤，以刃针针刺痛点，不触及骨面，患者当即可以下蹲，上下楼梯也轻松了。

4. 网球肘

闫某，男，65岁。诉双肘疼痛，夜间痛甚，不能入眠，检查发现双侧肘部肱骨外上髁压痛明显，摸到两个细小疙瘩，用刃针快速松解切刺小疙瘩，只听到噗噗的切筋的声音，针完后，非常酸胀，嘱咐其回家调养，不能提重物和拧毛巾。半月后，告知病已愈。

5. 股骨头坏死

贾某，男，55岁，司机。右髋部疼痛活动不利2个月，在当地医院诊为股骨头坏死早期，观片股骨头情况尚可，关节活动因疼痛受限，查体发现其右腰部疼痛明显，臀肌肉紧张，遂以刃针松解腰2~5横突，嘱其回家调养。二诊时，髋部活动度已经接近正常，考虑是腰肌劳损引起的髋部疾患，是刃针适应证。

6. 肩胛提肌损伤

张某，女，因右肩背痛1年而求治。吃中药、贴膏药、搽药酒多次，效果不佳，无法安睡，非常苦恼，主要表现右肩胛骨痛，右手不能完全上抬，头顶痛。经检查其肩胛骨内上角压痛明显，用刃针松解肩胛内上角、小圆肌、肩前压痛点，患者即觉得肩部轻快，活动度增加，嘱其回家吊拉手臂练习。

参考文献

1. 杨长森.针灸治疗学［M］.第5版.沈阳：辽宁科学技术出版社，1985

2. 邱茂良.针灸学［M］.第5版.上海：上海科学技术出版社，1985

3. 石学敏，李振吉，王永炎，贺兴东.针灸学［M］.北京：中国中医药出版社，2002

4. 石学敏.针灸学［M］.第4版.北京：人民卫生出版社，2012

5. 贾如宝.耳针疗法理论与实践［J］.山西医学杂志，1960，（4）：29-34

6. 尹远平.中国特种针法临证全书［M］.沈阳：辽宁科学技术出版社，2001

7. 王维治.神经内科主治医生1000问［M］.北京：中国协和医科大学出版社，2011

8. 田苊.基于fMRI的电钊与手针刺激对脑功能影响的研究［D］.黑龙江中医药大学，2015

9. 王文远.中国平衡针灸［M］.北京：北京科学技术出版社，1998

10. 东贵荣，马铁明.刺法灸法学［M］.第9版.北京：中国中医药出版社，2012

11. 刘清国，胡玲.经络腧穴学［M］.第9版.北京：中国中医药出版社，2012

12. 高树中.针灸治疗学［M］.第9版.北京：中国中医药出版社，2012

13. 高希言.各家针灸学说［M］.第9版.北京：中国中医药出版社，2012

14. 梁繁荣.针灸学［M］.第2版.北京：人民卫生出版社，2012

15. 覃丽.头针结合体针治疗中风后遗症的临床观察［J］.中国民族民间医药，2013，（4）：79-81

16. 余蓝.头针为主治疗中风后遗症疗效观察［J］.上海针灸杂志，2010，（02）：88-90

17. 彭静山.眼针疗法［M］.沈阳：辽宁科学技术出版社，1990

18. 彭静山.彭静山观眼识病眼针疗法［M］.北京：人民军医出版社，2009

19. 何广新.中风康复与针灸［M］.北京：中国中医药出版社，1997

20. 秦微，王彩霞.眼针疗法近5年研究进展［J］.中国中医药信息杂志，2011，（5）：105-107

21. 王鹏琴，鞠庆波，周鸿飞，王健.基于文献临床实验研究探讨眼针疗法的理论基础——眼络于脑，通调脏腑［J］.中国中医基础医学杂志，2011，（10）：1133-1139

22. 魏千程，王自平，燕忠生，等."Z"型拨针刀治疗腰背部肌筋膜炎临床观察［J］.中国中医急诊，2013，22（6）：1024-1025

23. 王选民，高青曼.PM运动自然疗法治疗外伤后截瘫一例［A］.李江舟.第一届世界脊柱健康联盟大会暨第八届中华脊柱健康论坛论文集［C］.2012：234

24. 顾春英，黄嘉琪，车竹梅.拨针为主综合针灸疗法治疗痤疮临床观察［J］.上海针灸杂志，2014，33（2）：132-134

25. 孙强，冯大刚，樊效鸿.Z型拨针治疗肩周炎64例［J］.南京中医药大学学报，2015，31（5）：485-487

26. 魏千程，燕忠生，丁辉，等."Z"型拨针刀治疗颈项部肌筋膜炎45例［J］.西部中医药，2014，27（2）：120-121

27. 陈刚.拨针与针刀治疗顽固性网球肘疗效观察［J］.现代中西医结合杂志，2012，21（19）：2125-2126

28. 石平清，杨海梅.拨针治疗腕管综合征108例疗效观察［J］.中医临床研究，2014，（27）：108-109

29. 顾春英，黄嘉琪，车竹梅.拨针治疗大腿肥胖20例疗效观察［J］.中国美容医学，2012，21（12）：415

30. 张存权，苏君.拨针治疗颈性眩晕的临床观察［J］.宁夏医学杂志，2016，38（6）：563-564

31. 刘浪，师红，张玉梅，等.拨针与浮线治疗臀中肌筋膜炎［J］.吉林中医药，2016，2（3）：297-298

32. 苏鑫童，刘元石，杨涛.长圆针治疗偏瘫肩手综合征Ⅰ期的疗效观察［J］.中国康复医学杂志，2014，29（2）：153-155

33. 薛立功，张海荣.经筋理论与临床疼痛诊疗学［M］.北京：中国中医药出版社，2002

34. 莫倩，马晓晶，王凤龙，等.辨证运用长圆针治疗中风偏瘫后肩－手Ⅰ期综合征 [J].颈腰痛杂志，2012，33（3）：211-214

35. 张春侠.长圆针解结治疗肩袖损伤24例 [J].上海针灸杂志，2012，31（2）：127

36. 李青青，马晓晶，王韵.长圆针治疗腰椎间盘突出症45例 [J].现代中西医结合杂志，2011，20（16）：2012-1013

37. 张泽斌，焦会妮，樊慧姝.长圆针辨证治疗臀上皮神经卡压综合征162例 [J].中国当代医药，2010，17（22）：130-131

38. 李江舟，葛友.长圆针治疗鸡眼痛100例 [J].中医外治杂志，2006，15（3）：21

39. 王荣贵，张恩达，韩国刚.长圆针疗法治疗肩周炎50例 [J].现代医药卫生，2009，25（13）：2043-2044

40. 张彦，刘芳，段英春.长圆针治疗颞颌关节紊乱综合征83例 [J].吉林中医药，2013，33（10）：1060-1061

41. 金哲范.长圆针加强的松龙注射治疗后背痛60例 [J].中国针灸，1999（S1）：175-176

42. 张江层，刘帅，吕俊玲.芒针深刺配合锋钩针、火罐治疗肩周炎：多中心随机对照研究 [J].中国针灸，2011，31（10）：869-873

43. 赫世飞，张天生，靳聪妮.锋钩针疗法机制及针刺手法探讨 [J].中国针灸，2010，30（8）：692-694

44. 王彩霞.锋钩针治疗神经根型颈椎病取穴依据及机理探讨 [J].山西中医，2011，27（4）：42-43

45. 袁旭.浅析锋钩针挑刺背腧穴与痤疮预后的关系 [J].光明中医，2014，29（5）：911-912

46. 李爱萍，毛银芳.温针加锋钩针合身痛逐瘀汤加减治疗背肌筋膜炎50例疗效观察 [J].临床研究与经验，2007，8（3）：39-40

47. 田建刚，郝重耀，冀来喜.新九针锋钩针疗法 [J].上海针灸杂志，2009，28（6）：372

48. 李知行，孙健，董嘉怡，等.锋钩针治疗颈型颈椎病20例 [J].中国民间疗法，2014，22（2）：16

49. 徐放明，宋北.近10年来锋钩针临床应用概况 [J].中国民间疗法，2000，8（3）：48-49

50. 李萍，王黎明，王延玉，等.锋钩针配合拔罐治疗急性腰扭伤65例疗效观察 [J].青海医药杂志，2007，37（12）：35

51. 王志杰.锋钩针速刺配合TDP照射治疗冻伤疗效观察 [J].内蒙古中医药，2009，12（1）：12

52. 杨廉.铍针阿是穴在背肌筋膜劳损的应用 [A].针灸治疗痛症国际学术研讨会论文汇编 [C]：2009

53. 秦伟凯，赵勇，张宽，等.铍针治疗膝骨关节炎疼痛疗效评价 [J].中国针灸，2013，33（4）：347-349

54. 顾力军，裘兴栋，赵勇，等．铍针与扶他林乳胶剂治疗膝骨关节炎疼痛的病例对照研究［J］.中国骨伤，2012，25（12）：1036-1039

55. 苏永强，董福慧，王德龙，等．铍针术对神经末梢张力性疼痛模型家兔局部5-羟色胺含量的影响［J］.世界科学技术 - 中医药现代化，2014，16（6）：1256-1260

56. 张翔，黄明华，雷仲民，等．末梢神经张力性疼痛铍针治疗的疗效观察［J］.北京中医药，2014，33（2）：126-128

57. 董福慧．铍针治疗皮神经卡压性腰臀部疼痛技术［J］.中国乡村医药杂志，2012，19（15）：85-86

58. 邵志刚，段朝阳，张世贤．小铍针治疗屈指肌腱狭窄性腱鞘炎200例［J］.河南中医，2005，25（5）：58

59. 邵志刚．小铍针配合局部封闭治疗肩峰下撞击征［J］.中医正骨，2008，20（7）：36

60. 胡思进，应有荣，虞冬生，等．铍针配合点按手法治疗扳机指［J］.中医正骨，2008，20（7）：46

61. 胡思进，陈永向，叶青青，等．铍针配合传统点穴与封闭治疗慢性棘上韧带损伤的对比研究［J］.中国中医骨伤科杂志，2007，15（11）：10-11

62. 朱汉章．针刀医学原理［M］.北京：人民卫生出版社，2002

63. 周志华，吴洲红，吴伯庠．水针刀治疗慢性软组织损伤2080例［J］.中国中医药科技，2003，10（4）：246-247

64. 周志华，吴洲红，唐峰．水针刀与针刀松解阿是穴法治疗慢性软组织损伤疗效观察［J］.针灸临床杂志，2008.24（8）：13-14

65. 苗彦霞．水针疗法治百病［M］.北京：人民军医出版社，2004

66. 郑相令．水针刀治疗肱骨外上髁炎42例观察［J］.实用中医药杂志，2013，29（7）：564-565

67. 吴艳荣．水针刀与针刀、局部封闭治疗腕管综合征疗效对比［J］.中国实用神经疾病杂志，2010，13（21）：75-76

68. 王昭斌，郝卫宾．水针刀配合手法治疗椎动脉型颈椎病的临床疗效及安全性分析［J］.世界最新医学信息文摘，2015，15（31）：174-176

69. 张波，李新征，成新莲，等．水针刀松解配合中药内服治疗椎动脉型颈椎病49例［J］.光明中医，2007，22（5）：29-30

70. 吴艳荣．"T"字形水针刀并手法复位治疗颈型眩晕68例临床观察［J］.中国实用神经疾病杂志，2010，13（21）：75-76

71. 陈文治，沈庆亮，王慧敏，等．水针刀配合注射用骨肽治疗跟痛症疗效观察［J］.南方医科大学学报，2010，30（8）：1534-1955

72. 朱汉章．针刀医学体系概论［J］.中国工程科学，2006，8（7）：1-15

73. 全东军．小针刀配合推拿治疗骨关节周围炎70例分析［J］.中国医药指南，2012，10（18）：276-277

74. 黄振宇.小针刀配合推拿治疗肩关节周围炎的研究［J］.中医临床研究,2011,3(12):47-49

75. 黄惠梅,蔡镇德,林晓东,等.小针刀治疗拇指屈肌腱狭窄性腱鞘炎37例［J］.福建医药杂志,2013,35(5):127-129

76. 王爱华,雷宁波.小针刀治疗屈指肌腱狭窄性腱鞘炎体会［J］.中医临床研究,2013,5(4):36-37

77. 叶晓品,叶天申.小针刀治疗小儿拇屈肌腱狭窄性腱鞘炎21例体会［J］.浙江中医药大学学报,2013,37(4):462-463

78. 王凯,赵明宇.小针刀治疗第三腰椎横突综合征86例［J］.河南中医.2012,32(5):625

79. 姜方建.小针刀治疗第三腰椎横突综合征82例［J］.浙江中医杂志,2011,46(11):835

80. 张义.小针刀治疗第三腰椎横突综合症56例体会［J］.内蒙古中医药,2011,30(4):38

81. 杜春红,王成芳.小针刀治疗第三腰椎横突综合征268例［J］.浙江中医杂志,2011,46(4):245

82. 危一飞,肖潇,董福慧.从《刺齐论》探讨中医微创技术［J］.北京中医药,2015,34(5):372-374

83. 刘明岭,林昌松,关彤,等.中医微创针刀镜在风湿性关节炎中的应用［J］.中医研究,2012,25(12):63-65

84. 董宝强,黄凤云,张书剑.论现代针刺治疗中的针具选择［J］.中国中医基础医学杂志,2011,17(7):781、785

85. 刘炜宏,郝洋.针灸治疗技术的起源、发展现状及展望［J］.中医杂志,2014,55(2):91-94

86. 邓伟哲,王宏晶,王宇恒.微创针刀镜治疗难治性膝关节类风湿关节炎［J］.中医正骨,2015,27(11):42-44

87. 杨湘薇.痹病患者中医微创针刀镜治疗围手术期的辨证施护［J］.海南医学,2014,25(6):931-932

88. 李学勇,刘炬,董亮.微创经筋针刀镜治疗痛风性关节炎36例［J］.江西中医药,2014,45(12):43-44

89. 刘明岭,徐强,林昌松.微创针刀镜在痛风治疗中的应用价值［J］.实用中医内科杂志,2015,29(2):181-183

90. 邓伟哲,王宏晶,王宇恒.微创针刀镜治疗难治性膝关节类风湿关节炎［J］.中医正骨,2015,27(11):42-44

第二章

灸 法

第一节 艾炷隔物灸

一、简介

艾炷隔物灸是将艾炷间接置于穴位上施灸的一种疗法，其利用药物将艾炷和穴位隔开施灸，这样可以借助艾炷的温热之性将药物的药力渗入体内，取得更好的治疗效果。

艾炷在点燃的条件下产生芳香气味和红外线温热刺激，这些刺激透过药物渗透能激活体内的一些物质，这些物质通过穴位和经络传入体内，进而激活和加强机体的免疫系统、神经系统、内分泌系统等多个系统的功能和联系，以温通经络、调和气血、祛湿散寒、消肿散结，从而达到防病保健、治病强身的目的。

二、适应证

1. 内科疾病

感冒、肺气肿、胃炎、慢性结肠炎、胃下垂、消化性溃疡、胃脘痛、呕吐、泄泻、面神经炎、三叉神经痛、坐骨神经痛、糖尿病、痛风。

2. 骨伤科疾病

肱骨外上髁炎、膝关节炎、颈椎综合征、腰椎间盘突出症、慢性腰肌劳损、强直性脊柱炎。

3. 妇（男）科疾病

痛经、盆腔炎、闭经、月经不调、阳痿、早泄。

4. 儿科疾病

小儿腹泻、小儿遗尿。

三、禁忌证

1. 无自制能力的人忌灸。

2. 对艾叶发生过敏者禁灸。

3. 极度疲劳、过饥、过饱、酒醉、大汗淋漓、情绪不稳及身体极度衰竭者忌灸。

四、操作规范

（一）材料准备与制备

1. 艾炷准备

（1）艾绒准备：取陈艾叶经过反复晒杵，筛拣干净，除去杂质，令细软如棉，即称为艾绒。

（2）艾炷准备：艾绒做成圆锥形状之小团，称为艾炷，艾炷燃烧一枚称为一壮。

2. 其他施灸材料的制备与准备

（1）用物准备：消毒治疗盘、消毒弯盘、消毒棉签、消毒镊子、艾炷、火柴、线香、灰盒、龙胆紫、磨口瓶。

（2）间隔物准备：根据病情制作不同的间隔物，如姜片、蒜片、食盐及附子饼等。

3. 医生准备

衣、帽、鞋穿整洁，修剪指甲、洗手。

4. 患者准备

缓解紧张情绪，进食，排空大小便。

（二）基本操作方法

1. 隔姜灸

（1）选取整块新鲜生姜，纵切成 2~3mm 厚的姜片，用三棱针点刺小孔若干。

（2）施灸时，将底面直径为 10mm、高约 15mm 的圆锥形艾炷放置于姜片上，从顶端点燃艾炷，待快燃烧尽时在一旁接续一个艾炷。

（3）灰烬过多须及时清理。

（4）艾灸过程中要不断地移动姜片，以局部出现大片红晕潮湿、患者觉热为度。

（5）每穴灸 5~7 壮，每日或隔日 1 次，15 次为 1 个疗程。

（6）灸后避风寒，安静休息，以利恢复。

2. **隔蒜灸**

（1）取独头大蒜切成 2~3mm 厚的蒜片，用三棱针点刺小孔若干。

（2）施灸时将底面直径为 10mm、高约 15mm 的圆锥形艾炷放置于蒜片上，从顶端点燃艾炷，待快燃烧尽时在一旁接续一个艾炷。

（3）灰烬过多须及时清理。

（4）艾灸过程中要不断地移动蒜片，以局部出现大片红晕潮湿、患者觉热为度。

（5）每穴灸 5~7 壮，每日或隔日 1 次，15 次为 1 个疗程。

（6）灸后避风寒，安静休息，以利恢复。

3. **隔盐灸**

（1）一般用于神阙穴灸。用食盐填平脐孔，上面再放新鲜生姜片。

（2）施灸时将底面直径为 10mm、高约 15mm 的圆锥形艾炷放置于姜片上，从顶端点燃艾炷，待快燃烧尽时在一旁接续一个艾炷，以腹腔觉热为度。

（3）灰烬过多须及时清理。

（4）艾灸过程中要不断地移动姜片，以局部出现大片红晕潮湿、患者觉热为度。

（5）每穴灸 5~7 壮，每日或隔日 1 次，15 次为 1 个疗程。

（6）灸后避风寒，安静休息，以利恢复。

4. **隔附子饼灸**

（1）将附子研成细粉，加白及粉或面粉少许，再用水调和捏成薄饼，底面直径约 20mm，厚度 2~5mm，待稍干，用三棱针刺小孔若干。

（2）施灸时将底面直径为 10mm、高约 15mm 的圆锥形艾炷放置于附子饼上，从顶端点燃艾炷，待快燃烧尽时在一旁接续一个艾炷，以腹腔觉热为度。

（3）灰烬过多须及时清理。

（4）艾灸过程中要不断地移动附子饼，以局部出现大片红晕潮湿、患者觉热为度。

（5）每穴灸 5~7 壮，每日或隔日 1 次，15 次为 1 个疗程。

（6）灸后避风寒，安静休息，以利恢复。

五、注意事项

1. 施灸时要注意室内通风。

2. 艾绒团必须捻紧，防止艾灰脱落烫伤皮肤或烧坏衣物。

3. 熄灭后的艾炷应装入小口瓶内，以防复燃而发生火灾。

4. 施灸时要求患者保持原有体位，呼吸匀称。尤其是穴区觉烫时应告知医生处理，不可乱动，以免烫伤。对小儿患者更应该格外注意。

5. 隔物灸操作过程中应注意勤动勤看，以防起疱。

6. 隔姜灸用的姜应选用新鲜的老姜，宜现切现用，不可用干姜或嫩姜。姜片的厚薄宜根据部位和病证而定。一般而言，面部等较为敏感的部位姜片可厚些；急性或疼痛性病证姜片可切得薄一些。

7. 附子饼灸须在医务人员指导下进行，应选择较平坦而不易滑落的部位或穴位处施灸，灸饼灼烫时可用薄纸衬垫于灸饼下，以防灼伤皮肤。

六、不良反应及处理

1. 艾灸后上火的处理

（1）灸后多喝温开水。艾灸可加速新陈代谢和体液循环，补充适当的水分很重要，以温开水为宜。

（2）艾灸治疗期间注意适当休息，调整好生活作息规律，以清淡饮食为宜。

（3）若有上火的感觉，可以灸涌泉或泡脚，以引火下行。

（4）上火比较严重的可以稍停灸 1~2 日，待平复后再进行艾灸。

2. 艾灸后产生水疱的处理

（1）水疱较小的可以不用处理，待其自行复原。

（2）水疱较大者可以用针刺破，涂些龙胆紫防止其感染即可，且不可将疱皮剪除。

七、病案举例

陈某，男，34 岁。初诊日期：1999 年 3 月 2 日。

主诉：感冒 1 周，近来加重。

现病史：怕冷，背部发凉，多汗，鼻流清涕，腰背酸痛，全身乏力，舌质淡、苔白、脉浮。

西医诊断：感冒。

中医诊断：风寒表证。

治法：补益肺气，散寒解表。

取穴：大椎，肺俞，关元，足三里。

二诊：灸治 1 次后，多汗、鼻流清涕、腰困乏、全身乏力等症状消失。

三诊：5 天后面色红润，精力充沛，食欲增加，痊愈。停止治疗，正常上班，随访 2 个月未复发。

第二节 艾炷直接灸

一、简介

艾炷直接灸是将艾炷直接放在穴位上施灸的一种疗法。该法利用艾炷透达作用，直达病灶，给穴位以更强的刺激，作用比一般的灸法要强，具有通经络、调气血、消瘀结、祛寒湿、回阳救逆功效，从而达到防病保健、治病强身的目的。

二、适应证

慢性胃肠病、体质虚弱、发育不良、动脉硬化、高脂血症、慢性气管炎、肺结核、阳痿、遗精、早泄、缩阳症、痄腮、咽痛、崩漏、月经过多、面神经麻痹等。

三、禁忌证

1. 大血管处、心脏部位、眼球等颜面部禁灸。
2. 糖尿病或其他疾病等引起感觉功能减退、皮肤愈合能力差者忌灸。
3. 青光眼、眼底出血、孕妇、心脏病、呼吸衰竭、哮喘及高血压并发症者禁灸。

四、操作规范

（一）灸材制备

1. 艾炷准备

（1）艾绒准备：取陈艾叶经过反复晒杵，筛拣干净，除去杂质，令细软如棉，即称为艾绒。

（2）艾炷准备：艾绒做成圆锥形状之小团，称为艾炷，艾炷燃烧一枚称为一壮。小者如麦粒大，高约 5mm，炷底直径约 5mm；中者如半截枣核大，高约 10mm，炷底直径约 8mm；大者如橄榄核大，高约 15mm，炷底直径约 10mm。

2. 其他施灸材料的制备与准备

（1）用物准备：消毒治疗盘、消毒弯盘、消毒棉签、消毒镊子、艾炷、火柴、线香、灰盒、龙胆紫、磨口瓶。

（2）医生自身准备：衣、帽、鞋穿整洁，修剪指甲，洗手。

（3）患者准备：缓解紧张情绪，进食，排空大小便。

（二）化脓灸操作方法

1. 首先做好患者的思想工作

2. 选择体位和定穴

根据所需施灸的部位选择舒适平正的体位，先用75%的酒精棉球消毒，在上面正确点穴（可用圆棒蘸龙胆紫或墨笔在穴位上点标志）。

3. 安放艾炷

艾炷安放时先在穴位上涂些大蒜液或凡士林，以增加黏附作用和刺激作用，然后在其未干期间将艾炷放在穴位上。

4. 燃艾施灸

（1）用线香点燃艾炷，第1壮燃至一半，知热即用手指按灭，或快速捏掉。

（2）第2壮仍在原处，燃至大半，知大热时即按灭或捏掉。

（3）第3壮燃至将尽，知大痛时即快速按灭或捏掉，同时医师可用左手拇、示、中三指按摩或轻叩穴道周围，以减轻痛苦。直至灸满一定壮数为止。

灸后局部皮肤会发生红晕。连续施灸，不数日即能达到化脓之目的。若不化脓，如此长期灸下去也同样收效，可免炮烙之苦。

初灸之后局部变黑、变硬、结痂，下次就在痂上施灸。如果化脓，可以按压排出脓液再灸。如果痂皮脱落，可以用敷料覆盖，等结痂后再灸，或用艾绒烧灰敷上再灸。如果化脓过多，溃疡不断发展，脓液由淡白稀薄变为黄绿色黏稠，或疼痛流血，而且有臭味，即为继发性感染，可以用外科方法处理，很快就会痊愈。

化脓灸属于良性刺激，能改善体质，提高免疫功能，增强抗病能力，从而达到防病治病的目的。

（三）非化脓灸操作方法

1. 首先做好患者的思想工作

2. 选择体位和定穴

根据所需施灸的部位选择舒适平正的体位，用75%的酒精棉球消毒，在上面正确点穴（可用圆棒蘸龙胆紫或墨笔在穴位上点标志）。

3. 安放艾炷

艾炷安放时先在穴位上涂些大蒜液或凡士林，以增加黏附作用和刺激作用，然后在其未干期间将艾炷放在穴位上。

4. 燃艾施灸

（1）取麦粒大小之艾炷，用线香点燃，如上述方法放在穴位上燃烧，知痛即捏掉或按灭。

（2）每穴一般灸 2~3 壮，灸至局部发红为止，最多起小水疱，一般不至于化脓，无需处理。

五、注意事项

1. 施灸时要注意室内通风。

2. 防寒保暖，力戒烟酒，不食或少食肥甘厚腻之品及海腥发物。

3. 艾绒团必须捻紧，防止艾灰脱落而烫伤皮肤或烧坏衣物。

4. 熄灭后的艾炷应装入小口瓶内，以防复燃而发生火灾。

5. 施灸时要求患者保持原有体位，呼吸匀称。施灸时艾炷的大小、多少应以疾病性质、病情轻重、施灸部位和年龄大小综合考虑。

6. 施灸后局部皮肤出现微红灼热属于正常现象。如灸后出现小水疱，无需处理，可自行吸收。如水疱较大，可用无菌注射器抽去疱内液体，覆盖消毒纱布，保持干燥，防止感染。

7. 治疗后 4 小时内勿洗涤治疗部位，否则影响效果。

8. 戒烟酒、浓茶、咖啡。忌食辛辣、肥甘之品，汤药及饮食均宜热用，忌生冷。

9. 如有其他异常情况应及时与医务人员联系。

六、不良反应及处理

1. 避免受风，切勿用冷水冲洗。

2. 如果灸后出疹子，这也是体内废物排出的一个重要途径，继续灸即可。

3. 如果灸时、灸后出现皮肤奇痒，说明寒邪比较深，都是灸法有效果的表现，坚持灸即可缓解。

七、病案举例

崔某，男，46 岁。初诊日期：2000 年 2 月 2 日。

主诉：全身乏力，不能劳动，近日加重。

现病史：胁胀痛，夜间尤甚，全身乏力，不能劳动。食量减少，有时恶心、呕吐。双下肢反复出现水肿，小便发黄、浑浊，体重减轻 10kg。

西医诊断：肾盂肾炎。

中医诊断：水肿。

治法：健脾利湿，利水消肿。

取穴：肝俞，脾俞，足三里，中脘，关元。

二诊：每日1次，每次7~9壮，前10日每日1次，症状有所改善。

三诊：施灸80多天，疗效甚好，食量增大，水肿消失，体力充沛，精神愉快，面色红润，体重增加8kg，外表一如常人，热爱劳动，常自找活干。

第三节　艾条悬起灸

一、简介

艾条悬起灸是将艾条悬放在距离穴位一定高度上进行熏烤，而不使艾条点燃端直接接触皮肤。一般用无药艾条，有时也可用药物艾条进行熏灸。

二、适应证

适用于风寒痹证、神经性麻痹、急救晕厥、亚健康调理及各种虚寒及慢性病证、颈椎病、腰椎病、冠心病、腹泻、慢性肌肉劳损、胃脘痛、腹痛、腹泻、遗尿、慢性腰背痛、慢性支气管炎、痛经、前列腺炎、尿失禁等。

三、禁忌证

1. 对艾叶过敏者禁灸。

2. 极度疲劳、过饥、过饱、醉酒、大汗淋漓、情绪不稳、身体极度衰竭、形瘦骨立者忌灸。

3. 凡高热、大量吐血、中风闭证及肝阳头痛等一般不适宜用灸疗，但并非绝对。

四、操作规范

（一）准备

1. 用物准备

消毒治疗盘、消毒弯盘、消毒棉签、消毒镊子、消毒纱布、无菌注射器、龙胆紫、75% 的酒精、2% 的碘酒、艾条、酒精灯、火柴、线香、灰盒（磨口瓶）、浴巾。

2. 医生自身准备

衣、帽、鞋穿整洁，修剪指甲，洗手，戴一次性手套。

3. 患者准备

缓解紧张情绪，进食，排空大小便。

（二）具体操作

1. 温和灸

（1）首先做好患者的思想工作，配合医生操作。

（2）根据所需施灸的部位选择舒适的体位，用 75% 的酒精棉球在穴位区域消毒。

（3）将艾卷点燃，对准腧穴或患处，距离皮肤 2~3cm 进行熏烤，一般每处灸 20~30 分钟，灸至皮肤出现红晕为度。

遇到局部知觉减退者或小儿等，医者可将中、示两指分开，置于施灸部位两侧，这样可通过医者手指的感觉来测知患者局部的受热程度，以便随时调节施灸的距离，以防止烫伤。

2. 回旋灸

（1）首先做好患者的思想工作，配合医生操作。

（2）根据所需施灸的部位选择舒适的体位，用 75% 的酒精棉球在穴位区域消毒。

（3）将艾卷点燃，对准腧穴或患处，距离皮肤 2~3cm 高处反复旋转移动进行灸治，使皮肤感觉温热而不灼痛，一般每处灸 20~30 分钟，灸至皮肤出现红晕为度。

遇到局部知觉减退者或小儿等，医者可将中、示两指分开，置于施灸部位两侧，这样可通过医者手指的感觉来测知患者局部的受热程度，以便随时调节施灸的距离，以防止烫伤。

3. 雀啄灸

（1）首先做好患者的思想工作，配合医生操作。

（2）根据所需施灸的部位选择舒适的体位，用 75% 的酒精棉球在穴位区域消毒。

（3）将艾卷点燃，与施灸部位的皮肤并不固定在一定的距离，而是像鸟雀啄食一样一上一下地移动施灸，由上而下移动速度较慢，接近皮肤适当距离时短暂停留，在患者感觉灼痛之前迅速提起，如此反复操作。一般每穴 20~30 分钟，灸至皮肤出现红晕为度。

此法热感较强，须注意防止烫伤。以 15 日为 1 个疗程。

五、注意事项

1. 施灸时要注意室内通风。

2. 艾绒团必须捻紧，防止艾灰脱落而烫伤皮肤或烧坏衣物。

3. 熄灭后的艾炷应装入小口瓶内，以防复燃而发生火灾。

4. 施灸时要求患者保持原有体位，呼吸匀称。尤其是穴区觉烫时，应告知医生处理，不可乱动，以免烫伤。对小儿患者更应该格外注意。

5. 施灸后局部皮肤出现微红灼热属于正常现象。如灸后出现小水疱，无需处理，可自行吸收。如水疱较大，可用无菌注射器抽去疱内液体，覆盖消毒纱布，保持干燥，防止感染。

6. 治疗后 4 小时内勿洗涤治疗部位，否则影响效果。

7. 灸疗法对痛经的治疗效果较好，但疗程较长，要坚持治疗。

8. 应在每次月经来潮前 2~3 日开始治疗。

9. 平时要加强体育锻炼，注意情志的调节，消除焦虑、紧张和恐惧心理，并注意经期卫生，经期要避免剧烈运动和过度劳累。饮食忌寒凉，不宜洗冷水浴，忌过性生活。

10. 起居有常，饮食有节，劳逸结合，保证睡眠，加强锻炼，增强体质，保持乐观情绪。

11. 如有其他情况应及时与医务人员联系。

六、灸后不良反应及处理

1. 皮肤灸出花斑或红点为体内寒湿重所致，通常灸一段时间后会消失。

2. 灸后嗜睡大多是寒邪外排所致，体内正气和邪气相互斗争，而睡眠可以提供一个很好的"战场"，继续施灸有助于身体恢复。

七、病案举例

张某，男，29 岁。初诊日期：1999 年 8 月 9 日。

主诉：前列腺炎 2 年，近来加重。

现病史：患前列腺炎 2 年，解小便时常有精液流出，尿中有多数脓细胞，伴有腰背痛、畏寒等症状。

西医诊断：前列腺炎。

中医诊断：淋证。

治法：温补通利下焦。

取穴：关元，三阴交，中极，照海。

二诊：灸关元、三阴交、肾俞、神阙、小肠俞、足三里各 30 分钟，症状减轻。

三诊：1 个月后症状稍好，嘱加灸中极、照海、昆仑各 30 分钟，与前穴循环灸，并于背腰痛处每日灸 30 分钟；又灸半个月，食欲增加，腰背痛明显减轻；灸至 4 个月余，腰背痛已很轻，检查尿中脓细胞已很少。

第四节　艾条实按灸

一、简介

艾条实按灸是用棉布或棉纸折叠数层如手掌大，放在穴位上，将两支艾卷点着（不起火苗），先用一支实按穴位上，稍停即起，起来再按，几次之后艾卷将灭时另换一支，交替按压，垫物将烧焦黄，而不能使烧着起火。反复数次之后穴位上即出现大面积的温热和红晕现象，热力深入，久久不消。

二、适应证

风湿类疾病、尿频尿急、尿潴留、前列腺肥大、月经不调、腰腿痛、足跟痛、损伤、颈肩腰腿痛、骨质增生、网球肘、胸腹胀满、中风偏瘫等引起的疼痛或不便；感冒、咳嗽、头痛、痿证、腹痛、腹泻。

三、禁忌证

1. 对体质虚弱、神经衰弱的患者，治疗时火力宜小。精神紧张的患者应先消除其思想顾虑；饥饿的患者应先进食或喝些糖水。

2. 糖尿病或其他疾病等引起的感觉功能减退、皮肤愈合能力差者忌灸。

四、操作规范

（一）施术前准备

1. 用物准备

消毒治疗盘、消毒弯盘、消毒棉签、消毒镊子、消毒纱布、无菌注射器、龙胆紫、75% 的酒精、2% 的碘酒、酒精灯、火柴、线香、太乙神针灸条、灰盒（磨口瓶）、浴巾、套筒。

太乙神针药物处方：

（1）艾绒 60g，乳香 3g，没药 3g，硫黄 3g，雄黄 3g，穿山甲 3g，白芷 3g，草乌 3g，川乌 3g，桃树皮 3g，麝香 1g（《针灸逢源》）。

（2）艾绒 60g，乳香 3g，没药 3g，丁香 3g，松香 3g，麝香 3g，硫黄 6g，雄黄 3g，穿山甲 3g，桂枝 3g，杜仲 3g，枳壳 3g，皂角 3g，细辛 3g，川芎 3g，独活 3g，白芷 3g，全蝎 3g（《太乙神针集解》）。

（3）甘松 3g，乳香 12g，没药 12g，牙硝 1g，牛膝 12g，川乌 12g，独活 12g，三棱 1.5g，草乌 1.5g，白芷 1.2g，羌活 1.2g，桂枝 6g，薄荷 6g，麻黄 6g，穿山甲 6g，防风 6g，杜仲 6g，丑牛 6g，丁香 1.2g，樟脑 1.2g，胆南星 1.2g，细辛 6g，降香 3g，明雄 4.5g，全蝎 4.5g，麝香 6g，秦艽 6g，艾绒 15g，硫黄 3g（《太乙神针临证录》）。

2. 医生自身准备

衣、帽、鞋穿整洁，修剪指甲，洗手，戴一次性手套。

3. 患者准备

缓解紧张情绪，进食，排空大小便。

（二）基本操作方法

1. 首先做好患者的思想工作，配合医生操作。

2. 根据所需施灸的部位选择舒适的体位，用 75% 的酒精棉球在穴位区域消毒。

3. 在施灸部位铺 10 层棉纸或 5~7 层布。

4. 将两个药针装上开口套管后点燃，其中一支对准穴位直按其上，稍停 1~2 秒，使热气透达深部。

5. 若药针艾火熄灭，可将另一只换上，这样使药力不断渗入肌肤，加强治疗作用。

6. 若患者感觉热力过高时，可以轻提慢按，以温热舒适为度。

7. 每次每穴按灸 5~7 下，灸至皮肤出现红晕为度。

（三）治疗时间及疗程

每次 20~30 分钟，15 日为 1 个疗程。

五、注意事项

1. 施灸时要注意室内通风。

2. 防寒保暖，力戒烟酒，不食或少食肥甘厚腻之品及海腥发物。

3. 艾绒团必须捻紧，防止艾灰脱落而烫伤皮肤或烧坏衣物。

4. 熄灭后的艾炷应装入小口瓶内，以防复燃而发生火灾。

5. 施灸时要求患者保持原有体位，呼吸匀称。施灸时艾炷的大小、多少应根据疾病性质、病情轻重、施灸部位和年龄大小综合考虑。

6. 施灸后局部皮肤出现微红灼热属于正常现象。如灸后出现小水疱，无需处理，可自行吸收。如水疱较大，可用无菌注射器抽去疱内液体，覆盖消毒纱布，保持干燥，防止感染。

7. 治疗后 4 小时内勿洗涤治疗部位，否则影响效果。

8. 戒烟酒、浓茶、咖啡。忌食辛辣、肥甘之品，汤药及饮食均宜热用，忌生冷。

9. 如有其他情况应及时与医务人员联系。

六、灸后不良反应及处理

1. 灸时、灸后打嗝、放屁增多，是体内邪气（浊气）向外排的表现，如果坚持灸能明显感觉到身体轻松。

2. 灸后可能出现经期延长或量少，此种情况多发生在艾灸初期，可以适当减小火力或缩短治疗时间，多喝水，适应艾灸后会逐步缓解。

七、病案举例

田某，女，63 岁。初诊日期：1997 年 8 月 4 日。

主诉：排尿困难半个月，近日加重。

现病史：患者视网膜术后出现尿闭，点滴不出。留置导尿管 12 天，已有感染征象。经中西药以及针灸等多方治疗而不效。

西医诊断：尿潴留。

中医诊断：癃闭。

治法：通调水道，温补下元。

取穴：气海，水分，神阙，天枢，各穴灸 30 分钟。

二诊：灸关元、水道、神阙各 30 分钟，灸治 1 次后能较顺利排尿。

三诊：10 日后，灸大横、中极、三阴交各 30 分钟，灸治 1 次未再出现排尿障碍。

第五节 温针灸

一、简介

温针灸是艾灸与针刺结合使用的一种操作技术，是在留针过程中将艾绒搓团捻裹于针柄上（或使用适当长度的艾条固定在针柄上）点燃（图2-1、图2-2），通过针体将热量传入穴位以治疗疾病的方法。温针灸技术具有温通经脉、行气活血的作用。

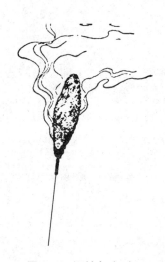

图2-1　温针灸（1）

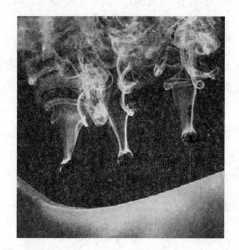

图2-2　温针灸（2）

二、适应证

常用于寒盛湿重、经络壅滞之证，如退行性膝关节炎、膝关节滑膜炎、腰椎间盘突出症、肩周炎、慢性结肠炎、肾病综合征、痛风性关节炎、痛痹、腰痛、急性胃痉挛、腹胀泄泻等。

三、禁忌证

1. 对艾叶过敏者禁灸。
2. 无自制能力的人如精神病患者等忌灸。
3. 皮肤感染与炎症的穴区忌用。

4. 妊娠期妇女的腰骶部、下腹部，或妇女经期，以及男女的乳头、阴部、睾丸等不要施灸。

四、操作规范

（一）用物准备

消毒治疗盘、消毒弯盘、消毒棉签、消毒镊子、消毒纱布、无菌注射器、龙胆紫、75% 的酒精、2% 的碘酒、艾绒或艾条、厚纸片、剪刀、酒精灯、火柴、线香、灰盒（磨口瓶）、浴巾。

（二）操作方法

1. 首先做好患者的思想工作，配合医生操作。

2. 根据所需施灸的部位选择舒适的体位，用 75% 酒精棉球在穴位区域消毒。

3. 将毫针刺入穴位得气后，使针根与皮肤距离 2~4cm。

4. 于针柄上裹以枣核大小粗艾绒制成的艾团，或取 2cm 左右长度的艾条套在针柄上。该步骤的关键环节主要有以下两点：

（1）放置艾团：取粗艾绒，用右手拇指、食指、中指搓成枣核大小，中间捏一痕，贴于针柄上，围绕一搓即紧缠于针柄上。艾团要求光滑紧实，切忌松散，以防脱落。

（2）放置艾条：可在艾条中间先用针柄钻孔，然后安装在针柄上。

5. 从艾团（条）下面点燃施灸，待其自灭，再换艾团（条）。如用艾绒每次可灸 3~4 壮，用艾条可用 1~2 壮。

6. 在燃烧过程中为防止落灰或温度过高灼烧皮肤，可在该区放置一带孔硬纸片，以作防护。

7. 及时除去艾灰，取纸片，起针，整理。

（三）治疗时间及疗程

每次治疗时间约 30 分钟，15 日为 1 个疗程。

五、注意事项

1. 无论艾团、艾条段，均应距皮肤 2~3cm，再从其下端点燃施灸。

2. 温针灸要严防艾火脱落灼伤皮肤。可预先用硬纸剪成圆形纸片，并剪一至中心的小缺口，置于针下穴区上。

3. 温针灸时要嘱咐患者不要随意移动肢体，以防灼伤。

六、灸后不良反应及处理

1. 艾灸后可能产生水疱，水疱较小的可以不用处理，待其自行复原；水疱较大的可以用针刺破，涂紫药水防止其感染即可，且不可将疱皮剪除。

2. 灸后可能出疹子，是体内废物排出的表现，继续灸即可。

七、病案举例

杨某，女，25 岁。初诊日期：2000 年 4 月 16 日。

现病史：婚后曾怀孕 3 次，每次均在 4~5 个月内流产，就诊时已怀孕 2 个月余，患者及家属十分担忧，前来求治。常有头晕，此次就诊面色少华，舌淡苔薄白，脉左寸滑利，右尺沉弱，发育正常，营养欠佳。

西医诊断：先兆流产。

中医诊断：胎动不安。

治法：温补下元，补气养血。

取穴：子宫，阴交，府舍。

二诊：连续灸治 5 次，自觉腰酸乏力、头晕心悸症状好转，面色转润，因而增加了信心。

三诊：以后每 3 日灸 1 次，直至怀孕超过 6 个月为止。后来足月顺产一男婴，至今母子均健，合家欢乐。

第六节　温灸器灸

一、简介

温灸器灸是将艾放入专门的施灸工具中点燃，借助于专门工具施灸的一种方法（图 2-3）。

1. 温筒灸

温筒是用金属特制的一种圆筒灸具，其中平面式两个底面相同大小，适用于较大面积灸治；圆锥式上为平面形，底为圆锥形，适于小面积点灸用。其内外由两个金属圆筒构成，外筒筒身及筒底均有十数至数十个小孔，并装有

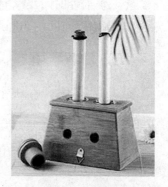

图 2-3　温灸器

一柄，可供手提操作。施灸时将艾绒或加掺药物装入温灸器的筒内，点燃后将温灸器之盖扣好，即可置于腧穴或应灸部位进行熨灸，直到所灸部位的皮肤红润为度（图 2-4）。

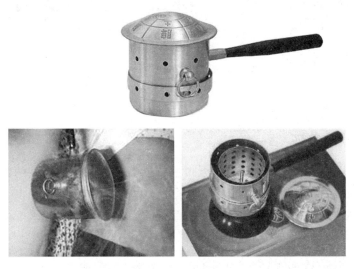

图 2-4　温筒灸

2. 温盒灸

温盒为一种特制木盒灸具，分大、中、小三种规格（大号长 20cm、宽 14cm、高 8cm；中号长 15cm、宽 10cm、高 8cm；小号长 11cm、宽 9cm、高 8cm）。其制作方法为：取规格不同的木板（厚约 0.5cm）制成长方形木盒，下面不安底，上面制作一个可随时取下的盖，并在盒内中下部安置铁窗纱一块，距底边 3~4cm。施灸时将艾绒或加掺药物装入温盒内，点燃后将盖扣好，即可置于腧穴或应灸部位进行熨灸，直到所灸部位的皮肤红润为度（图 2-5）。

温灸器灸利用温热及药物的作用，通过经络传导，以温经通络、调和气血、温中散寒、消肿散结、祛湿散寒、回阳救逆，从而达到调和脏腑、扶正驱邪、调整阴阳、防病保健、治病强身的目的。

二、适应证

颈椎病、腰椎病、腹泻、慢性肌肉劳损、胃脘痛、腹痛、腹泻、遗尿、慢性腰背痛、慢性支气管炎、风寒湿痹、尿失禁、各种痛证等。

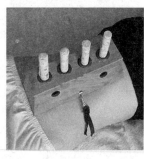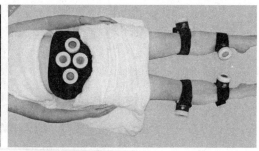

图 2-5　温盒灸

三、禁忌证

1. 妊娠期妇女的腰骶部、下腹部，或妇女经期，或男女的乳头、阴部、睾丸等部位不要施灸。

2. 对艾叶过敏者禁灸。

3. 糖尿病或其他疾病等引起感觉功能减退、皮肤愈合能力差者忌灸。

四、操作规范

（一）准备

1. 用物准备

消毒治疗盘、消毒弯盘、消毒棉签、消毒镊子、消毒纱布、无菌注射器、龙胆紫、75% 酒精、2% 碘酒、艾绒、艾条、艾炷、温筒、温盒、酒精灯、火柴、线香、灰盒（磨口瓶）、浴巾。

2. 医生自身准备

衣、帽、鞋穿整洁，修剪指甲，洗手，戴一次性手套。

3. 患者准备

缓解紧张情绪，进食，排空大小便。

（二）具体操作

1. 首先做好患者的思想工作，配合医生操作。

2. 根据所需施灸的部位选择舒适的体位，用 75% 的酒精棉球在穴位区域消毒。

3. 打开灸具，在内部放入 3~5cm 长的艾条段 2~3 段，或艾炷（须预先捏紧）3~5 团，亦可掺入某些药末。

4. 用线香点燃艾条或艾炷，放在铁窗纱上，在选定的施灸穴位区域对准穴位区放置灸具，盖好封盖，注意要留有缝隙，以使空气流通，艾段燃烧充分。

5. 封盖用于调节火力和温度。一般而言，移开封盖可使火力增大、温度升高；闭紧封盖使火力变小、温度降低。以保持温热而无灼痛为宜。

（三）治疗时间及疗程

每日或隔日 1 次，每次 20~30 分钟，15 日为 1 个疗程。

五、注意事项

1. 施灸时要不断调节盒盖的开合程度，以保持适当的灸疗温度。不可盖得太紧，防止艾火熄灭。

2. 用艾绒施灸时要挑选金属网眼较小者，以防火星漏下而造成烫伤。

3. 施灸时要注意室内通风。

4. 在施灸过程中若不慎灼伤而导致皮肤起透明发亮的水疱，须注意防止感染。

5. 施灸后局部皮肤出现微红灼热属于正常现象。如灸后出现小水疱，无需处理，可自行吸收。如水疱较大，可用无菌注射器抽去疱内液体，覆盖消毒纱布，保持干燥，防止感染。

6. 施灸时要求患者保持适当体位，呼吸匀称。尤其是穴区觉烫时，应告知医生处理，不可乱动，以免烫伤。对小儿患者更应该格外注意。

7. 熄灭后的艾炷应装入灰盒（磨口瓶）内，以防复燃而发生火灾。

8. 治疗过程中注意对患者其他暴露部位保暖。

9. 治疗后勿立刻洗涤治疗部位，否则影响效果。注意避风寒，1 小时内少说话、不喝水、不吃食物，宜卧床安静休息。

10. 戒烟酒、浓茶、咖啡。忌食辛辣、肥甘之品，汤药及饮食均宜热用，忌生冷。

六、不良反应及处理

1. 艾灸后上火

选择品级好的艾条，适当控制艾灸的火力和时间，灸后多喝温开水。

2. 艾灸后产生水疱

水疱较小的可以不用处理；水疱较大者可以用针刺破，涂紫药水防止其感染即可，且不可将疱皮剪除。

3. 灸时、灸后流汗

应及时用干毛巾擦干，避免受风，切勿用冷水冲洗。

4. 灸时、灸后多尿

此时应多饮温开水，以助排毒。

七、病案举例

李某，女，69 岁。初诊日期：1996 年 5 月 3 日。

主诉：长期腹泻，近半年症状加重。

现病史：15 年来长期腹泻，每日 5 次左右，近半年症状加重，大便清稀，并带有黏液，虽经中西医长期治疗，效果不显。现腹部隐痛，肠鸣泄泻，便稀色黄，夹有黏液，并时觉腹部坠胀，纳差，畏寒，舌淡红，苔薄白，脉细无力。

西医诊断：腹泻。

中医诊断：泄泻。

治法：补益脾气，温中止泻。

取穴：中脘，神阙，关元，天枢，足三里。

二诊：灸 3 天后，大便每日 2 次，稍觉腹胀，饮食增加。如法续灸，2 个疗程后大便每日 1 次，临床症状消失。

三诊：加灸 5 次巩固效果，痊愈出院。经多次走访，效果稳定，未见复发。

参考文献

1. 石学敏.针灸学［M］.北京：中国中医药出版社，2002

2. 谢锡亮.谢锡亮灸法［M］.北京：人民军医出版社，2009

3. 王富春.灸法医鉴［M］.北京：科学技术文献出版社，2009

4. 贺普仁.灸具灸法［M］.北京：科学技术文献出版社，2004

5. 吴焕淦.中国灸法［M］.上海：上海科学技术出版社，2006

6. 陈日新.热敏灸实用读本［M］.北京：人民卫生出版社，2009

第三章

中药外治法

第一节　穴位贴敷

一、简介

穴位贴敷是以中医基础理论为指导，以整体观念、辨证论治为原则，将腧穴与药物作用结合起来的一种独特的治疗方法。它是用各种液体调和药粉而成的糊状制剂，贴敷于特定的穴位或患部（图 3-1），通过药物、腧穴、经络及全身的调节作用，以预防和治疗疾病。其特点在于作用直接，适应证广；用药安全，诛伐无过；简单易学，便于推广；取材广泛，价廉药简；疗效确切，无创无痛。

起初人们用树叶、草茎之类涂敷伤口治疗与猛兽搏斗所致的外伤，逐渐发现有些植物外敷能减轻疼痛和止血，甚至可以加速伤口的愈合。随着时代的变迁，春秋战国时期的医者对于药物与穴位经络的结合已经有一定的认识，并运用到临床，在《灵枢·经脉》记载："足阳明之筋……则急引

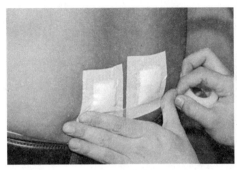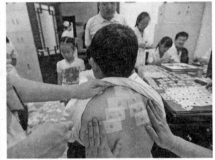

图 3-1　穴位贴敷

颊移口，有热，则筋弛纵缓不胜收，故僻，治之以马膏，膏其急者，以白酒和桂，以涂其缓者……"，被后世誉为膏药之治，开创了现代膏药之先河；之后华佗在《神医秘传》中治脱疽"用极大甘草，研成细末，麻油调敷极厚，逐日更换，十日而愈"；晋代葛洪的《肘后备急方》中记载："治疟疾寒多热少，或但寒不热，临发时以醋和附子末涂背上"；宋代《太平圣惠方》中记载："治疗腰腿脚风痹冷痛有风，川乌头三个去皮脐，为散，涂帛贴，须臾即止"等，使得穴位贴敷技术在临床上逐渐成熟，时至今日已发展成一种影响力大、治疗疾病种类多、方便有效的中医外治法。

二、适应证

根据《东医宝鉴·内景篇·三焦腑》提出："头至心为上焦，心至脐为中焦，脐至足为下焦。"可将适应证分为以下三个部分：

1. 上焦疾病

气虚型感冒、气虚型咳嗽、虚哮、虚喘、气虚自汗、阴虚盗汗、心阳不振型胸痹、心脾两虚型不寐、肾虚及瘀血型头痛、肝阳上亢型眩晕、各型喉痹、胃火牙痛及口疮、瘀血阻络型胁痛。

2. 中焦疾病

寒邪客胃型胃痛、脾虚型食积、脾胃虚寒型泄泻、脾胃虚寒型呕吐、阴寒积滞型便秘、中消、小儿厌食。

3. 下焦疾病

阴虚火旺型遗精及阳痿、月经不调、寒湿凝滞型痛经、中气不足型子宫脱垂、疮疡肿毒、下肢关节冷痛、小儿腹痛夜啼、遗尿等。

还可以用于肺系疾病预防和体虚保健。

三、慎用证

1. 实证、热证、阴虚发热以及面部大血管附近慎用。

2. 久病、体弱、消瘦以及有严重心、肝、肾功能障碍者、糖尿病者以及孕妇和小孩等特殊人群慎用。

四、禁忌证

1. 贴敷部位有破损者禁用。

2. 对药物成分过敏者禁用。

3. 高热、急性化脓性炎症、恶性肿瘤、结核、心肾功能衰竭、心肌梗死、主动脉瘤、出血性疾病、皮肤病、周围循环障碍、严重水肿部位、经深部放射性治疗的患者禁用。

4. 孕妇胸腹部和腰骶部及可促进子宫收缩的穴位如合谷、三阴交、肩井禁用。

5. 其他较为严重的内、外科疾病患者禁用。

五、操作规范

（一）材料的准备和制备

1. 材料准备

以中医基础理论为指导，辨证论治，按照一定的剂量将药物进行研磨成末，用媒质（有水、白酒或黄酒、醋、姜汁、蜂蜜、蛋清、凡士林）调成糊状，备用（图3-2）。

2. 器具准备

治疗床、处置车、药缸、压舌板、无菌纱布、弯盘2个、防过敏胶布。

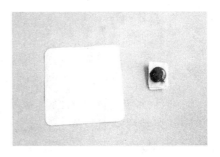

图3-2　材料准备

（二）患者准备

1. 根据穴位依次选取合适的体位。

2. 进行皮肤评估，包括色泽、弹性和有无水肿、出血、蜘蛛痣、肝掌、异常隆起、包块以及皮下脂肪层厚度等方面的指标。

（三）基本操作步骤

1. 方药的选择

凡是临床上有效的方剂，一般都可以熬膏或研末，用作穴位贴敷来治疗相应疾病。但与内服药物相比，贴敷用药有以下特点：

（1）用通经走窜、开窍活络之品。现在常用的这类药物有冰片、麝香、丁香、花椒、白芥子、姜、葱、蒜。

（2）选气味俱厚之品，有时甚至选用力猛有毒的药物，如生南星、生半夏、草乌、巴豆、斑蝥、附子。

（3）补法可用血肉有情之品，如动物内脏、鳖甲。

（4）选择适当溶剂调和贴敷药物或熬膏，以达药力专、吸收快、收效速的目的。醋调贴敷药可起解毒、化瘀、敛疮等作用，虽用药猛，可缓其性；酒调贴敷药则起行气、通络、消肿、止痛等作用，虽用缓药，可激其性；水调贴敷药专取药物性能；油调贴敷药可润肤生肌。还可根据患者的敏感程度进行选择，避免溶剂引起的过敏反应。

2. 穴位的选择

穴位贴敷疗法的穴位选择与针灸疗法是一致的，也是以脏腑经络学说为基础，通过辨证选取贴敷的穴位，并力求少而精。此外，还应结合以下选穴特点：

（1）选择离病变器官、组织最近、最直接的穴位贴敷药物。

（2）选用阿是穴贴敷药物。

（3）选用经验穴贴敷药物，如吴茱萸贴敷涌泉穴治疗小儿流涎；威灵仙贴敷定喘穴治疗百日咳等。

3. 具体操作

根据所选穴位，采取适当体位，使药物能敷贴稳妥。贴药前定准穴位，用温水将局部洗净，或用酒精棉球擦净，然后敷药。也有使用助渗剂者，在敷药前先在穴位上涂以助渗剂，或助渗剂与药物调和后再用。

对于所敷之药，无论是糊剂、膏剂或捣烂的鲜品，均应将其很好地固定，以免移动或脱落。可直接用胶布固定，也可先将纱布或油纸覆盖其上，再用胶布固定。目前有专供贴敷穴位的特制敷料，使用、固定都非常方便。如需换药，可用消毒干棉球蘸温水或各种植物油，或石蜡油，轻轻揩去粘在皮肤上的药物，擦干后再敷药。

一般情况下，刺激性小的药物可持续性贴敷 1~3 日，不需溶剂调和的药物还可适当延长至 5~7 日换药 1 次，两次贴敷之间须间隔 1~2 日；刺激性大的药物应视患者的反应和发疱程度确定贴敷时间，数分钟至数小时不等，如需再贴敷，应待局部皮肤基本正常后再敷药。

（四）注意事项

1. 贴敷期间禁食生冷、海鲜、辛辣刺激性食物。

2. 贴敷药物后注意局部防水。

3. 对胶布过敏者可选用绷带固定贴敷药物。

4. 对于残留在皮肤的药膏等，可使用 75% 的酒精擦拭。

5. 凡用溶剂调敷药物时，需随调配随敷用，以防蒸发。

6. 若用膏药贴敷，在温化膏药时应掌握好温度，以免烫伤或贴不住。

7. 对胶布过敏者，可改用肤疾宁膏或用绷带固定贴敷药物。

8. 对刺激性强、毒性大的药物，贴敷穴位不宜过多，贴敷面积不宜过大，贴敷时间不宜过长，以免发疱过大或发生药物中毒。

9. 对久病体弱消瘦以及有严重心脏病、肝脏病等的患者，使用药量不宜过大，贴敷时间不宜过久，并在贴敷期间注意病情变化和有无不良反应。

10. 对于孕妇、幼儿，应避免贴敷刺激性强、毒性大的药物。

11. 对于残留在皮肤的药膏等，不可用汽油或肥皂等有刺激性的物品擦洗。

（五）可能出现的意外情况和处理方法

灼伤后出现较小的水疱（直径小于 0.5cm）可待其自行吸收；若水疱较大（直径大于 0.5cm），则应用无菌针头吸出水疱中的组织液，并涂以烫伤膏，以避免感染并促进伤口愈合。

出现过敏反应须及时停药，用蒸馏水清洗局部。如有其他系统反应必须及时就医。

六、病案举例

【病案 1】

张某，女，23 岁，2013 年 6 月初诊。

主诉：胃痛 1 个半月。

现病史：患者 1 个多月前因过食生冷导致胃痛，遂到我院门诊输液治疗。临床表现为胃痛暴作，恶寒喜暖，胃脘得温痛减，喜热饮，苔薄白，脉弦紧。

西医诊断：急性胃炎。

中医诊断：胃痛（寒邪客胃）。

治法：温中散寒，理气止痛。

选穴：足三里，内关，中脘。

药物：附子 15g，肉桂 15g，炮姜 25g，小茴香 20g，丁香 20g，木香 20g，香附 15g，吴茱萸 25g，麝香 0.3g。

治法：穴位贴敷，每日 1 次，每次 60 分钟，15 日为 1 个疗程。

二诊：患者治疗 3 日胃痛减轻，但食欲不佳，遇寒加重，喜热饮。嘱用药 1 周后三诊。

三诊：症状全部消失，痊愈。

按语：本例属实证，以祛邪为主，法当温中散寒；然寒邪停留胃中，气机阻滞，"不通则痛"，故又宜辛温散寒与理气止痛之品合用，共奏和络止痛之效。

【病案 2】

李某，女，40 岁。2013 年 11 月初诊。

主诉：经行腹痛 3 年，加重 1 年。

现病史：患者 3 年前出现经期小腹冷痛，得热痛减，拒按，经量少，色暗有块，畏寒身痛，伴呕吐；最近一年腹痛加重，需用止痛药，有时因痛经无法工作。平素无明显腹痛及腰痛，亦无发热。大、小便正常。月经：15 岁初潮，经期 5~7 天，周期 28~30 天，无停经。舌淡暗，苔白腻，脉沉紧。

西医诊断：痛经。

中医诊断：痛经（寒湿凝滞证）。

治法：温经散寒，活血止痛。

选穴：足三里，天枢，三阴交，神阙。

方药：当归 25g，吴茱萸 25g，乳香 15g，没药 15g，肉桂 25g，细辛 25g，樟脑 3g。

治法：于经前 3 天取药粉 1.5g，用黄酒调和成糊状，外敷于上述穴位，胶布固定，药干后换 1 次，经行 3 天后取下药物，每日 1 次。

二诊：患者用药 2 个月后仍有经行腹痛，但程度缓解，无呕吐，可正常工作。嘱其继续用药。

三诊：1 个月后复诊，经行腹痛时作，疼痛以隐痛为主，经色红无血块。嘱其继续用药，2 个月后痊愈。

按语：本例为寒湿之邪伤及下焦，客于胞中，血被寒凝，行而不畅，因而痛经，血色暗黑而有块；寒湿中阻，阳气被遏，水湿不运，则畏寒便溏，恶心呕吐；余症均为寒湿阻滞所致。理当温经散寒除湿，活血理气止痛。

第二节　中药淋洗

一、简介

中药淋洗又称淋射法，是用药物煎剂或冲剂不断喷洒患处的一种外治法。该法利用辨证施治的药物对患处进行喷洒，通过药物的刺激起到疏通经络、活血化瘀、祛风散寒、清热解毒、消肿止痛的作用。早在宋代，唐慎微所著的《证类本草》中就载有草绳淋法治疗中暑；明代李时珍的《本草纲目》中也有用冷水淋射百会穴或哑门穴治疗鼻衄的记载。现代临床上主要用淋洗法治疗一些局部浮肿疼痛的疾病，均有较好疗效。

二、适应证

适用于外伤疼痛、血栓闭塞性脉管炎、毒蛇咬伤、脓疱疮、疥疮、蛇串疮、风热犯表型瘾疹、骨折等疾病。

三、慎用证

老人、儿童、病情较重者慎用。

四、禁忌证

1. 大汗、饥饿、酒后、过饱及过度疲劳者禁用。

2. 有急性传染性疾病、恶性肿瘤、严重心脏病、重症高血压、呼吸困难等严重内科疾病和有出血倾向的患者禁用。

3. 有大范围感染性病灶并已经出现化脓破溃时，禁止使用局部治疗。

4. 对药物过敏患者禁用。

5. 孕妇腰骶部、小腹部、会阴部禁用。

6. 其他较为严重的内、外科疾病患者禁用。

五、操作规范

（一）材料的准备和制备

1. 材料准备

以中医基础理论为指导，辨证论治，将药物按照一定的剂量配方后进行煎制，煎好后趁热倒入带细眼的小喷壶或不锈钢盆内，晾至 40~50℃备用。

2. 器具准备

2100W 电磁炉，双耳加厚复底汤锅，不锈钢喷壶，以及废液盘、坐浴盆、治疗床、处置车、手套、持物钳。

（二）患者准备

1. 根据穴位依次选取相应的体位。

2. 进行皮肤评估，包括色泽、弹性以及有无水肿、出血、蜘蛛痣、肝掌、异常隆起、包块和皮下脂肪层厚度等方面的指标。

（三）基本操作步骤

1. 药物选择

（1）外伤疼痛：用栀子血竭消肿汤（《中医简易外治法》）——黄栀子60g，血竭15g（或以乳香代）。药放砂锅内，兑入凉水 300mL，煎沸去渣，趁热将药水装入带细眼的新喷壶内，不断淋射患处，下接搪瓷盆。每日可淋射 2 次，每剂药可用 2 日，10 日为 1 个疗程。功能清热活血、消肿止痛。

（2）筋瘤：用活血通脉汤（经验方）——桂枝、花椒各10g，透骨草 30g，千年健、鸡血藤、双花、苏木、红花、乳香、没药、干姜、樟脑各 15g。将上药装入布袋内缝好，加水 2000mL 煎汤，待药液温度适宜时装入喷壶内淋洗患处，每日 2 次，每次 30~50 分钟。功能温经散寒、活血通脉。

（3）毒蛇咬伤：用银花甘草解毒汤（《常见病中草药外治疗法》）——金银花 15g，甘草 3g。上药煎汤，去渣取汁装喷壶内淋洗患处，每次 10~15 分钟，每日 3~4 次。功能清热解毒。

（4）黄水疮（脓疱疮）：用脓疱洗剂——黄柏 30g，生大黄 30g，苦参 30g，蒲公英 20g，银花 20g，百部 20g。将上药煎水后装入喷壶内反复淋洗患处，有黏稠渗出液或结痂时，宜先以温热淡盐水轻洗清除后再用本法。每日 3~5 次。功能清热燥湿。

（5）疥疮：用洗疥疮方（《外科正宗》）——苦参 250g，猪胆汁 4~5 枚。先煎苦参取汁，然后和入猪胆汁搅匀，装入喷壶内反复淋洗患处，每 3 日 1 次。功能清热解毒杀虫。

（6）蛇串疮：用青蒿汤（《常见病验方研究参考资料》）——青蒿草 500g。将药煎汤，待药汤温度降至皮肤能耐受时，用药汤反复淋洗患处，每日 1 次。功能清热解毒。

（7）风热犯表型瘾疹：用蟾蜍水（《中医皮肤病学简编》）——活蟾蜍 3~4 只。将蟾蜍去内脏，洗净后加水煎至极烂，用纱布过滤去渣，留汤淋洗患处。功能清热解毒利湿。

（8）骨伤：用接骨酒——接骨草 500g。上药加白酒少许炒至略带黄色，加水文火煎 6~8 小时，再与 45% 酒精配制成药酒 500mL，每次用 50mL 淋洗患处，每日 2~3 次。功能活血接骨。

2. **操作**

将所选的药物煎汤去渣备用，趁热把药水装入带细眼的小喷壶内，晾至适宜温度（40~50℃）时，用药液淋洗患处（图 3-3）。淋洗时下面放置容器以接药水，或在大面积淋洗时用木盆（图 3-4）。倾倒药液应注意缓速、均匀，若水已凉可加热，再倒入小喷壶内继续喷淋。每日淋洗 2 次，每次 20~30 分钟（重复加热药液），每部位可重复喷淋 2~3 遍，每剂药可连用 2 日。

（四）注意事项

1. 药液量的大小、喷洒时间之长短可依具体病情而定。

2. 若用于溃疡，则已用过之药水不能重复使用，应另煎药液。

3. 淋洗时应注意保暖，治疗完毕要擦干局部皮肤。

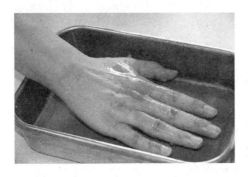
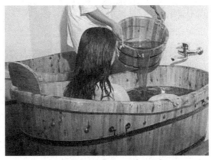

图 3-3　药液淋洗患处　　　　　　　　图 3-4　大面积淋洗

4. 夏季药液搁置时间不宜过长，以免变质，尽量用新鲜之药液淋洗。

5. 如果淋洗中使用的药物引起皮肤过敏，应该立即停止淋洗。

6. 凡老人、儿童、病情较重者，淋洗时要有人陪护，避免烫伤、着凉等。

（五）可能出现的意外情况和处理方法

1. 治疗过程中如出现烫伤，较小的水疱（直径小于 0.5cm）可待其自行吸收；若水疱较大（直径大于 0.5cm）则应用无菌针头吸出水疱中的组织液并涂以烫伤膏，以避免感染，并促进伤口愈合。同时还应注意低温烫伤，低温烫伤是指虽然基础温度不高，但皮肤长时间接触高于体温的低热物体而造成的烫伤。接触 70℃的温度持续 1 分钟，皮肤可能就会被烫伤；而当皮肤接触近 60℃的温度持续 5 分钟以上时，也有可能造成烫伤，这种烫伤就称为低温烫伤。

2. 治疗过程中出现高血压、心慌心悸等症状时，应立即停止治疗，并嘱其静卧休息；如休息后症状没有缓解，应立即对症治疗。

3. 发生过敏反应须及时停药，用蒸馏水清洗局部。如有其他系统反应，应及时就医。

六、病案举例

【病案 1】

赵某，男，32 岁。2013 年 2 月 10 日初诊。

主诉：右侧耳后及咽喉疼痛伴耳后疱疹 1 天。

现病史：不能饮食，患侧咽痛剧痛，口腔唾液分泌增多，同时出现右侧耳部跳痛，未出现口眼㖞斜，腰膝酸软，骨蒸潮热，两颧潮红，口干舌燥，舌红少苔。根据病史、症状、实验室检查，考虑患者为带状疱疹，遂入我科进行中药淋洗治疗。

西医诊断：带状疱疹。

中医诊断：蛇串疮（热毒内蕴）。

治法：清热解毒，通经活络。

治疗方法：用青蒿汤（青蒿草 500g）。将药煎汤，待药汤温度降至皮肤能耐受时，用药汤反复淋洗患处（遮耳），每日 1 次。

二诊：用药第 4 天，患者疼痛症状减轻，进食无明显痛感，耳后白色水疱带状分布。嘱继续治疗，2 天后水疱消失。

三诊：偶发局部跳痛，皮肤完好，未见水疱。嘱继续淋洗，3 天后痊愈。

【病案 2】

宋某，男，23 岁，2012 年 4 月初诊。

主诉：全身突起风团反复发作 1 年，加重 1 个月。

现病史：于 1 年前出现风团，每年发作 1 次，服药不久即愈。近 1 个月来发作频繁，每周 1 次，发时风团鲜红，灼热剧痒，遇热则皮损加重；伴发热恶寒，咽喉肿痛；舌质红，苔薄黄，脉浮数。

西医诊断：荨麻疹。

中医诊断：瘾疹（风热犯表）。

治法：疏风清热。

方药：蟾蜍水（《中医皮肤病学简编》）加荆芥 20g、防风 20g。活蟾蜍 3~4 只，将蟾蜍去内脏，洗净后加水煎至极烂，用纱布过滤去渣，留汤；再入荆芥、防风，一同煎煮，去渣备用，以此汤液淋洗患处。

二诊：患者用药 1 周后原风团消失，但其他部位又出现新的较小风团。遂嘱其改为大面积淋洗，着重颈部风池、风府二穴，症状消失即可停药。

三诊：期间内未发作，视为痊愈。

第三节　中药泡洗

一、简介

中药泡洗是在中医基础理论的指导下，对中药进行配伍后煎汤浸洗全身或局部皮肤，利用药物的功效及热力的传导达到治疗目的，也称药浴、烫洗。我国最早的医方《五十二病方》中就有治婴儿癫痫的泡洗方。《礼记》中记载："头有疮则沐，身有疡则浴"，《黄帝内经》中有"其受外邪者，渍形以为汗"的记载，因此泡洗的历史源远流长。据记载，自周朝开始就流行香汤浴。所谓香汤，就是用中药佩兰煎的药水，其气味芬芳馥郁，有解暑祛湿、醒神爽脑的功效。从清代开始，药洗就作为一种防病治病的有效方法，受到历代中医的推崇。

泡洗用药与内服药一样，亦遵循处方原则，辨病辨证选药，即根据各自的体质、病情等因素，选用不同的方药，各司其属。

中药泡洗系药物作用于全身肌表、局部、患处，并经吸收，循行经络血脉，内达脏腑，由表及里，因而产生效应。中药泡洗可起到疏通经络、活血化瘀、驱风散寒、清热解毒、消肿止痛、调整阴阳、协调脏腑、通行气血、濡养全身等养生功效。现代药理研究也证实，中药泡洗能提高血液中某些免疫球蛋白的含量，增强肌肤的弹性和活力。

二、适应证

1. 外科及骨伤科疾病，如痈、疽、肿毒、癣、痔、外伤、骨伤等。
2. 内科疾病如心虚胆怯型不寐、冷秘、中风后遗症、寒湿阻痹型关节炎、上消等。

三、慎用证

1. 有严重呼吸道疾病的患者慎用，或遵医嘱。
2. 严重心衰、严重肺功能不全、心肌梗死、冠心病、主动脉瘤、动脉硬化、高血压患者、有出血倾向者以及老年人、儿童慎用。

四、禁忌证

1. 饱食、饥饿以及过度疲劳时、饭前饭后半小时内禁用。
2. 妊娠期妇女禁止使用本法，因为血液的再分配有可能导致胎儿供血不足而流产。
3. 皮肤有大面积创口或有严重过敏史患者禁用。
4. 妇女月经期禁用。

五、操作规范

（一）材料的准备和制备

1. **材料准备**

以中医基础理论为指导，辨证论治，按照一定的剂量配方，将药物进行煎制，晾至温度适宜。

2. 器具准备

浴盆或浴缸、治疗床、消毒无菌厚塑料袋、毛巾、双层复合底不锈钢锅（容积 15L 左右）。

（二）患者准备

1. 根据穴位依次选取相应的体位。

2. 进行皮肤评估，包括色泽、弹性和有无水肿、出血、蜘蛛痣、肝掌、异常隆起、包块以及皮下脂肪层厚度等。

（三）基本操作步骤

1. 药物选择

（1）筋瘤（静脉曲张，瘀血阻络证）

功用：活血化瘀，舒筋通络。

泡洗部位：病变局部或整个双下肢。

药物组成：金银花 20g，连翘 20g，马齿苋 20g，黄柏 20g，苦参 30g，川芎 20g，当归 15g，赤芍 15g，苏木 15g，红花 20g。

（2）膝痹病（膝关节骨性关节炎，寒湿痹阻证）

功用：活血化瘀，祛风除湿，舒筋通络。

泡洗部位：病变局部或整个双下肢。

药物组成：鸡血藤 20g，伸筋草 20g，红藤 20g，川芎 20g，海桐皮 15g，丹参 10g，赤芍 20g，秦艽 20g，黄柏 20g。

（3）肘痹（肱骨外上髁炎，气滞血瘀证）

功用：行气活血，舒筋通络。

泡洗部位：肘关节或双上肢。

药物组成：刺蒺藜 20g，夏枯草 20g，大黄 10g，赤芍 10g，丹参 10g，玄参 10g，生栀子 15g，苦参 15g。

2. 用法

将 10L 水倒入不锈钢锅中，再将配好的药材放入水中浸泡 20 分钟，泡完后再开火，将药材与 10L 的水一起煮沸 30 分钟，再把药渣沥掉，剩下的药汤倒进浴缸或浴盆，放入拍打过的姜母以及一瓶米酒，再加入 40L 温度在 45~53℃的热水（根据患者具体体质选择温度）。患者进入浴缸或浴盆中进行泡洗（图 3-5），以没过泡洗肢体为宜，至少要泡 30 分钟，水温低于 37℃即可出浴。注意不可久坐水中恣意泡洗，以免感受风寒湿邪。每日 1 次，15 日为 1 个疗程。

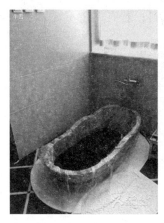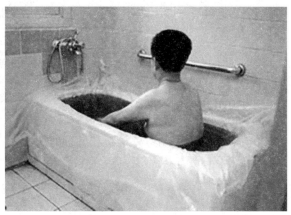

图 3-5 中药泡洗

（四）注意事项

1. 中药泡洗过程中，患者在 30 分钟内应饮用温开水，以补充体液及增加血容量，以利于代谢废物的排出。有严重心、肺、肝、肾病患者饮水量不宜超过 150mL，小孩及老年人酌减。

2. 中药泡洗时应注意浸泡温度，应微微出汗，不可大汗淋漓，以免虚脱，即所谓的"气随津脱"。

3. 泡浴前必须先淋浴洁身，以保持药池的卫生。浴后应立即用温水冲洗干净，拭干皮肤，及时穿衣服。一般而言，热水药浴（39~45℃）适用于风湿性关节炎、风湿性肌痛、类风湿性关节炎、各种骨伤后遗症、肥胖及银屑病等；治疗神经过度兴奋的失眠、疼痛、消化不良等的药浴温度，以相当于或稍低于体温为宜；25~33℃适用于急性扭挫伤。药浴时室温不应低于 20℃，局部药浴时应注意全身保暖，夏季应避风，预防感冒。

4. 初浴时水位宜在心脏以下，3~5 分钟身体适应后再慢慢泡至肩位；洗浴时间不可太长，尤其是全身热水浴。应避免由于汗出过多而体液丢失量大，皮肤血管充分扩张，体表血液量增多，造成头部缺血而发生眩晕或晕厥。

5. 严重心衰、严重肺功能不全、心肌梗死、冠心病、主动脉瘤、动脉硬化、高血压患者、有出血倾向者以及老年人、儿童慎用水温 39℃以上的药浴，应以接近体温之药液沐浴，并有家人或医护人员陪护，且沐浴时间不宜过长。妊娠或经期不宜泡药浴，尤其不宜盆浴及坐浴。

6. 全身泡热药浴易发生晕厥，故浴后要慢慢地从浴盆中起身；泡药浴时出现轻度胸闷、口干等不适，可适当喝水或饮料；若有严重不适，应立即停止药浴。

7. 饭前、饭后半小内不宜进行全身药浴。饭前药浴由于肠胃空虚，洗浴时出汗过多，易造成虚脱。饭后立即药浴可造成胃肠或内脏血液减少，血液趋向体表，不利消化，可引起胃肠不适，甚至恶心呕吐。临睡前不宜进行全身热水药浴，以免兴奋后影响睡眠。

（五）可能出现的意外情况和处理方法

1. 如一旦发生晕厥，应及时扶出浴盆，平卧在休息室床上，同时给患者喝些白开水或糖水，补充体液与能量。或用冷水洗脚，使下肢血管收缩，头部供血充足。

2. 中风后遗症患者在治疗时，初始水温不得超过 42℃，同时家属或者护理人员必须时刻陪伴，防止患者滑入水中而出现危险。

六、病案举例

【病案1】

张某，男，39 岁，务工人员，2012 年 6 月初诊。

主诉：右肘关节疼痛 1 周。

现病史：患者来沈一年，经常在工地做力工，搬运沙袋水泥，一周前出现右肘关节胀痛，不能用力，遂来我院。入院检查：右肘关节肱骨外上髁处压痛，肱三头肌、肱桡肌、伸腕肌有疼痛性结节，伸腕抗阻试验（+）。

西医诊断：右肱骨外上髁炎。

中医诊断：肘痹（气滞血瘀证）。

治法：行气活血，舒筋通络。

方药：刺蒺藜 20g，夏枯草 20g，大黄 10g，赤芍 10g，丹参 10g，玄参 10g，生栀子 15g，苦参 15g。煎汤后局部浸泡，每日 1 次，15 日为 1 个疗程。

二诊：患者治疗 2 周后疼痛减轻，肘部活动可，压痛不明显。嘱继续治疗 1 周后复查。

三诊：疼痛消失，活动度正常，无压痛，痊愈。

【病案2】

陈某，女，72 岁，2012 年 3 月初诊。

主诉：行走后双小腿疼痛 20 年，加重 1 周。

现病史：患者双小腿反复疼痛，行走时发作，坐下休息后无疼痛，求医历年无效。双踝关节以下静脉曲张明显，年轻时工作久站立。双下肢无萎缩。纳可，眠差，每晚睡约 4 小时，醒后无法入睡，小便正常，夜尿 1~2 次，大便 1~2 天一次，时有胸闷、头晕。舌淡红，苔白厚腻，脉稍浮滑，双尺稍沉。

西医诊断：下肢静脉曲张。

中医诊断：筋瘤（瘀血阻络证）。

治法：活血化瘀，舒筋通络。

方药：金银花 20g，连翘 20g，马齿苋 20g，黄柏 20g，苦参 30g，川芎 20g，当归 15g，赤芍 15g，苏木 15g，红花 20g。煎汤后泡洗下肢，每次 30 分钟，每日 1 次，15 日为 1 个疗程。由于其病情较重，嘱其连续治疗 3 个疗程后复诊。

二诊：可较长时间行走或站立，双下肢疼痛减轻，静脉微曲张，下肢皮肤红润有光泽。嘱持续用药 6 个月。

三诊：静脉曲张消失，偶有长时间行走或站立出现暂时性疼痛，视为痊愈。

第四节　中药热罨包

一、简介

中药热罨包治疗技术是将热好的中药滤纸置于身体的患病部位或某一特定位置（如穴位上）（图 3-6），通过放置热罨包使局部的毛细血管扩张，血液循环加速，又可促使热罨包内中药渗透到患者疼痛所在，利用其温热达到温经通络、调和气血、祛湿驱寒目的。此种治疗方法是从中药热敷即"熨"改革而来，不但发挥了其热的效应，还使得治疗温度更加容易掌控，出现烫伤等不良反应的几率大大降低，适用范围更加广。

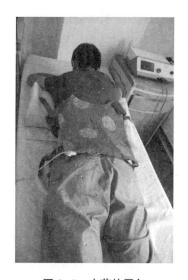

图 3-6　中药热罨包

二、适应证

1. 骨性关节炎，颈腰椎间盘脱出，膝关节炎，肩周炎，风湿、类风湿性关节炎。

2. 妇科疾病，如附件炎、寒凝血瘀型痛经、盆腔炎、月经病。

3. 泌尿生殖系疾病，如前列腺炎、尿频、肝郁气滞型癃闭。

三、慎用证

孕妇，月经期腰骶部，神志不清及感觉障碍的患者等。

四、禁忌证

1. 炎症及损伤急性期、肿瘤、结核、出血倾向、高热、高血压、心脏病、极度虚弱患者。

2. 外伤后患处有伤口，皮肤急性传染病、特殊体质、贴敷部位有破损者。

3. 对药物成分过敏者禁用。

4. 高热、急性化脓性炎症、厌氧菌感染、恶性肿瘤、结核、心肾功能衰竭、心肌梗死、主动脉瘤、出血性疾病、皮肤病、周围循环障碍、严重水肿部位禁用。

5. 其他较为严重的内、外科疾病患者禁用。

五、操作规范

（一）材料的准备和制备

1. 材料准备

以中医基础理论为指导，辨证论治，按照一定的剂量配方后将药物进行煎制，将煎好的药汤趁热倒入不锈钢盘内。

2. 器具准备

2100W 电磁炉 1 个，30cm×25cm 方形不锈钢盘 1 个，治疗床 1 张，处置车 1 台，手套 1 副，滤纸若干，加热垫（关、低、中、高 4 挡位）若干，防透气塑料薄膜若干。

（二）患者准备

1. 根据穴位依次选取相应的体位。

2. 进行皮肤评估，包括色泽、弹性、有无水肿、出血、蜘蛛痣、肝掌、异常隆起、包块、皮下脂肪层厚度等方面的指标。

（三）基本操作步骤

1. 药物选择

（1）颈椎病（混合型）

功用：舒筋通络，活血止痛。

药物组成：海桐皮 10.5g，透骨草 10.5g，乳香 10.5g，没药 10.5g，艾叶 10.5g，当归 10.5g，桑寄生 10.5g，牛膝 10.5g，独活 10.5g，川乌 10.5g，附子 10.5g，伸筋草 10.5g。

（2）腰椎间盘突出症（寒湿型）

功用：疏风散寒，除湿止痛。

药物组成：乳香 10.5g，没药 10.5g，艾叶 10.5g，当归 10.5g，桑寄生 10.5g，牛膝 10.5g，独活 10.5g，川乌 10.5g，附子 10.5g，伸筋草 10.5g。

（3）膝痹（膝关节骨性关节炎）

功用：祛风除湿，散寒宣痹。

药物组成：牛膝 15g，透骨草 15g，白芷 10.5g，细辛 10g，防风 15g，川芎 15g，丁香 10g，羌活 10g。

（4）痛经

功用：活血化瘀，温经止痛。

组成：当归 10g，川芎 5g，赤芍 10g，延胡索 10g，红花 6g，肉桂 4g，丹参 15~30g，制香附 10~15g，泽兰 10g，广木香 5g。

（5）癃闭（肝郁气滞型）

功用：疏肝理气，开窍泄浊。

药物组成：沉香 10g，当归 10g，白芍 10g，石韦 10g，陈皮 5g，滑石 30g，甘草 5g，冬葵子 5g，王不留行 5g。

2. 用法

将煎好的药汤趁热倒入盆内，用清洁的滤纸蘸取药液，浸湿的滤纸平铺于患处，然后将预热好的加热垫置于患处。注意挡位温度，不宜过热。每日热敷 1 次，每次 20 分钟。

（四）注意事项

1. 注意掌握滤纸热敷的时间，以保持一定的湿度及温度。

2. 注意热敷的部位和面积，注意贴紧皮肤。

3. 用后的滤纸废弃。药液保持配制新鲜，防止因溶液变质而影响治疗效果。

（五）可能出现的意外情况和处理方法

1. 烫伤出现后，较小的水疱（直径小于 0.5cm）可待其自行吸收，若水疱较大（直径大于 0.5cm）则应用无菌针头吸出水疱中的组织液并涂以烫伤膏，以避免感染，并促进伤口愈合。同时还应注意低温烫伤。

2. 治疗过程中出现高血压、心慌心悸等症状时，应立即停止治疗，并嘱其静卧休息；如休息后症状没有缓解，应立即对症治疗。

六、病案举例

【病案 1】

张某，男性，65 岁，2013 年 5 月初诊。

主诉：排尿不爽伴尿频 6 个月。

现病史：患者 6 个月前因"生气上火"出现排尿不畅，表现为排尿等待、尿线变细、尿程变短、尿末滴沥状及排尿不尽感，排尿次数明显增多，每次尿量减少，夜尿 1~2 次，无肉眼血尿。肛门指诊：前列腺Ⅱ度增大，质地韧，无压痛，肠腔黏膜尚完整，无明显新生物。兼见口苦易怒、胁腹胀满、舌红苔薄黄、脉弦。

西医诊断：尿潴留。

中医诊断：癃闭（肝郁气滞）。

治法：疏肝理气，开窍泄浊。

方药：沉香 10g，当归 10g，白芍 10g，石韦 10g，陈皮 5g，滑石 30g，甘草 5g，冬葵子 5g，王不留行 5g。加 1000mL 水煎煮，将煎好的药汤趁热倒入盆内，用清洁的滤纸蘸取药液，浸湿的滤纸平铺于下腹（耻骨联合上缘），然后将预热好的加热垫置于腹部，中级挡位温度，不宜过热，固定。每日热敷 1 次，每次 20 分钟，15 日为 1 个疗程。

二诊：患者经 1 个月治疗后排尿次数减少，排尿稍有不畅，尿程不中断。

三诊：又经 1 个月治疗后尿量基本正常，排尿通畅，肿块变小，视为痊愈。

【病案 2】

杨某，男，54 岁，农民，2012 年 8 月初诊。

主诉：颈项部沉重、头重、头晕 10 天，加重 1 天。

现病史：患者 10 天前开始颈项部疼痛，伴头蒙头晕，头脑不清晰，夜晚入睡困难，平卧及侧卧位头部均有憋胀感，转动颈部时有一过性眩晕及黑蒙感，伴四肢乏力。在其他医院检查诊断为颈椎间盘突出和椎间孔骨质增生，经服中西药物（名、量不详）及沙疗等治疗效果不佳，1 周后上述症状明显加重，伴头目眩晕、恶心欲吐感，转动颈部时明显加重，来院求治。患者自症状加重以来饮食、精神欠佳，入睡困难。触诊双侧风池穴、颈项肌广泛压痛，椎间孔压缩试验阳性。

西医诊断：颈椎间盘突出症。

中医诊断：颈椎病（混合型）。

治法：舒筋通络，活血止痛。

方药：海桐皮、透骨草、乳香、没药、艾叶、当归、桑寄生、牛膝、独活、川乌、附子、伸筋草各 10.5g。进行中药热罨包治疗，每次 20 分钟，每日 1 次，15 日为 1 个疗程。

二诊：患者 1 个疗程后头晕症状消失，颈部疼痛缓解，双侧风池穴无明显压痛，只是劳作后明显加重。

三诊：继续用药 1 个月后症状基本消失，痊愈。

第五节　中药热熨敷

一、简介

中药热熨敷疗法是将发热的药袋置于身体的患病部位或特定的腧穴上，使局部的毛细血管受热扩张，血液循环加速，药物渗透吸收加强，局部肌肉松弛，起到消炎、消肿、祛寒湿、减疼痛、除疲劳作用的一种治疗方法（图 3-7）。该疗法通过药物渗透和温度的作用，使腠理开阖顺畅、气血通调，可散热止痛、祛风除湿，从而达到治疗效果。

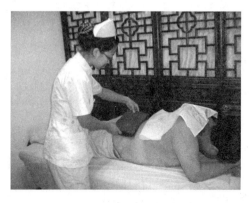

图 3-7　中药热熨敷

中医熨疗历史悠久，源远流长，其准确的起源年代已难以考证。最早的文字记载始见于《素问·调经论》"病在骨，淬针药熨"。《韩非子·喻老》曰："疾在腠理，汤熨之所及也。"《素问·血气形志》曰："形苦志乐，病生于筋，治之以熨引。"《史记·扁鹊仓公列传》中记载了秦越人用熨法治疗虢太子的尸厥病。司马贞《索隐》曰："毒熨，谓毒病之处以药物熨贴。"清代烫熨疗法已有较详尽的论述。该法具有简、便、廉、验、捷等特点，是一种颇具特色的既古老又新兴的外治方法。

二、适应证

适用于各类因风寒引起的疼痛性疾病，以及筋伤后关节不利及痿证、痹证等。

三、慎用证

1. 颜面五官部位慎用。

2. 艾滋病、结核病或其他传染性皮肤病者慎用。

3. 肢体感觉障碍者（如部分糖尿病患者）慎用。

4. 糖尿病、血液病、发热、严重心肝肾功能障碍者慎用。

四、禁忌证

1. 局部皮肤有创伤、溃疡、感染或有严重的皮肤病者禁用。

2. 孕妇腹部、腰骶部及某些可促进子宫收缩的穴位，如合谷、三阴交，肩井，应禁止中药熨敷。麝香等芳香类药物孕妇禁用，以免引起流产。

五、操作规范

（一）材料准备

2100W 电磁炉，双耳加厚复底蒸锅，双层晾置竹竿，治疗床，处置车，手套，弯盘，白花旗布袋（12cm×20cm），持物钳。

（二）患者准备

1. 根据治疗部位选取相应的体位。

2. 进行皮肤评估，包括色泽、弹性和有无水肿、出血、蜘蛛痣、肝掌、异常隆起、包块以及皮下脂肪层厚度等。

（三）基本操作步骤

1. 药物选择

（1）腰痛（寒湿偏盛证）

功用：散寒祛湿，通络止痛。

选穴：肾俞，阿是穴，委中。

组成：炭灰 2500g，地龙 2 条，红花 20g，醋适量。

（2）痹证（寒邪偏盛证）

功用：散寒止痛，祛风除湿。

选穴：阿是穴，局部经穴。

组成：防风 30g，当归 30g，藁本 30g，独活 30g，荆芥 30g。

（3）筋伤后踝关节活动不利（肝肾亏虚证）

功用：补益肝肾、强壮筋骨。

选穴：阿是穴，绝骨，阳陵泉，太溪。

组成：桂枝 30g，附子 30g，细辛 30g，白芷 30g，五加皮 60g，桑叶 60g，白矾 60g。

2. **用法**

根据病情选择适当的方剂，将中草药置于 12cm×20cm 布袋内，放入锅内加热蒸 60 分钟（图 3-8）。按照实际治疗部位大小要求取出若干个蒸好的药袋，放在双层竹竿上晾至温度适宜（40~50℃）后放在患处，再取另一刚蒸煮好未冷却的药袋置于上面，以加强药物的渗透吸收并保持温度，以免热气散失（图 3-9）。每日热敷 1 次，每次 30 分钟，15 日为 1 个疗程。

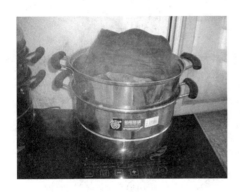

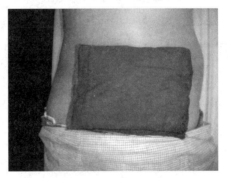

图 3-8　蒸药　　　　　　　　　图 3-9　中药热熨敷

（四）注意事项

1. 中药热敷的部位主要是项背、四肢和腰部。

2. 中药热熨的布袋必须放置平整，这样不易烫伤皮肤，并可使热量均匀传递。

3. 中药热敷的温度应以患者能耐受为度，要避免发生烫伤。对皮肤感觉迟钝的患者尤须注意，同时也应避免低温烫伤。

（五）可能出现的意外情况和处理方法

1. 烫伤出现后，较小的水疱（直径小于 0.5cm）可待其自行吸收；若水疱较大（直径大于 0.5cm），则应用无菌针头吸出水疱中的组织液并涂以烫伤膏，以避免感染，并促进伤口愈合。同时还应注意防止低温烫伤。

2. 发生过敏反应时须及时停药，用蒸馏水清洗局部。如有其他系统反应，应及时就医。

3. 由于药包较热，有可能出现心慌、血压升高等症状，出现后嘱患者平躺静卧检测血压，如未缓解要对症给药治疗。

六、病案举例

【病案1】

王某，男，45岁，2013年4月初诊。

主诉：腰部疼痛伴左下肢疼痛1个月余。

现病史：1个月前搬重物时不慎扭伤腰部，未予以重视。后感受寒气，腰痛逐渐加重，伴明显活动障碍，遂来我院。经查左侧腰大肌压痛阳性，第3~5腰椎压痛明显，双侧直腿抬高试验阳性，腰椎活动明显受限，双下肢无水肿，腰部喜温恶寒，得温痛减，舌淡白，脉弦紧。

西医诊断：腰椎间盘突出。

中医诊断：腰痛（寒湿偏盛证）。

治法：散寒祛湿，通络止痛。

方药：炭灰2500g，地龙2条，红花20g，醋适量。上述药物装入布袋，上锅蒸60分钟，取出一个布袋晾至适宜温度（40~50℃），置于患处，再取出一蒸煮好的布袋，置于晾好的布袋上保持温度。每日热敷1次，每次30分钟，15日为1个疗程。

二诊：1个疗程后患者自觉腰痛消失，第3~5腰椎压痛不明显，左侧环跳穴稍有压痛。嘱继续治疗，1周后复查。

三诊：症状消失，痊愈。

【病案2】

周某，男，68岁，2014年5月初诊。

主诉：双足大趾疼痛2个月余。

现病史：跖趾关节疼痛，部位固定，痛如刀割，屈伸不利，昼轻夜重，怕风怕冷，阴雨天易加重，肢体酸胀沉重。舌质淡红，苔薄白或白腻，脉弦紧。

西医诊断：待查。

中医诊断：骨痹（寒邪偏盛）。

治法：散寒止痛，祛风除湿。

方药：防风30g，当归30g，藁本30g，独活30g，荆芥30g。上述药物装入布袋，上锅蒸60分钟，取出一个布袋晾至适宜温度（40~50℃），置于患处，再取出一蒸煮好的布袋，置于晾好的布袋上保持温度。每日热敷 1 次，每次 30 分钟，15 日为 1 个疗程。

二诊：1 个疗程后疼痛症状减轻，自主活动可，遇寒加重，但较前减轻，双下肢肿胀稍甚。嘱其待自行消肿后继续治疗 1 周。

三诊：痊愈。

第六节　中药湿热敷

一、简介

热疗法是一种采用温热的方式来改善局部经络气血的运行，消除风寒湿邪、气血郁滞、痰湿凝滞等病邪，达到邪去正安目的的治疗方法，古代称为熨法。《厘正按摩要术·熨法》曰："每遇病者食积痰滞，结于胃脘，宜辛开苦降以治之。设误服攻下大剂，正气已伤，积滞未去，此时邪实正虚，无论攻下不可，即消导破耗之剂并不敢施，唯有用熨法外治。"

热敷可以分为湿热敷与干热敷。中药湿热敷法可使药物直接透过皮肤，通过经络传递，并利用不同药物的性味作用，由经脉入脏腑，输布全身，直达病所，并利用适宜的温度刺激，使局部血管扩张，促进血液循环，增加局部药物的浓度，改善周围组织的营养，从而起到活血化瘀、运行气血、清营凉血、消肿止痛、促进血管新生的功效。

二、适应证

中药湿热敷疗法适合于各种闭合性损伤、肢体经络病、寒痹、高血压病、糖尿病并发末梢神经病变、中风、颈腰椎骨关节病、软组织损伤疾病及各种痛证。

三、慎用证

实证、热证、阴虚发热以及面部大血管附近慎用。

四、禁忌证

1. 外伤后患处有伤口，皮肤急性传染病、特殊体质、贴敷部位有破损者禁用。

2. 对药物成分过敏者禁用。

3. 高热、急性化脓性炎症、厌氧菌感染、恶性肿瘤、结核、心肾功能衰竭、心肌梗死、主动脉瘤、出血性疾病、严重皮肤病、周围循环障碍、严重水肿部位禁用。

4. 其他较为严重的内、外科疾病患者禁用。

五、操作规范

（一）材料的准备和制备

1. 材料准备

以中医基础理论为指导，辨证论治，按照一定的剂量配方后将药物进行煎制，将煎好的药汤趁热倒入不锈钢盘内，用消毒的纱布 7~8 层蘸取热药汤，待用（图 3-10）。注意随用随做，保证药物纱布的新鲜及温度。

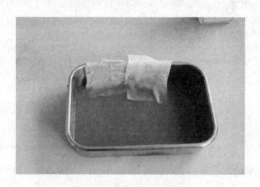

图 3-10　纱布蘸取中药

2. 器具准备

2100W 电磁炉 1 个，30cm× 25cm 方形不锈钢盘 1 个，治疗床 1 张，处置车 1 台，手套 1 副，无菌纱布若干（大小可根据施治部位确定），持物钳 1 把，棉垫若干。

（二）患者准备

1. 根据穴位依次选取相应的体位。

2. 进行皮肤评估，包括色泽、弹性和有无水肿、出血、蜘蛛痣、肝掌、异常隆起、包块以及皮下脂肪层厚度等方面的指标。

（三）基本操作步骤

1. 药物选择

（1）蛇串疮（湿热证）

功用：活血化瘀，行气止痛。

选穴：局部病变部位。

组成：黄柏 30g，生地榆 30g，五倍子 30g，诃子 30g。

（2）肘痹（气滞血瘀证）

功用：活血化瘀，行气止痛。

选穴：局部阿是穴，曲池，少海，小海。

组成：海桐皮 10g，透骨草 10g，路路通 10g，乳香 10g，没药 10g，艾叶 10g，当归 10g，桑寄生 10g，牛膝 10g，独活 10g，川乌 10g，伸筋草 10g。

2. 用法

将煎好的药汤趁热倒入盆内，用消毒纱布 7~8 层蘸取药液，浸湿纱布，轻轻绞干，以不滴水为度，再叠数层，趁热敷在患处（图 3-11），两手轻轻旋按片刻，患者自觉温度不适便更换药纱布。每日热敷 1 次，每次 20~30 分钟，15 日为 1 个疗程。

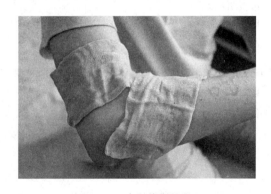

图 3-11　中药湿热敷

（四）注意事项

1. 纱布从药液中捞出时要拧挤得不干不湿，恰到好处。过干了效果不好，过湿了药液会漫流。

2. 药液不要太烫，防止烫伤。

3. 药物组成可根据不同的疾病作适当调整和化裁。

4. 在应用湿敷疗法的同时，还可根据病情适当配合熏洗、药物内服和针灸等疗法，以增强疗效。

5. 注意保持敷料湿润与创面清洁。

（五）可能出现的意外情况和处理方法

1. 治疗过程中观察局部皮肤反应，如出现苍白、红斑、水疱、痒痛或破溃等症状时，立即停止治疗，报告医师，配合处理。

2. 烫伤出现后，较小的水疱可待其自行吸收；若水疱较大，则应用无菌针头吸出水疱中的组织液并涂以烫伤膏，以避免感染，并促进伤口愈合。

六、病案举例

【病案1】

于某，男，28岁，2014年1月初诊。

主诉：右上肢手背出现疱疹1周伴疼痛。

现病史：患者1周前无明显诱因左上肢手背出现疱疹，有疼痛、灼热感。今来我院门诊就诊，门诊以"带状疱疹"收住入院。右上肢手背有少量细小疱疹，呈带状群集分布，疱液清，部分水疱破溃糜烂，同时有群集性点状色素沉着，也呈带状分布。舌质紫暗有瘀斑，脉涩。

西医诊断：带状疱疹。

中医诊断：蛇串疮（气滞血瘀证）。

治法：活血化瘀，行气止痛。

方药：黄柏30g，生地榆30g，五倍子30g，诃子30g。以上药物加水1000mL煎煮至沸腾，趁热将药液倒入不锈钢盆中，用纱布在药液中浸泡3~5分钟，让药液充分浸入纱布中，拧干后敷于患处，外加棉垫保温，每10分钟更换一次，每次20分钟。

二诊：用药第4天，患者疼痛症状减轻，疱疹消失，皮肤结痂。嘱继续治疗。

三诊：偶发局部跳痛，皮肤完好，未见水疱。嘱继续淋洗，3日后痊愈。

【病案2】

王某，女，46岁，2013年2月13日初诊。

主诉：左肘关节疼痛1个月余，加重1日。

现病史：自述左肘部疼痛月余，持物干活无力，倒水、扫地时疼痛加重。检查：左肱骨外上髁局部微肿，压痛明显，前臂旋前时明显受限，疼痛点固定，舌质紫暗有瘀斑，脉涩。

西医诊断：左肱骨外上髁炎。

中医诊断：肘痹（气滞血瘀证）。

治法：活血化瘀，行气止痛。

方药：海桐皮10g，透骨草10g，路路通10g，乳香10g，没药10g，艾叶10g，当归10g，桑寄生10g，牛膝10g，独活10g，川乌10g，伸筋草

10g。以上药物加水 1000mL 煎煮至沸腾，趁热将药液倒入不锈钢盆中，用纱布在药液中浸泡 3~5 分钟，让药液充分浸入纱布中，拧干后敷于患处，外加棉垫保温，每 10 分钟更换 1 次，每次 20 分钟。

二诊：患者治疗 2 周后疼痛减轻，肘部活动可，压痛不明显。嘱继续治疗 1 周后复查。

三诊：疼痛消失，活动度正常，无压痛，痊愈。

第四章

拔罐刮痧疗法

第一节 拔罐（留罐、闪罐、走罐）

一、留罐技术

（一）简介

留罐技术是以罐为器具，采用燃烧、蒸汽、抽吸等方法使罐内突然产生负压，从而吸附并留置于体表施术部位，使局部皮肤出现充血或瘀血现象的拔罐方法。此疗法可有效扩张局部毛细血管组织，通过对机体气血运行的调整，宣散瘀阻，活血止痛，进而达到治疗疾病的目的。因其操作简单，具有简、便、验等优点，不仅是中医外治法中重要的治疗手段，也是家庭保健的常用方法。

（二）适应证

感冒、咳嗽、发热等呼吸系统疾病；颈椎病、肩周炎、胸椎小关节紊乱、腰椎间盘突出症、第三腰椎横突综合征、梨状肌综合征等软组织系统疾病；胃痛、恶心、呕吐等消化系统疾病等。留罐技术以祛风散寒为主要功效，尤其对软组织损伤性疾病疗效确切。

（三）禁忌证

1. 恶性肿瘤、皮肤溃烂、外伤骨折、体表大血管处禁用此疗法。

2. 具有出血倾向或凝血机制缺陷障碍者禁用此疗法，如白血病、紫癜等。

3. 皮肤严重过敏者或皮肤传染病患者禁用此疗法，如疥、癣。

4. 重度心脏病、呼吸衰竭、严重水肿患者禁用此疗法。

5. 孕妇的小腹及腰骶部禁用此疗法。

6. 五官部位及前后二阴不宜采用此疗法。

7. 饮酒、过劳、过饥者禁用此疗法。

（四）操作规范

1. 器械准备

玻璃罐（图4-1）或陶瓷罐、酒精棉球、镊子、火柴等。

2. 操作步骤

（1）选取体位：坐位或卧位，以患者感觉舒适为度。将施术部位充分暴露，宜选肌肉丰满、平整部位进行操作（图4-2），毛发较多、骨骼凹凸不平处均不适用。

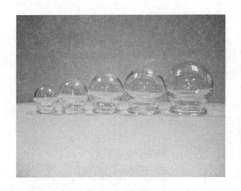

图4-1　玻璃罐

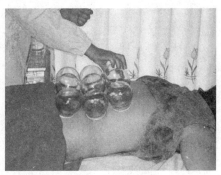

图4-2　留罐

（2）操作：用镊子夹取酒精棉球点燃后，在罐内绕一圈并快速退出，与此同时迅速将罐扣拔在施术部位，即可将皮肤吸起。留罐10分钟后，一手握罐，另一手拇指指端紧压罐口边缘皮肤，造成罐内漏气，即可将罐起下。

3. 治疗时间及疗程

根据患者皮肤状况、罐具的大小及吸力适当调整留罐时间，一般为5~10分钟。待患者施术局部淤青痕迹明显消退，即可进行下一次操作。一般1周2次，7次为1个疗程。

（五）注意事项及可能出现的意外情况和处理方法

1. 注意事项

（1）治疗室应保持空气清洁，温度适中，避免因暴露皮肤导致受风着凉。

（2）拔罐时应根据施术部位面积选择大小适宜的罐，操作必须迅速才可将罐拔紧。

（3）选取酒精棉球后必须将多余酒精挤净，避免滴在患者皮肤上造成烫伤。

（4）皮肤过敏、破溃、水肿部位不宜拔罐。高热惊厥抽搐者以及孕妇腹部、腰骶部禁止拔罐。

（5）操作结束后应仔细检查并整理好器具，注意防火。

2. 可能出现的意外情况及处理方法

（1）留罐过程中要密切观察患者反应，若患者感到不适，应立即将罐取下，令患者平卧，休息片刻即可。

（2）起罐后应嘱咐患者注意施术局部保暖，嘱患者尽快穿衣，切忌着凉。若因留罐时间太长而引起皮肤起疱（图4-3）时，小水疱无须处理，防止擦破即可。当水疱较大时，先局部消毒，后用消毒针将水疱内液体放出，再以消毒液消毒后用无菌纱布包裹，以防感染。

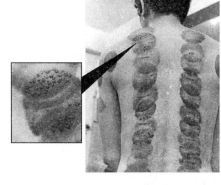

图 4-3 水疱

（六）医案举例

1. 感冒

取穴：大椎，身柱，大杼，风门，肺俞。

操作：患者取俯卧位。取大小适宜的玻璃火罐，采用闪火法，将火罐扣在相应穴位上，留罐10分钟，每日1次，5次为1个疗程。

经1个疗程治疗，患者症状明显改善。此法可起到祛风散寒、活血通络之功，尤其对风寒感冒疗效显著。

2. 腰痛

取穴：肾俞，腰阳关，阿是穴。

操作：选取大小适宜的玻璃火罐，在肾俞、腰阳关及腰部压痛点用闪火法拔罐，留罐10分钟。每日1次，5次为1个疗程。

经1个疗程治疗，患者症状基本消失，疗效明显。此法可起到通络止痛、消瘀散结之功，尤其对于慢性腰痛疗效显著。

3. 胃痛

取穴：中脘，胃俞，足三里，内关。

操作：选取大小适宜的玻璃火罐，用闪火法吸拔于选定的穴位上，留罐10分钟，每日1次，5次为1个疗程。

经1个疗程治疗，患者症状明显好转。此法可缓急止痛、散寒通络，尤其对于急性胃脘痛疗效显著。

4. 痛经

取穴：关元，子宫，血海。

操作：选取大小适宜的火罐，用闪火法吸拔于穴位上，留罐 10 分钟，每日 1 次，一般于月经将至前 1 周开始治疗，直至月经干净，连续治疗 3~6 个月。

此法可祛风散寒、温通任脉，尤其对于寒凝气滞导致的痛经疗效显著。

5. 癃闭

取穴：膀胱俞，中极，三阴交。

操作：用中号玻璃罐，采用闪火法吸拔于穴位上，留罐 10 分钟，每日 1 次，7 次为 1 个疗程。

经 1 个疗程治疗，患者症状出现不同程度的改善，尤其对于寒凝气滞引起的癃闭疗效显著。

二、闪罐技术

（一）简介

闪罐技术是将罐拔在施术局部后迅速起下，如此反复数次地拔住起下，再拔住，直至施术皮肤发红、充血或瘀血的拔罐方法。这种物理刺激对局部神经和血管有一定的兴奋作用，可有效改善局部血液循环。

（二）适应证

面瘫、面肌痉挛等面神经疾病；小儿感冒、小儿发热、小儿惊厥等儿科疾病；腕管综合征、膝关节骨性关节炎等骨关节疾病。闪罐技术主要以祛风作用为主，多用于局部皮肤麻木、疼痛或功能减退等疾患，尤其适用于不宜长时间留罐的部位，如小儿、年轻女性的面部。

（三）禁忌证

1. 恶性肿瘤晚期、严重的皮肤溃烂禁用此疗法。

2. 具有严重的出血倾向患者禁用此疗法。

3. 孕妇的小腹及腰骶部禁用此疗法。

4. 五官部位及前后二阴不宜采用此疗法。

（四）操作规范

1. 器械准备

玻璃罐或陶瓷罐、酒精棉球、镊子、火柴等。

2. 操作步骤

用镊子夹取适量酒精棉，点燃并迅速送入罐内后立刻抽出，将罐拔于施术部位，然后立即起下。依照上述方法再次吸拔于施术部位，反复多次，直至皮肤出现潮红为止（图4-4）。

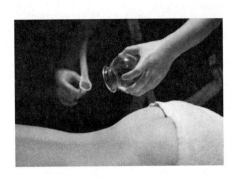

图4-4　闪罐

3. 治疗时间及疗程

施术至局部皮肤出现潮红即止。每日1次，7次为1个疗程。

（五）注意事项

1. 点燃的酒精棉球经过罐口时动作要快，避免罐口反复加热导致皮肤烫伤。

2. 施术者要随时掌握罐体温度，当罐体温度过热时应更换新罐继续操作。

3. 必须在酒精即将燃尽时及时吹灭火焰，如需继续操作应重新蘸酒精点燃。

4. 镊子夹持的酒精棉球燃烧不完整时应及时更换，确保火力充足，并防止棉球脱落至皮肤上而导致烫伤。

5. 皮肤过敏、破溃、水肿部位不宜闪罐。高热惊厥抽搐者以及孕妇腹部、腰骶部禁止闪罐。

6. 操作结束后应仔细检查并整理好器具，注意防火。

（六）医案举例

1. 面瘫

取穴：太阳，下关，颊车，地仓。

操作：选用小号玻璃火罐在面部穴位上施以闪罐操作，面部穴位潮红即止，每日1次，7次为1个疗程。

经1个疗程治疗，患者面部感觉轻松，临床症状得到明显好转。此法可祛风通络，尤其对于风寒侵袭面部经络导致的面瘫疗效显著。

2. 百日咳

取穴：大椎，肺俞，身柱。

操作：选用小号玻璃火罐在上述穴位上施以闪罐操作，以局部穴位皮肤潮红为度。每日1次，7次为1个疗程。

此法可有效提高小儿机体免疫力，尤其对于肺热导致的咳喘疗效显著。

3. 小儿高热

取穴：大椎，曲池。

操作：采用小号玻璃火罐在上述穴位局部施以闪罐法，操作至局部皮肤潮红为度。每日 1 次，7 次为 1 个疗程。

此法可清热解毒，有效降低体温，尤其对于风寒入里化热导致的高热疗效显著。

4. 小儿厌食

取穴：足三里，天枢，中脘。

操作：选用小号玻璃火罐在上述穴位局部施以闪火法，操作至局部皮肤潮红为度。每日 1 次，7 次为 1 个疗程。

此法可有效调理脾胃气血，增进食欲，尤其对于因贪吃零食导致的小儿厌食疗效显著。

5. 黄褐斑

取穴：局部阿是穴。

操作：选用小号玻璃火罐在面部斑点密集处施以闪火法，操作至局部皮肤潮红为度。每日 1 次，7 次为 1 个疗程。

此法可起到活血化瘀、清热散结之功效，尤其对于更年期女性雌激素代谢失调患者疗效显著。

三、走罐技术

（一）简介

走罐技术是拔罐时在施术局部涂上润滑剂，再将罐拔上，然后术者双手握住罐体循着经络走行或肌肉走行往返推动，导致局部皮肤潮红、充血或瘀血的拔罐方法，又称推罐法、运罐法、滑罐法。

（二）适应证

落枕、颈椎病、腰背痛等软组织损伤性疾病；咳嗽、咳痰、哮喘等呼吸系统疾病；强直性脊柱炎、风湿性关节炎等风湿免疫系统疾病。走罐法以活血通络作用为主，多用于肌肉组织丰厚、面积较大的部位，如腰背部、臀部及大腿等部位，尤其对于经脉阻滞不通所导致的酸痛、麻木、风湿痹痛等疗效明显。

（三）禁忌证

1. 严重的皮肤溃烂、外伤骨折处禁用此疗法。
2. 具有严重的出血倾向患者禁用此疗法。
3. 皮肤传染病患者禁用此疗法，如疥、癣。
4. 大病初愈后较为虚弱者禁用此疗法。
5. 孕妇的小腹及腰骶部禁用此疗法。

6. 五官部位及前后二阴不宜采用此疗法。

7. 饮酒、过劳、过饥者禁用此疗法。

（四）操作规范

1. 器具准备

玻璃罐或陶瓷罐、酒精棉球、火柴、润滑剂（如医用凡士林、红花油等）。

2. 操作步骤

首先在施术部位涂抹润滑剂，之后采用闪火法将罐吸拔在皮肤上，双手握住罐体循着经络走行或肌肉走行来回推罐，直至局部皮肤出现潮红、充血或瘀血为止（图 4-5）。

3. 治疗时间及疗程

走罐至局部皮肤出现潮红、充血或瘀血即止。每周 2 次，7 次为 1 个疗程。

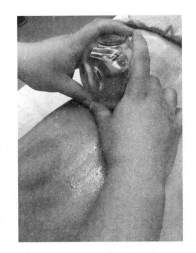

图 4-5　走罐

（五）注意事项

1. 避免润滑剂涂抹不均匀或量少导致施术局部皮肤疼痛或搓伤。

2. 应根据患者病情及体质适当调整罐内负压的大小以及走罐的速度与力度，不可太快或太慢，也不可太重或太轻。

3. 在施术过程中应密切询问患者感受并及时作出调整，避免产生不必要的疼痛而影响疗效。

4. 双手握罐应用力适中，推罐应用力均匀，以防罐在推行过程中漏气脱落。

5. 操作结束后应仔细检查并整理好器具，注意防火。

（六）医案举例

1. 肩关节周围炎

取穴：肩关节局部阿是穴。

操作：在患侧局部涂以红花油，然后沿局部经络走行进行走罐，以局部皮肤潮红为度。1 周 2 次，7 次为 1 个疗程。

此法可起到舒筋活络、行气止痛之功效。

2. 单纯性肥胖症

取穴：腹部经穴。

操作：选用大小适宜的玻璃火罐，在腹部涂以大黄膏，然后沿腹部任脉、足少阴肾经、足阳明胃经、足太阴脾经循行来回走罐，直至局部皮肤潮红为度。1 周 2 次，7 次为 1 个疗程。

此法可有效促进局部脂肪组织的代谢，起到活血通络行气的作用。

3. 腰背肌筋膜炎

取穴：腰背部局部经穴。

操作：选用大小适宜的玻璃火罐，在腰背部涂以红花油，然后沿腰背部经络及痛点周围来回走罐，直至局部皮肤潮红为度。1 周 1 次，7 次为 1 个疗程。

经 1 个疗程治疗，患者症状明显好转。此法可起到舒筋通络、活血化瘀之功效。

4. 阳痿

取穴：脾俞至肾俞、八髎穴。

操作：患者俯卧，充分暴露腰背及臀部，在脊柱两侧脾俞至肾俞及八髎穴上涂抹润滑剂，取中号玻璃火罐，采用闪火法拔罐，沿所取腧穴连线上下反复走罐，至皮肤潮红为度。隔日 1 次，10 次为 1 个疗程。

此法可起到舒筋活络、激发督脉阳气之功效。

5. 咳嗽

取穴：肺俞至脾俞连线。

操作：患者取俯卧位，在背部经穴上涂抹凡士林，采用闪火法将罐具先拔于一侧肺俞，然后将火罐在背部膀胱经来回走罐至脾俞，以皮肤潮红为度。隔日 1 次，7 次为 1 个疗程。

此法可起到祛风散寒、提振阳气之功效。

第二节　药　罐

一、简介

药罐技术是拔罐技术与中药疗法相结合的一种治疗方法。常用的有两种，其一为煮药罐，是将竹罐投入事先备好的中药汤剂内煮 5 分钟，利用高热排出罐内空气而造成负压，使竹罐吸附于施术部位的一种拔罐方法；另一种为贮药罐，是将蘸好中药汤剂的纱布块事先放入罐内，采用闪火法迅速吸拔于局部施术部位的拔罐方法。本方法温热作用明显，可起到罐与药的双重治疗作用。

二、适应证

风湿性关节炎、类风湿性关节炎、强直性脊柱炎等风湿类免疫系统疾病；月经不调、痛经等妇科疾病；颈椎病、肩周炎、腰椎间盘突出症等软组织损伤性疾病。本法罐药合一，对局部组织有较好的温热作用，尤其对于风寒湿痹等疗效显著。

三、禁忌证

1. 外伤骨折处禁用此疗法。
2. 出血倾向明显者禁用此疗法，如白血病等。
3. 严重的药物过敏者禁用此疗法。
4. 皮肤水肿患者禁用此疗法。
5. 孕妇的小腹及腰骶部禁用此疗法。
6. 五官部位及前后二阴不宜采用此疗法。

四、操作规范

（一）器械准备

竹罐、玻璃罐、中药汤剂、无菌纱布、消毒湿毛巾、镊子、火柴。

（二）操作步骤

1. 煮药罐

将竹罐放入中药汤剂中蒸煮5分钟后用镊子将罐夹出，罐口朝下甩去药液，同时迅速用消毒湿毛巾捂一下罐口，以便吸取水滴、降低罐口温度，然后趁罐内充满中药蒸汽时扣拔在施术部位并按压半分钟使之吸牢。

2. 贮药罐

用镊子夹取一小块无菌纱布并蘸取中药汤剂，将多余的汤汁甩去并放入玻璃罐中，采用闪火法迅速将盛有中药纱布的玻璃罐扣拔在施术局部（图4–6、图4–7）。

（三）治疗时间及疗程

治疗时间约10分钟。隔日1次，10次为1个疗程。

五、注意事项

1. 采用煮药罐时不可将罐口向上吸拔，以免烫伤。
2. 对于感觉障碍的患者不宜采用煮药罐法。

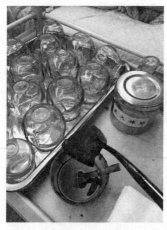
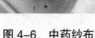
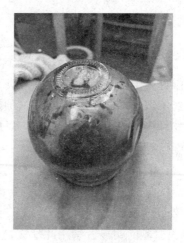

图 4-6　中药纱布　　　　　　图 4-7　药罐

3. 采用贮药罐时不宜夹取过小的无菌纱布，以免施术时脱落至罐外。
4. 待蘸取的中药汤剂温度不宜过高，以免烫伤局部皮肤。

六、医案举例

1. 腰痛

取穴：阿是穴，委中，肾俞，腰阳关。

操作：取纱布团蘸取药液（牵牛花、豆豉、生姜、干姜各 500g，煎取 500mL）放入玻璃罐中，用闪火法拔罐于上述穴位，留罐 10 分钟。每日 1 次，7 次为 1 个疗程。

此法将药物与拔罐法相结合，将药物作用于疼痛局部，起到活血化瘀、通络止痛之功效。

2. 呃逆

取穴：膈俞，膻中，中脘，关元，足三里。

操作：常用方药为制半夏、川厚朴、高良姜各 15g，丁香 9g，代赭石 30g。水煎沸 30 分钟后，取药汁煮竹罐 3~5 分钟，速夹出竹罐，甩干拭净罐口，立即扣于应拔部位，留罐 10~15 分钟。每日 1 次，中病即止。

此法将药物与拔罐法相结合，使药物能迅速渗透至疼痛局部，起到活血化瘀、通络止痛之功效。

3. 颞下颌关节功能紊乱综合征

取穴：阿是穴，下关，颊车，合谷。

操作：取伸筋草、钻地风、威灵仙各 60g，三七 30g，木瓜 120g。入白酒 2500mL 中浸泡 2 个月备用。用时取适量药酊贮入罐内，依法拔罐，留罐 20 分钟。隔日 1 次，10 次为 1 个疗程。

此法可促进局部气血运行，化瘀止痛，松解滑利关节。

4. 荨麻疹

取穴：风池，曲池，大肠俞，血海，委中，神阙。

操作：取麻黄、连翘、薄荷、荆芥各 15g，水煎成 30% 药溶液，每次取 20~40mL，在穴位拔罐 20 分钟。每日 1 次，7 次为 1 个疗程。

此法可泻热引热外出，并在活血祛瘀生新治疗的同时起到快速止痒的作用，有急则治标之意。

5. 单纯性肥胖症

取穴：肾俞，肺俞，天枢，丰隆，三阴交。

操作：方药为山楂、泽泻各 30g，甘遂 10g，白术、桂枝各 15g。水煎，取汁煮竹罐并拔罐，留罐 15 分钟。每日 1 次，10 次为 1 个疗程。

此法可有效抑制胃肠功能亢进、疏肝抑脾利湿，以达到清火安胃、抑制食欲之功效。

第三节　刺络拔罐

一、简介

刺络拔罐又称刺血拔罐，即对施术局部常规消毒，用三棱针或一次性注射器针头点刺出血后，再将火罐吸拔于点刺部位，使之出血，以加强刺血治疗的作用。此法是刺血与拔罐相结合的一种治疗方法。

二、适应证

感冒、气管炎、支气管哮喘、肺炎等呼吸系统疾病；癫痫、多发性神经根炎、偏头痛等神经系统疾病；急性乳腺炎、血栓闭塞性脉管炎等外科系统疾病；脑炎后遗症、急惊风、小儿麻痹后遗症等儿科疾病；急性结膜炎、急性扁桃腺炎等五官科疾病。此疗法具有消肿止痛、开窍泄热、通经活络之功效，尤其对于血瘀脉络之病症疗效显著。

三、禁忌证

1. 恶性肿瘤、皮肤溃烂、外伤骨折、体表大血管处禁用此疗法。

2. 具有严重的出血倾向者禁用此疗法。

3. 传染病患者禁用此疗法，如艾滋病、性病等。

4. 血糖控制不佳的糖尿病患者禁用此疗法。

5. 孕妇的小腹及腰骶部禁用此疗法。

6. 五官部位及前后二阴不宜采用此疗法。

7. 饮酒、过劳、过饥者禁用此疗法。

四、操作规范

（一）器械准备

玻璃罐、三棱针或一次性注射器针头、酒精棉球、镊子、火柴、碘伏。

（二）操作步骤

首先定位并常规消毒，将施术局部皮肤略微提起，用三棱针或一次性注射器针头快速点刺局部皮肤（图 4-8），使之出血后，采用闪火法将火罐吸拔于出血部位（图 4-9）。留罐 10 分钟后将罐起下，用无菌纱布将皮肤表面血液擦拭干净，并用碘伏对刺血点进行再次消毒处理。

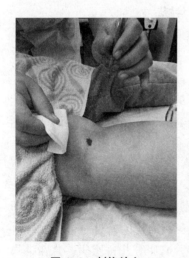

图 4-8　刺络放血

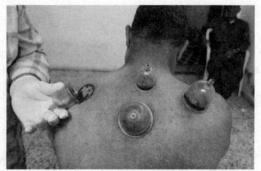

图 4-9　刺络拔罐

（三）治疗时间及疗程

刺血后留罐 10 分钟。出血量在 100mL 左右者可以 10~15 日 1 次；小于 50mL 者可以每周 1 次，小于 30mL 者可以 3~5 日 1 次，3 次为 1 个疗程。

五、注意事项

1. 刺血前要向患者做好解释工作，解除患者顾虑，使其配合治疗。

2. 刺血前应对施术局部严格消毒，以防感染。

3. 注意避开施术周围的动脉血管。

4. 施术过程中如出现患者晕针，应立即停止操作，让患者平卧休息，适当饮用温水。

5. 出血量应根据患者实际年龄、病情和体质而定，不可一味追求其出血量。

六、医案举例

1. 坐骨神经痛

取穴：阿是穴，环跳，秩边。

操作：先用三棱针在穴位上点刺出血，然后用闪火法将玻璃火罐吸拔在穴位上，留罐 10 分钟。隔日 1 次，5 次为 1 个疗程。

此法可使风、湿、寒邪随血外泄，祛瘀止痛。

2. 发热

取穴：大椎，曲池。

操作：先用三棱针在上述穴位上点刺出血，然后用闪火法将玻璃火罐吸拔在穴位上，留罐 10 分钟，隔日 1 次，5 次为 1 个疗程。

此法可清热泻火、祛瘀止痛。

3. 三叉神经痛

取穴：太阳，颊车，合谷。

操作：先用三棱针在上述穴位上点刺出血，在用玻璃火罐吸拔于上述穴位，留罐 5~10 分钟。隔日 1 次，7 次为 1 个疗程。

此法可疏通面部筋脉，使气血调和，通则不痛。

4. 眩晕

取穴：肝俞，曲池，风池。

操作：先用三棱针点刺，以出血为度，然后拔火罐，留罐 15 分钟。隔日 1 次，10 次为 1 个疗程。

此法可起到疏通经络气血、祛风散寒止痛的作用。

5. 原发性高血压

取穴：曲池，风池，足三里。

操作：先用三棱针点刺出血，以微出血为度。然后拔火罐，留罐 15

分钟。隔日 1 次，10 次为 1 个疗程。

此法可舒筋活络、清肝利胆，可有效缓解血管痉挛状态。

第四节　针　罐

一、简介

针罐技术是先针刺施术部位，在留针时将罐拔在以针为中心的部位上约 10 分钟，待局部皮肤潮红、充血或瘀血时将罐起下，然后将针拔出的一种拔罐技术。本法具有针刺与拔罐的双重治疗效果。

二、适应证

感冒、急性支气管炎、支气管哮喘等呼吸系统疾病；急性胃炎、胃痉挛、胃下垂、十二指肠溃疡、慢性结肠炎等消化系统疾病；高血压、冠心病等循环系统疾病；闭经、月经不调、盆腔炎等妇科系统疾病。其适应范围及疗效明显优于单纯拔罐法，对于严重疼痛及病情复杂患者尤为适用。

三、禁忌证

1. 皮肤溃烂较为严重者、体表大血管处禁用此疗法。
2. 皮肤严重过敏者或皮肤传染病患者禁用此疗法。
3. 体质虚弱者禁用此疗法。
4. 五官部位及前后二阴不宜采用此疗法。
5. 饮酒、过劳、过饥者禁用此疗法。

四、操作规范

1. 器械准备
一次性无菌针灸针、玻璃罐、酒精棉球、镊子。

2. 操作过程
首先对施术穴位进行常规消毒，采用一次性无菌针灸针直刺进针后施以补泻手法，然后将玻璃罐吸拔在以针为中心的穴位上，留罐 10 分钟，待局部皮肤出现潮红、充血或瘀血时将罐起下，随后再将针拔出（图 4-10）。

3. 治疗时间及疗程

治疗时间为 10 分钟，10 次为 1 个疗程。

五、注意事项

1. 采用此法在胸背部进行操作时应特别注意，罐内的负压可使针刺深度加深，容易导致气胸产生。

2. 采用针罐时须防止肌肉收缩痉挛导致的弯针现象，并避免扣罐时将针撞压入体内深处而造成损伤。

3. 一般操作宜选用玻璃罐，因用玻璃罐可随时观察到罐内情况。

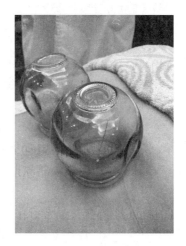

图 4-10 针罐

六、医案举例

1. 痹证

取穴：阿是穴，局部取穴。

操作：先用毫针刺入穴位得气后，用闪火法将罐迅速扣于针上，留罐 10 分钟，每日 1 次，10 次为 1 个疗程。

此法可清泻热邪、活血通络、消肿止痛。

2. 头痛

取穴：大椎，神庭，风池，太阳。

操作：先用毫针刺入穴位得气后，用闪火法将罐迅速扣于针上，留罐 10 分钟，每日 1 次，10 次为 1 个疗程。

此法可从根本上解决因局部气血运行不畅导致的"不通则痛"，故治疗上应以通经活络、畅通气血为根本大法。

3. 失眠

取穴：神门，内关，百会，心俞，足三里，三阴交。

操作：先用毫针刺入穴位得气后，用闪火法将罐迅速扣于针上，留罐 10 分钟，每日 1 次，10 次为 1 个疗程。

通过针刺可促使经脉气血通畅，血液循环加快，阴阳得以平衡，从而使机体恢复正常生理功能。

4. 癫病

取穴：大椎，肝俞，神道，内关，风府。

操作：以皮肤针轻刺穴位，留罐 10 分钟，每日 1 次，10 次为 1 个疗程。

此法可宽胸利膈、理气通络，能使闭阻的经脉气血得以畅通，从而达到治病目的。

5. 呕吐

取穴：胃俞，中脘，足三里，肝俞。

操作：先用毫针刺入穴位得气后，用闪火法将罐迅速扣于针上，留罐10分钟，每日1次，10次为1个疗程。

针罐结合可宽胸理气、和胃止呕，改善胃肠蠕动，有较好的调气止呕的功效。

第五节　刮　痧

一、简介

刮痧是在中医经络腧穴理论指导下，使用不同材质和形状的刮痧器械，蘸取相应的介质，于施术部位进行一定的手法刮拭，致使皮肤表面形成刮痕，从而起到防治疾病作用的一种中医外治技术。刮痧技术具有疏通经络、活血祛瘀、调和阴阳的作用，能够改善血液循环，调整关节结构，调节脏腑功能，常用于外感疾病和筋骨关节疼痛等疾病的治疗。

二、适应证

1. 呼吸系统疾病

外感病邪所引起的风寒（或风热）感冒、咳嗽、哮喘等。

2. 消化系统疾病

急慢性胃炎、肠炎、便秘、腹泻等。

3. 各种神经痛

神经性头痛、血管性头痛、三叉神经痛等。

4. 皮肤科疾病

荨麻疹、痤疮、湿疹等。

5. 儿科疾病

儿童厌食、消化不良等。

6. 软组织损伤疾病

落枕、颈椎病、肩周炎、慢性腰痛、腰肌劳损、风湿性关节炎、类风湿性关节炎等。

7. 其他疾病

耳鸣、眩晕、高血压、妇女月经不调等常见慢性疾病。

三、禁忌证

1. 严重心脑血管疾病、呼吸衰竭、肝肾功能不全、癌症晚期等疾病。

2. 有出血倾向的疾病，如严重贫血、血友病、血小板减少性紫癜、白血病等，以及下肢静脉曲张等。

3. 感染性疾病，如皮肤疖肿包块、急性骨髓炎、结核性关节炎、传染性皮肤病等。

4. 急性扭挫伤皮肤出现肿胀破溃及其他浮肿者。

5. 对刮痧不配合者，如过度疲劳、醉酒、精神分裂症、抽搐、恐惧等。

6. 孕妇以及月经期患者的腹部、腰骶部。

四、操作规范

（一）材料的准备

1. 器具

刮痧板、砭石、水牛角、玉石片等。

2. 介质

刮痧油、石蜡油、润肤乳、精油等。

（二）患者准备

选取合适的体位，取坐位或卧位为宜，应尽量选择肌肉丰满、平整的部位进行操作，并确保施术部位充分暴露，以患者感觉舒适为佳。

（三）操作方法

1. 准备工作

刮痧前嘱患者充分暴露施术部位，并用75%酒精棉球、热毛巾、一次性纸巾、生理盐水棉球等对施术部位进行清洁消毒。然后取适量刮痧介质（刮痧油、石蜡油、润肤乳、精油），置于清洁后的拟刮拭部位并涂抹均匀。

2. 握持及运板方法

通常情况下以单手握刮痧板，由拇指和食、中指夹住刮痧板，无名指和小指紧贴刮痧板边角，这样可以从三个角度固定刮痧板。施术时使刮痧板与施术部位皮肤之间保持45°，以肘关节为轴心，前臂做有规律的移动。

要求刮痧时力度均匀，刮痧板角度靠指力和腕力来调节。

3. 刮痧顺序

选择刮痧部位顺序的总原则为先头面后手足，先背腰后胸腹，先上肢后下肢，逐步按顺序刮痧。全身刮痧者顺序为头、颈、肩、背腰、上肢、胸腹及下肢。局部刮痧者，如颈部刮痧顺序为头、颈、肩、上肢；肩部刮痧顺序为头、颈、肩上、肩前、肩后、上肢；背腰部刮痧顺序为背腰部正中、脊柱两侧、双下肢。

4. 刮痧方向

总原则为由上至下、由内至外，单方向刮拭，尽可能拉长距离。头部一般采用梳头法，由前向后；面部一般由正中向两侧，下颌向外上刮拭；颈肩背部正中、两侧由上往下，肩上由内向外，肩前、肩外、肩后由上向下；胸部正中应由上向下，肋间则应由内向外；腹部则应由上向下，逐步由内向外扩展；四肢宜向远心端方向刮拭。

5. 刮痧时间

刮痧时间包括每次治疗时间、治疗间隔和疗程。

（1）单次治疗时间：每个部位一般刮拭 20 次左右，每位患者通常可刮 3 个部位；局部刮痧一般不多于 10 分钟，全身刮痧宜 20 分钟内完成。

（2）治疗间隔：两次刮痧一般需间隔 3~6 日，以痧退或皮肤上痧退、手压皮肤无疼痛感为度；若病情需要且前次痧斑未退，可另选其他相关部位进行操作。

（3）急性病刮痧疗程可以疾病痊愈为止，慢性疾病则以 7 次左右为 1 个疗程。

6. 刮痧手法

因患者年龄、体质、病情和刮痧部位的不同，刮痧操作的力量大小、速度快慢、刮拭方向、刮痧板边角接触的部位以及刮痧配合手法应有所不同。刮痧手法分类如下：

（1）按力量大小分类

①轻刮法：操作时施术者使用力量较小，患者无疼痛或其他不适感觉。轻刮后皮肤仅出现微红，无瘀斑。此法宜用于婴幼儿、老年体弱者、疼痛敏感部位以及辨证属于虚证的患者。

②重刮法：操作时施术者使用力量较大，患者感觉较强烈，但应以患者能承受为度。此法多用于背腰部膀胱经、肌肉较丰厚的下肢部位、体质较强的青壮年以及辨证属于实证、热证、急证、痛证患者。

（2）按移动速度分类

①快刮法：刮拭的频率为 30~60 次 / 分。此法不宜用于体质虚弱、年长及年幼患者，主要应用于背部膀胱经、四肢的手三阳、足三阳经，以及急性病、外感病的患者。

②慢刮法：刮拭的频率为 <30 次 / 分。此法主要用于刮拭头面、胸腹、下肢足三阴经等部位，以及体虚、年幼患者。

（3）按刮拭方向分类

①直线刮法：又称直板刮法，即进行直线并较长距离的刮拭。本法多用于身体比较平坦的部位，如背腰部、胸腹部、四肢等部位。

②弧线刮法：刮拭路径呈弧线，操作时刮痧方向多由骨骼、关节结构特点或肌肉走行而定。本法多用于胸背部肋间隙及身体较大的关节周围等部位。

（4）按刮痧板接触体表部位分类

①摩擦法：将刮痧板隔衣物或与皮肤直接接触而进行有规律的直线往返或旋转移动，从而使皮肤产生热感。此法操作宜因患者年龄、体质、病情而异，对儿童、老年体弱者宜轻，而对成年人、体质较强者可适当用力。本法适用于肢体发凉、麻木或绵绵隐痛的部位，如背腰部和腹部等；同时也可作为刮痧前的放松方法。

②梳刮法：使用刮痧板或刮痧梳从前额沿督脉、膀胱经、足少阳胆经向后进行刮拭，如梳头状。此法多用于头痛、头晕、失眠等病证（图 4-11）。

③点压法：又称点穴法。用刮痧板的角直接点压穴位，由轻至重，力度适当，以患者能承受为度，保持一定时间后抬起，可重复操作数次。此法应用于肌肉丰满处的穴位，或其他

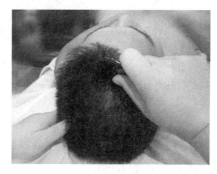

图 4-11　梳刮法

刮法不易深达或不易直接刮拭的骨骼关节凹陷部位，如环跳、犊鼻、听宫、棘突之间等。

④按揉法：刮痧板在施术处做点压，然后做旋转或往返按揉。操作时刮痧板应注意吸定皮肤表面，不与之发生滑动，频率 50~100 次 / 分，力量不宜过重。此法宜用于太阳、曲池、内关、中脘、足三里等穴位。

⑤角刮法：使用刮痧板的棱角或角形刮痧板接触皮肤，与体表成 45°

进行刮拭。此法宜用于脊柱两侧及肢体关节周围，如中府、合谷、膝眼等穴位。

⑥边刮法：即用刮痧板两侧厚或薄的长条棱边进行操作。此法宜用于面积较大、肌肉丰厚的部位，如腹、背部和下肢等（图4-12）。

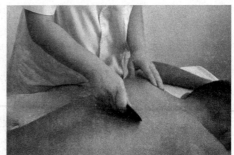

图4-12　边刮法

7. 刮痧程度

（1）力量：刮痧时用力应该均匀，由轻到重，同时以患者能够承受为度。

（2）出痧程度：一般刮至皮肤表面呈现潮红、紫红色等颜色刮痕，或出现粟粒状、丘疹样斑点，或片状、条索状斑块等形态变化，并伴有局部热感或轻微疼痛为度。对一些不易出痧或出痧较少的患者，不可过分用力强求出痧。

五、注意事项

1. 刮痧时应注意室内宽敞明亮，空气新鲜流通，并保持保暖避风。

2. 术后应用干净纸巾、消毒棉球等擦净皮肤表面刮痧介质，可饮温水一杯并嘱患者仰卧位适当休息。注意施术位的保暖避风，不宜即刻食用生冷食品、饮料。刮痧出痧后3~5小时内不宜洗冷水澡，24小时内不宜泡澡及用刺激性护肤产品。

3. 对于年老、久病、形体瘦弱的虚证或年幼患者，刮拭的压力宜小，刮的速度宜慢，通常能激发人体正气，即为补法；对于年轻、新病、形体壮实的患者，刮拭的压力可适当加大，速度适当加快，通常能起到祛邪扶正的作用，即为泻法；而对于正常人的保健治疗，可根据患者病情和身体情况而采取中等压力、速度的手法。

4. 操作过程中应注意与患者适当交流，以便随时了解患者感受而调整手法；同时观察患者精神状态，避免意外发生。

5. 年老体弱者、儿童或对疼痛不耐受的患者宜用轻刮法。

6. 本法可以单独应用，也可依据病情需要积极配合其他疗法。

7. 刮痧过程中产生的酸、麻、胀、痛、沉重等感觉，均属正常刮痧反应。刮痧后皮肤出现潮红、紫红色等颜色变化，或出现粟粒状、丘疹样斑点，片状、条索状斑块等形态变化，并伴有局部热感或轻微疼痛，均为刮痧的正常反应，数日后即可自行消失，一般无须进行特殊处理。

8. 刮痧过程中患者若出现头晕目眩、心慌、出冷汗、面色苍白、恶心欲吐，甚至神昏仆倒等晕刮现象，此时应立即停止刮痧，使患者呈头低脚高平卧位，饮用温开水或温糖水，并注意保暖，可按压患者百会、人中、内关、足三里、涌泉穴。必要时综合抢救，防止发生意外。

六、医案举例

李某，男，32 岁。初诊日期：2014 年 5 月 3 日。

主诉：颈部酸痛半年，加重 1 周。

现病史：半年前因长期伏案工作导致颈部酸痛不适，休息偶见好转。1 周前上述症状加重，遂来我院就诊。症见颈部疼痛难忍，活动受限。精神状态尚可，饮食、二便正常，睡眠稍差。舌紫苔黄厚，脉沉弦。

既往史：腰痛。

西医诊断：颈型颈椎病。

中医诊断：颈椎病（血瘀气滞证）。

治法：疏通经络，调和气血。

操作方法：予以颈部督脉行刮痧治疗，颈部疼痛症状明显减轻，经 3 次治疗后颈部疼痛症状消失，活动自如。

按语：患者长期伏案工作，导致颈后部肌群紧张痉挛，气血运行不畅，不通则痛，故而发为本病。患者舌紫苔黄厚，脉来沉弦，为气血瘀滞之征。本病病位在颈，故疏通颈部经络，改善血液循环，经络通，气血行，故使疾病得以康复。

第六节　放　痧

一、简介

放痧，也称挑痧，是运用相应针具，浅刺体表静脉或点刺穴位至其出血的中医外治技术。其主要包含穴位放血、痧筋放血、刺络放血等手法，具有疏经活络、调和气血、开窍清热、止痛消肿祛瘀的功效。

二、适应证

高热、昏厥、中风闭证、中暑、头痛、肩周炎、急性腰扭伤、痛经、痛风发作期、带状疱疹、手指麻木等。

三、禁忌证

1. 凝血机制障碍者禁用。

2. 肿块原因未明确、血管瘤等疾病的患处禁止应用本技术。

3. 孕妇及新产后慎用，过饥、过饱、醉酒或过度疲劳、对本法恐惧等患者皆不宜应用本技术。

四、操作规范

（一）常用针具

放痧技术常用针具包括一次性三棱针、一次性采血针或者其他符合消毒和操作标准的特制针具等（图4-13）。

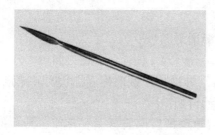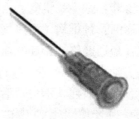

图 4-13　针具

（二）患者准备

取坐位或卧位，以患者感觉舒适为宜，将施术部位充分暴露，并嘱咐患者放松、不要紧张。

（三）基本操作方法

1. 常用局部穴位

（1）头面部：百会、头维、太阳、印堂等。

（2）颈项部：大椎、金津、玉液等。

（3）背腰部：督脉穴及膀胱经背俞穴等。

（4）四肢部：委中、承山、曲池、尺泽等。

（5）手足部：十宣、少商、昆仑、申脉等。

2. 操作准备

（1）消毒：术前应用75%酒精或碘伏在施术部位消毒；术者双手应用肥皂清洗干净，再用75%酒精擦拭消毒，方可开始施治。

（2）持针方法：常选用一次性三棱针或2.5mL注射器针头作为施术针具，以一手拇指和食指持住针柄，为了便于控制入针深浅，通常中指扶在针尖部露出针尖3~5mm。在针刺的同时另一手可以进行提、捏、推、按等辅助手法来配合针刺手的动作。

3. 放痧方法

（1）点刺法：针刺前为了使局部充血，可以先对施术部位施以按揉、推挤、捋等手法。然后一手持针，一手固定施术部位，迅速刺入浅表皮肤并迅速出针。应该注意的是进出针时针体与针刺部位的相对角度应保持不变（图4-14）。点刺后可放出适量的血液或黏液，根据病情需要也可使用推挤、拔罐等方法增加出血量或出液量。此法多应用于穴位放痧，如大椎、百会等，可治疗发热、头痛、失眠等症。

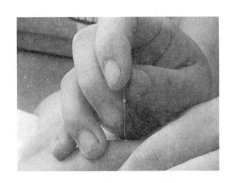

图4-14　点刺法

（2）刺络法：施术前先用止血带结扎在施术部位的近心端，然后再进行消毒。针刺时用一手拇指按压在施术部位的远心端，另一手持针对准该部位的静脉进行针刺，刺入脉中随即出针，使之流出一定量血液。如果需要适当增加出血量，可在放血时轻轻按压静脉近心端。本法多应用于太阳穴、肘窝、腘窝以及小腿等处的浅表静脉，常用于中暑、急性吐泻或下肢静脉曲张等的治疗。

（3）挑刺法：术者用一手夹起施术部位皮肤或压在施术部位两侧，从而使该部位皮肤相对固定，同时另一手持针以15°~30°的夹角迅速刺入皮肤1~2mm深，随即倾斜针身，挑破皮肤，使之出少量血液或黏液。也可进行较深部的挑刺，即刺入3~5mm深，在倾斜针身的同时轻轻提起针尖，使部分皮下组织挑破后再出针。此法常用于四肢末端的放痧，如十宣穴等，擅治发热、晕厥等证。

4. 术后处理

施术后用无菌干棉球、棉签或纱布对放痧出血部位进行擦净或按压，并对所放血液或黏液进行无害化处理。

五、注意事项

1. 放痧工具为一次性用具或者要严格灭菌后才能重复使用，施术部位应消毒防止感染。同时在整个操作过程中应该注意操作者的安全，避免操作不当感染。

2. 操作手法宜稳、准、快、轻，切忌用力过猛刺入过深，损害其他组织，更不可伤及动脉。

3. 放痧时注意与患者适当交流，以便随时了解患者情况，注意血压、心率等变化，避免晕针或晕血等意外的发生。

4. 放痧较多时，应当适当补充水液，宜适当休息后离开。

5. 本法可以单独应用，也可依据病情需要积极配合其他疗法。

6. 放痧过程中患者若出现头晕、目眩、心慌、出冷汗、面色苍白、恶心欲吐，甚至神昏仆倒等现象，应立即停止放痧，使患者呈头低脚高平卧位，饮用温开水或温糖水，并注意保暖，可点按或针刺患者百会、人中、内关、足三里、涌泉穴等穴。必要时实施综合抢救，防止发生意外。

六、医案举例

张某，女，28岁。初诊日期：2014年6月5日。

主诉：面部痤疮5年余。

现病史：患者因嗜食辛辣之品而出现面部痤疮，5年间面部痤疮未见好转。为求系统治疗，遂来我院就诊。症见面部多发痤疮。精神状态尚可，饮食、二便正常，睡眠尚可。舌苔黄厚，脉弦滑。

既往史：无。

西医诊断：痤疮。

中医诊断：粉刺。

治法：清热祛湿，平衡阴阳。

效果：予以肺俞、血海放痧治疗。经数次治疗后面部痤疮明显减少，效果明显。

按语：本病为患者正值青年期，气血旺盛，加之阳热偏盛，湿易与热相结，郁于体表而发；平日过食辛辣肥甘厚味，助湿化热，湿热互结，上蒸颜面而致。本次治疗主要用的方法是放痧，目的在于清热祛湿，调节体内阴阳平衡，从而起到治疗作用。

第七节　撮　痧

一、简介

撮痧是指施术者用手指或手掌于患者特定体表部位进行推、拿、提、拧、挤等手法，使皮肤出现痧斑，从而防治疾病的一种外治方法。本法具有行气开闭、宣泄痧毒、调畅气机等功效。常用于治疗外感性疾病、筋骨关节疼痛性疾病等。

二、适应证

常用于外感性疾病、疼痛性疾病等。

三、禁忌证

1. 有出血倾向的疾病和凝血功能障碍者禁用。

2. 传染性皮肤病、不明原因的包块以及痈肿、疮疡、皮肤溃烂或损伤部位禁用。

3. 极度消瘦、身体严重虚弱者禁用。

4. 孕妇、经期或经后1周内的患者以及新产后患者慎用，过饥、过饱、醉酒、过度疲劳者不宜使用本技术。

四、操作规范

（一）常用介质

多选用具有润滑或兼有药理作用的介质，如红花油、石蜡油、刮痧油等。

（二）患者准备

选择合适的体位，主要以患者感觉舒适又能充分暴露施术部位为宜。常用体位有以下几种：

1. **俯伏坐位**

暴露后颈及背腰部，用于撮后项、颈部及肩背腰部。

2. **仰靠坐位**

暴露颈部，用于撮头面部、上胸和肩臂部、前颈部。

3. 仰卧位

适用于身前部腧穴。

4. 俯卧位

适用于身后部腧穴。

（三）基本操作方法

1. 常用施术部位

头部：印堂、太阳及整个前额。

颈部：颈前常用廉泉、天突、廉泉与天突连线及其左右各旁开 1 寸处。颈后常用第 1~7 颈椎及两侧各旁开 1 寸处。

胸部：任脉及足阳明经在胸部的腧穴及经脉循行线。

腹部：上脘、中脘、下脘、天枢、大横等。

肩部：天宗、肩井等。

背腰部：督脉及膀胱经穴位及经脉循行线。

2. 常用撮痧手法

（1）扯痧法：又称揪痧法。本法操作时术者五指屈曲，用食指、中指的第二指节对准施术部位，用力夹起施术部位的皮肤和肌肉，向外拉扯滑动至脱开，通常可听见"巴巴"声响，如此反复进行操作。也可用大拇指指腹和食指第二指节进行操作。一般在同一部位可连续操作 20 次左右，以出现暗红色痧斑或皮肤呈紫红色为度。本法适用背、颈部以及鼻根、前额等处。

（2）拧痧法：术者五指屈曲，并以大拇指指腹及食指桡侧用力夹紧并提起施术部位，当提至最高处时适度旋转两指后随即松开。如此提、拧、放，通常在同一部位连续反复操作 20 次左右，以皮肤出现紫红色痧斑为度。此法常用于颈部。

（3）挤痧法：术者以双手或单手手指指腹在施术部位相对用力，进行有节律的互相挤压操作。通常以施术部位皮肤出现紫红色痧斑为度。此法主要用于颜面部、颈部、肩背等部位。

（4）抓痧法：术者以五指指腹或以拇、食、中三指指腹迅速抓紧提起施术部位的皮肤、肌肉后松开。如果需要，可在患者体表依次移动操作。操作时应注意手法力度适中、节奏均匀，反复操作，以皮肤出现痧斑为度。本法主要用于腹部、背部。

（5）推痧法：术者可用拇指指腹、大小鱼际或掌根吸定施术部位，以适当的压力进行单方向的直线运动。如此反复操作，至皮肤充血出现痧痕为度。此法主要用于背腰部。

五、注意事项

1. 治疗时宜选择空气流通、保暖和避风的治疗场所。

2. 施术部位要常规消毒，并根据撮痧部位选择舒适体位后再施撮痧术。

3. 施术手法要用力均匀，以患者能忍受为度，以达到出痧为宜，不可一味追求出痧而用重手法或延长撮痧时间。

4. 施术后患者宜卧床休息片刻，可饮用适量温开水，不宜即刻食生冷油腻之物。

5. 本法可以单独应用，也可依据病情需要积极配合其他疗法。

6. 撮痧过程中要经常询问患者感受，若出现头晕目眩、心慌、出冷汗、面色苍白、恶心欲吐，甚至神昏仆倒等现象，应立即停止操作，使患者呈头低脚高平卧位，饮用温开水或温糖水，并注意保暖，可点按或针刺患者百会、人中、内关、足三里、涌泉等穴，必要时综合抢救，防止发生意外。

六、医案举例

章某，女，45 岁。初诊日期：2014 年 1 月 17 日。

主诉：恶寒发热 1 天。

现病史：患者自诉昨晚感受风寒，自觉发热。今日症见恶寒发热，头痛，时流清涕，咽痒咳嗽，咳痰稀薄色白，测体温 37.5℃。精神状态尚可，饮食、二便及睡眠正常。舌苔薄白，脉浮紧略数。

既往史：偶有便秘。

西医诊断：感冒。

中医诊断：感冒风寒型。

治则：疏风解表，温经通络。

治疗方法：主要在背部两侧膀胱经、督脉进行撮痧治疗，并予以背部膀胱经推痧之法，3~4 日进行 1 次。

效果：主要在背部两侧膀胱经、督脉进行撮痧治疗，操作反复进行至患者感觉背部发热。操作结束后患者明显感觉感冒症状减轻。

按语：本病为患者感受风寒，风寒外束，卫阳被郁、腠理闭塞导致经络不通、气血阻滞，发为感冒。患者舌苔薄白、脉浮紧略数为风寒感冒之征。本病病位在肺，故疏通经络以改善血液循环，经络通，气血和，故使疾病得以康复。

参考文献

1. 朱运喜.实用针罐疗法［M］.第 2 版.北京：人民卫生出版社，2004

2. 程爵棠.拔罐疗法治百病［M］.第 4 版.北京：人民军医出版社，2007

3. 李澎.石学敏拔罐临证精讲［M］.第 2 版.北京：人民军医出版社，2010

4. 王富春.拔罐疗法规范化操作图解［M］.北京：人民军医出版社，2012

5. 王富春.刺法灸法学［M］.上海：上海科学技术出版社，2005

6. 杨金生，张丽.亚健康刮痧调理［M］.北京：中国中医药出版社，2011

7. 王富春，赵艳红，徐晓红.刮痧疗法［M］.北京：人民卫生出版社，2003

8. 王富春.刮痧疗法［M］.第 2 版.北京：人民卫生出版社，2008

9. 协和医院世界卫生组织国际疾病分类合作中心编译.疾病和有关问题的国际统计分类［M］.第 10 版.北京：人民卫生出版社，1996

10. 杨金生，王莹莹."痧"的基本概念与刮痧的历史沿革［J］.中国中医基础医学杂志，2007，13（2）：104-156

11. 余汝堂，楼新法，唐茂林，等.躯干背部刮痧的血管解剖学研究［J］，温州医学院学报，2008，38（2）：151-153

第五章

美容美体特色疗法

第一节　中药面膜美容

一、简介

中药面膜美容是通过将具有不同疗效或美容作用的中药外用于面部来延衰驻颜或治疗损容性疾病的一种美容方法。

常用美容中药一般可以分为保健型和治疗型两大类。保健型美容中药多具有滋润肌肤、防皱除纹、悦色增白、护发增辉、护肤防裂等作用，如古代本草文献中所谓"好颜色""悦泽人面""白丽"等功能描述的药物，现代常可作为美容化妆品的添加剂，作为中药化妆品应用，如人参、当归、灵芝等。治疗型美容中药多具有乌发、除斑、去粉刺、灭瘢痕、消黑子、疗疮疡等功效，可用于许多损容性疾病的治疗。

中药面膜美容法因其内容丰富，成为各种美容方法中最重要的一种，是目前中医美容方法研究的重点内容。

二、适应证

1. 各种损容性皮肤疾病，如痤疮、黄褐斑等。
2. 皮肤保健抗衰以及美化。

三、禁忌证

1. 敏感性皮肤慎用。可通过过敏性测试以确定是否可以使用。
2. 过敏性哮喘、过敏性鼻炎等过敏体质者慎用。
3. 既往对某种面膜成分过敏者禁用。
4. 皮肤伴有严重感染及溃疡，或皮损破溃渗液者慎用或禁用。

四、操作规范

（一）材料的准备和制备

1. 中药面膜准备

针对不同皮损特点组方，将中药研磨成粉末，过 120 目筛，采用钴^{60}辐照的方法杀菌，然后分别储存于磨口玻璃瓶中。

（1）痤疮面膜：适合于痤疮各种皮损的治疗。根据痤疮皮损情况选用合适的面膜。不同部位的不同皮损可分别选用不同组成的面膜治疗。根据皮损特点分为以下三个类别（分别用Ⅰ、Ⅱ、Ⅲ号表示）：

①Ⅰ号（消炎面膜）：可清热解毒祛湿、凉血消肿散结，适用于以炎性丘疹、脓疱为主的皮损。

②Ⅱ号（软坚面膜）：可活血化瘀、软坚散结，适用于囊肿、结节为主的皮损。

③Ⅲ号（消痕面膜）：可活血化瘀、增白消痕，适用于炎性痤疮消退后的萎缩性瘢痕和红印痕。

（2）美白祛斑面膜：可活血化瘀、增白祛斑，适用于黄褐斑皮损的治疗或肤色暗黄者。

2. 器械及材料准备

离子喷雾机、面膜碗及调膜棒、纯净水、石膏冷倒模、海藻面膜、食品用保鲜膜、一次性面膜纸。

（二）操作步骤

先进行面部清洁，可以洗面奶或洁面皂清洁皮肤。

痤疮脓疱皮损、黑白头粉刺、囊肿皮损需要先进行针清。患者取仰卧位，可先用离子喷雾机蒸面，使毛囊口扩张，以利于脂栓清除。以 75% 医用酒精消毒患处（酒精过敏者可采用甲硝唑注射液擦拭消毒），用高温高压消毒过的粉刺针（或采用火针）将脓液或脂栓排出，囊肿皮损可采用火针刺入后挤压针孔周围，将分泌物排出，再以夫西地酸乳膏或百多邦外用针清部位。炎症不重者针清后可用 0.9% 生理盐水以无菌纱布冷湿敷 5~10分钟。

痤疮愈合后遗留疤痕及色素沉着的皮肤敷用面膜前可根据皮肤情况进行经络按摩或离子喷雾、超声波导入、离子导入等，也可省略此步骤，直接贴敷面膜。

黄褐斑或肤色暗黄者敷用面膜前可进行经络按摩或离子喷雾、超声波导入、离子导入等。

　　根据皮损类型选取相应的面膜。取面膜粉 5g，用纯净水（或用蜂蜜）适量调和成糊状，均匀敷于面部（图 5-1）。面膜倒模时眼、鼻、口处可先覆盖纱布，以防影响呼吸或导致眉毛处结药痂。

　　痤疮皮损可在中药面膜上加敷冷倒模（图 5-2）。可采用市售冷倒模粉（或医用石膏粉），等待 20~30 分钟待倒模干燥硬化后整块取下；或在面膜上敷保鲜膜（可视患者皮肤情况配合蒸汽喷雾剂热喷 10~15 分钟）；或在面膜上贴敷一次性面膜纸，20~30 分钟后取下，用清水将中药面膜洗去，可涂抹润肤水、药膏或润肤乳。

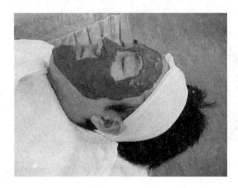
图 5-1　中药面膜

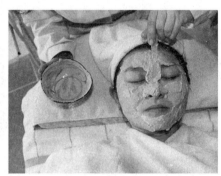
图 5-2　冷倒模

　　用于黄褐斑皮损或用于美白时，可在中药面膜上加敷市售海藻面膜，等待 20~30 分钟后取下，用清水将中药面膜洗去，涂抹润肤水、药膏或润肤乳。

（三）治疗时间及疗程

1. 治疗时间

　　用于痤疮的治疗时，一般Ⅰ号面膜贴敷 20~30 分钟；Ⅱ号面膜贴敷 30~120 分钟；Ⅲ号面膜贴敷 20~40 分钟。皮肤敏感者、首次敷用面膜者可适当减少时间，或从短时间起，逐渐延长面膜贴敷时间。黄褐斑和美白面膜贴敷 20~30 分钟。

2. 疗程

　　一般 2~3 次/周，痤疮脓疱型皮损在针清以后使用。消炎面膜（Ⅰ号）以 4 周为 1 个疗程，软坚面膜（Ⅱ号）以 6 周为 1 个疗程，消痕面膜（Ⅲ号）以 8 周为 1 个疗程，并根据痤疮皮损变化情况选用合适的面膜；祛斑美白以 12 周为 1 个疗程。

五、注意事项及可能出现的意外情况和处理方法

（一）注意事项

1. 首次敷用面膜时，可选用小范围皮肤试用，适当缩短贴敷时间，应密切观察患者皮肤反应情况。

2. 治疗时间应根据患者皮损程度调整，进行 1 个或多个疗程的治疗。

（二）可能出现的意外情况及处理方法

如有明显的灼热、刺痒感，局部出现明显红斑，应立即洗去面膜，以喷雾机用蒸馏水进行冷喷脱敏治疗（图 5-3），其方法为：冷喷机内加蒸馏水（可视过敏反应严重程度加入盐酸苯海拉明注射液 100mg），待喷雾剂出现均匀喷雾时，使水雾喷向面部过敏区，每次 20 分钟，每日 1~2 次，连续数日，直至红斑消退、瘙痒减轻。或用一块无菌纱布，用湿敷液（0.9% 氯化钠注射液 500mL、盐酸苯海拉明注射液 200mg）将其浸湿，敷于面部（注意露出口鼻），连续数日，直至红斑消退、瘙痒减轻。

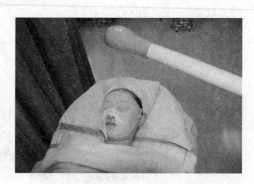

图 5-3　冷喷脱敏

附录 1　过敏性测试方法

如患者为敏感性皮肤，如欲进行中药面膜贴敷法，必要时可先进行斑贴试验。具体如下：

（1）试验方法：取根据皮损所选用的中药面膜适量，以适量蒸馏水调成糊状，贴于背部脊柱一侧或前臂屈侧的健康皮肤，覆盖医用纱布，并以防敏材料固定。试验时设立对照部位（背部脊柱另一侧或对侧前臂屈侧的健康皮肤），对照部位以医用纱布贴敷，胶布固定。一般在 48 小时去除斑贴，72~96 小时后观察结果。或可选用与面部肤质特点更为接近的双侧耳后皮肤作为斑贴试验部位和对照部位。

（2）结果及意义：一般在 48 小时去除斑贴，72~96 小时后观察结果。

阴性（－）：受试部位无反应。

可疑反应（±）：出现淡红斑。

阳性（＋）：轻度红斑、浸润及少量丘疹。

强阳性（++）：水肿性红斑、丘疹或水疱。

超强阳性（+++）：显著红肿或浸润、聚合性水疱或大疱。

刺激性反应（IR）：对照部位有皮损或激惹反应。

（3）注意事项

①不宜在过敏急性发作期试验。

②受试前至少1周及受试期间避免使用糖皮质激素或免疫抑制剂，受试前3天和受试期间避免使用抗组织胺类药物，以免出现假阴性。

③受试期间避免沐浴淋湿斑贴，避免过度牵拉斑贴部位或过度体力活动。

④测试结果为阴性时方可进行中药面膜贴敷，可疑反应可重复试验，阳性者应禁用。

⑤在受试期间发生全身过敏反应如荨麻疹、哮喘等，或局部炎症反应过重，应及时到医院就诊，必要时终止试验。

附录2　常用中药面膜处方

（1）常用痤疮面膜处方

Ⅰ号（消炎面膜）：主要成分有连翘、黄柏、丹参各100g，马齿苋60g。

Ⅱ号（软坚面膜）：主要成分有三棱、当归、五倍子、连翘各100g。

Ⅲ号（消痕面膜）：主要成分有当归、白蔹、白茯苓、珍珠粉各100g。

以上面膜选用后可根据皮损情况进行加减，如皮肤炎症较重、较多脓疱者，可加入金银花、蒲公英、黄芩、夏枯草；皮肤油脂分泌旺盛者，可加入茵陈、白鲜皮、薏苡仁；囊肿、结节较大、触痛明显者，可加入虎杖、丹参、夏枯草、浙贝、三棱；瘢痕色暗者，可加入益母草、红花、丹参。

（2）常用美白祛斑面膜处方：白茯苓、白葛根、白细辛、白术、薏苡仁、白山药、当归、绿豆粉各100g，防风30g。

第二节　刮痧美容

一、简介

刮痧疗法是用光滑的硬物器具或手指，在体表特定部位或腧穴反复进行刮治，使皮肤发红、充血的一种治疗方法。现代研究认为，刮痧疗法的实质是一种特殊的物理疗法，即通过刮治对局部或某些穴位进行一定程度的刺激，通过人体神经末梢或感受器官的传导和反射作用，促进大脑皮层维持正常功能，从而调整各组织的生理功能，产生各种效应。

刮痧疗法一般以水牛角片作为刮痧器具。美容刮痧多在面部操作，因此治疗用力较轻，多采用玉棒作为刮痧器具。中医学认为，玉属"寒凉之品"，能清热解毒、排毒养颜，可以调节血液循环、促进代谢、防病治病、美白光洁皮肤。玉棒刮痧疗法作为中医美容的特色疗法，具有良好的祛斑美白、平滑皮肤、脱敏镇静的美容作用，使用后感觉局部舒适，是面部经穴按摩手法的必要补充，是医患双方都乐于采用的治疗手段。

二、适应证

1. 黄褐斑和痤疮治愈后遗留色素沉着的皮肤。
2. 色素不均匀的皮肤、皮肤质感较为粗糙者。

三、禁忌证

1. 破伤风、狂犬病、精神失常以及精神病发作期、血小板减少、活动性出血性疾病如血友病、白血病以及有凝血障碍的患者，恶性肿瘤中晚期、其他严重的器质性病变。
2. 传染性皮肤病、疖肿、痈疽、瘢痕、溃烂及传染性皮肤病，不明原因之皮肤包块等，均不宜在病灶部位刮拭。

四、操作规范

（一）器械准备

面部刮痧用的玉棒、刮痧介质（保湿或美白祛斑按摩膏、橄榄油、各种功效的按摩油等）。

（二）操作步骤

1. 清洁皮肤

2. 涂介质

根据需要选用刮痧介质，涂抹于额头、双颊、下颌等部位，并用玉棒均匀涂抹于全面部。

3. 玉棒刮痧操作（图5-4）

（1）点穴：按照由下向上、由中线向两边的顺序进行，依次点承浆—地仓—水沟—承浆—颊

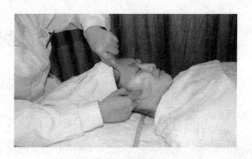

图5-4 玉棒刮痧美容

车—地仓—颧髎—耳门、听宫、听会—迎香—翳风—印堂，用玉棒顶部的尖端点压于穴位，并停留 2~3 秒，重复 2~3 次，结束时将玉棒由印堂穴经眉滑向耳后。

（2）玉棒顶部交叉刮痧：刮面颊部时，用玉棒的顶部按照下颌—耳后、地仓—耳前、迎香—太阳的顺序，分别按照三条线路两侧玉棒交叉移动，重复 2~3 次；额部按照从左—右—左的顺序交替往复交叉移动，重复 2~3 次。

（3）面部整理：用玉棒的表面整理全面部，将介质再次涂抹均匀。

（4）玉棒顶部相对刮痧：用玉棒的顶部作相对滑动的动作，同时按照玉棒顶部交叉刮痧的顺序滑动，重复 2~3 次。

（5）面部整理：用玉棒的尾部用打圈的手法整理全面部，将介质再次涂抹均匀。

（6）点穴：按照面部整理的步骤用玉棒的尾部点全面部穴位，重复 2~3 次。

（7）面部排毒：用玉棒头部的尖端点太阳穴，一侧静止，另一侧玉棒沿面颊滑下，从下颌经对侧绕过下颌—上唇—鼻侧—同侧眼周环绕—同侧太阳穴，再换另一侧，反复操作 2~3 次。

（8）眼部排毒：用玉棒头部的顶端在下眼睑部从内向外，再向内，相对挤压滑动，再将一侧玉棒固定于同侧眉部，用对侧玉棒在上眼睑部由下向上滑动，重复 8~10 次，之后用玉棒的表面在外眼角部滑动整理，最后玉棒滑向耳后，重复 2~3 次。

（9）用清水清洁皮肤，涂中药面膜或保湿、美白护理面膜。

（三）治疗时间及疗程

全部刮痧程序为 20~30 分钟，敏感皮肤或首次治疗者可适当缩短时间。一般每周 1~2 次，在常规清洁面部皮肤后使用。黄褐斑以 12 周为 1 个疗程，痤疮、皮肤护理以 4 周为 1 个疗程。

五、注意事项及可能出现的意外情况和处理方法

（一）注意事项

1. 面部切忌用大面积强力重刮；皮肤有过敏史的患者，不宜以其过敏物为基质刮痧。

2. 治疗时应灵活使用腕力、臂力，切忌使用蛮力。刮板的钝缘与皮肤之间角度以 45° 为宜，切不可成推、削之势。

3. 刮治时用力要均匀、适中，由轻到重，不可忽轻忽重，以能忍受为

度，刮拭面尽量拉长。

4. 刮治时要有一定方向性，不可无顺序地乱刮，也不可无目的（无治疗方案）地乱刮。

5. 刮痧反应是指皮肤对刮治物理刺激产生的反应，主要是颜色（肤色）和形态变化。这种现象即称之为"痧痕"。常见的痧痕包括体表局部组织潮红、紫红或紫黑色瘀斑、小点状紫红色斑丘疹，常伴有不同程度的热、痛感。皮肤的这些变化可持续一至数日。但一般来说，美容保健刮痧多不宜刮出明显痧痕，因此刮痧力度不宜过大，视皮肤反应情况调整力度，以不出现明显痧痕为宜。

（二）可能出现的意外情况及处理方法

面部刮痧过程中如有明显的灼热、刺痒感，局部出现明显红斑，则应立即洗去刮痧介质，进行冷喷脱敏治疗。

第三节　面部经络疏通及按摩美容

一、简介

面部经络疏通及按摩美容是在中医经络学说和现代解剖学的指导下，运用各种手法作用于面部一定部位或相应的经络腧穴，一方面通过疏通局部气血以改善皮肤的功能状态，另一方面通过经络的联系以调节机体的生理机能，从而达到祛病、健身、延衰驻颜效果的一种保健和治疗方法。它属于中医外治法的一种，具有治疗及保健的双重功效。

面部有许多经络通过，运用一定的手法作用于这些经穴，可以起到疏通经络、调节气血、祛瘀生新的作用，使气血畅达，以治疗局部的壅塞凝滞，改善局部气血运行。从解剖学角度来看，面部的毛细血管、毛细淋巴管和神经末梢非常丰富，面部经络疏通及按摩美容主要是通过局部毛细血管、毛细淋巴管和神经末梢发挥作用。

二、适应证

1. 皮肤健康或亚健康态，希望通过皮肤护理而延缓衰老，保持皮肤健美者。

2. 皮肤弹性差，细小皱纹多，希望加以改善者。

3. 皮肤存在某些损容性疾病或缺陷，如痤疮、黄褐斑、色素沉着、毛细血管扩张、小疤痕、肤质粗糙等，要求改善者。

三、禁忌证

1. 皮肤有外伤、炎症者，尤其皮肤开放性损伤，如切割伤、裂伤等，炎症如毛囊炎、疖肿等。

2. 毛细血管脆性强、血小板减少者。患此症的人易发生皮下出血，进行经穴按摩手法会加重局部出血。

3. 各种传染病、精神病、呼吸与循环系统疾病患者。

4. 孕妇及其他不适合做皮肤按摩者。

四、操作规范

（一）器械准备

洗面奶、离子喷雾机、按摩膏、面膜粉及面膜碗、调膜棒。

（二）操作步骤

1. 洁面

2. 布膏

将按摩膏点涂在额头、双颊、下颌、鼻尖五点部位，并用双手指腹以抹的方式均匀涂抹于全面部。

3. 点穴

沿着以下六条线逐一点按经穴：

（1）承浆、大迎、颊车、下关、太阳。

（2）地仓、颧髎、听会、太阳。

（3）人中、巨髎、听宫、太阳。

（4）迎香、四白、上关、太阳。

（5）瞳子髎、承泣、睛明、攒竹、鱼腰、丝竹空、太阳。

（6）印堂、神庭、头维、太阳。

以上每条线的穴位逐一点按，重复3遍。

4. 拉抹

以双手中指、无名指的指腹由中间向两侧或双手交替按以下顺序拉抹：下颌—额头—川字纹—额纹，重复8~10遍。

5. 面部打圈

以双手中指、无名指的指腹在两颊部做环绕打圈动作，边打圈边由内下方向外上方移动，可沿承浆—翳风、地仓—听宫、迎香—太阳三条线进行打圈，同时点按路过的经穴，重复3~5遍。

6. 双手单侧拉抹

按照步骤 5 的顺序，以双手中指、无名指的指腹在两颊部沿三条线做拉抹动作，重复 3~5 遍。步骤 5 和 6 的动作可以穿插进行。

7. 大鱼际打圈

以双手大鱼际同时在两侧面颊部做打圈动作，每侧面颊可分成两条线进行，重复 3~5 遍。

8. 弹拨面部

以双手食、中、无名、小指的手指或指腹弹拨面部，从一侧面颊到另一侧，重复 3 遍。

9. 全面部打大圈

以双手食、中、无名、小指的指腹在两侧面颊打大圈，重复 1~2 遍。

10. 揉耳

揉耳垂及耳廓，提拉耳尖，重复 2~3 遍。

11. 拍面

以双手四指并拢，交替拍打面部，由一侧到另一侧，重复 2~3 遍。

12. 清洗

将面部的按摩膏清洗干净，敷面膜 15~20 分钟。

（三）治疗时间及疗程

全程 40~45 分钟。每周 1~2 次，12 周为 1 个疗程。

五、注意事项及可能出现的意外情况和处理方法

（一）注意事项

1. 敏感性皮肤慎用经穴按摩法。皮肤有过敏史的患者不宜以其过敏物为按摩膏进行按摩。或事先在耳后皮肤进行皮肤敏感试验。

2. 操作时应灵活使用腕力、臂力，用力要均匀、适中，由轻到重，以患者能忍受为度，切忌用力过大。

3. 按摩膏涂抹在面部较滑，尽量加大手指与皮肤的接触面，点穴时手指用力要均匀，切忌突然用力造成受术者不适感，或手指滑动到其他部位。

4. 根据受术者皮肤质地选择适宜的按摩膏，如干性皮肤要选用油脂丰富的按摩膏，油性皮肤需用较为清爽的按摩膏，敏感性皮肤者要选用防敏按摩膏。还可根据需要选用某些功效性按摩膏，如美白、祛斑、保湿、控油按摩膏等。

（二）可能出现的意外情况及处理方法

1. 面部经穴按摩过程中如有明显的灼热、刺痒感，局部出现明显红

斑，则应立即洗去按摩膏，进行冷喷脱敏治疗。

2. 如不慎将按摩膏滑入眼中，应立刻用大量生理盐水冲洗。

第四节　针灸减肥

一、简介

针灸减肥，即采用毫针对身体经穴或局部进行针刺，促使体重减轻的方法。其主要针对肥胖和有减肥意愿的人群。

肥胖，也称肥胖病、肥胖症，是由于机体生理、生化机能的改变或某种体质因素导致的脂肪组织超量蓄积。在除外水、钠潴留、肌肉发达因素存在的情况下，体重超过标准体重的20%，或体重指数大于25者，不论性别，均属肥胖。按照病因及发病机理，肥胖可分为单纯性肥胖、继发性肥胖。单纯性肥胖多与家族肥胖史或过食肥甘厚腻有关，继发性肥胖多因内分泌紊乱或其他疾病所致。这里讨论的主要为单纯性肥胖，继发性肥胖应首先治疗原发病，因此不在本节讨论之列。

单纯性肥胖造成的形体臃肿、曲线缺乏是形体美容的大敌，而且各种并发症如糖尿病、高脂血症、高血压等也严重威胁生命。因此其防治既有美容意义，又有临床意义。

单纯性肥胖的直接原因大多为饮食不节，消耗能量少，导致入多于出，因此脂肪在体内超量堆积。中医认为肥胖的发生多为胃、肠、肝、脾等脏腑功能失调所致，而肥胖症多为本虚标实，本虚主要以气虚为主，兼见阴虚、阳虚，病位以脾为主；标实以痰浊为主，可兼血瘀、气滞。应用针刺取足阳明胃经、足太阴脾经、足太阳膀胱经、任脉等经之穴位，以健脾除湿、调和营卫、通利三焦，使水湿得以正常排泄，从而恢复正常的水液代谢功能及大肠传导功能，可获得满意疗效。

现代研究表明，运用中医针灸方法可起到双向调节作用，调整内分泌失调，并调整胃肠道蠕动，促进代谢。其一是通过调节植物神经，使胃的活动水平降低及餐后胃排空延迟，并可以抑制胃酸分泌过多，同时调节下丘脑"饱食－饥饿"中枢的平衡，纠正异常的食欲；其二是调节内分泌，通过对"下丘脑－垂体－肾上腺皮质"和"交感－肾上腺皮质"功能的调节，使内分泌紊乱得以纠正；其三是肥胖症患者的过氧化脂质高于正常值，通过针灸可调节脂质代谢过程，可以使人体过氧化脂质含量下降，加速脂肪分解。

因此，针灸疗法是目前最有效的健康减肥方法之一。

二、适应证

1. 具有减肥意愿的单纯性肥胖者。

2. 腹型肥胖为主者。针灸减肥对腹部最有效。因为腹部脂肪比较容易分解，通过经络调节效果比较突出。

3. 更年期肥胖者。更年期女性由于活动量少，内分泌失调，很容易肥胖。针灸减肥可以通过健脾祛湿，调节内分泌，从而治疗更年期肥胖。

4. 消化吸收功能过于亢进者。大部分肥胖者是由于胃酸分泌过多、胃蠕动波亢进，因而胃排空较快，饥饿感强烈。中医认为这部分患者属于胃火亢盛，针灸的功能是降低肥胖者的胃火，降低或抑制肥胖者亢进的食欲，从而减少食量，并抑制其肠胃消化及吸收功能。对于体内水湿过盛的肥胖者而言，通过针灸可利尿发汗，从而达到消除水湿的作用。

5. 习惯性便秘者。针灸可促进肠蠕动，达到通便的效果，从而有助于减肥。

三、禁忌证

1. 体虚、精神紧张、晕针者。义务献血未满一个月者。

2. 月经期、妊娠期、哺乳期、产后半年内、人流术后月经未恢复者。

3. 心脏病患者，尤其是安装心脏起搏器者。

4. 有肝肾功能衰竭、肿瘤等严重疾病的患者。

5. 狂躁不安，或全身剧烈抽搐者，或精神病发作期患者。

6. 凝血机制差，有出血倾向的患者，如血小板减少性紫癜、白血病等。

7. 醉酒、过饥、过饱、过渴、过劳者。

四、操作规范

（一）器械准备

φ0.25~0.35mm、40~50mm 长针灸针，无菌酒精棉球，无菌干棉球，电针仪。

（二）操作步骤

1. 取穴

（1）胃热湿阻型

主穴：局部取穴。

配穴：曲池、合谷、内庭、足三里、丰隆、阴陵泉。

刺法：泻法或平补平泻法。

（2）痰湿蕴结型

主穴：局部取穴。

配穴：中脘、阴陵泉、三阴交、丰隆。

刺法：泻法或平补平泻法。

（3）肝郁气滞型

主穴：局部取穴。

配穴：期门、太冲、肝俞。

刺法：泻法或平补平泻法。

（4）脾胃气虚型

主穴：局部取穴。

配穴：足三里、脾俞、公孙、气海。

刺法：补法。

（5）脾肾阳虚型

主穴：局部取穴。

配穴：脾俞、肾俞、命门、关元、气海。

刺法：补法。

2. 选穴

选择6~8处主要穴位，配合使用电针仪以加强刺激，每次治疗可适当更换穴位。

3. 进针

多采用双手进针法，双手配合，协同进针。左手拇、食两指或食、中两指将腧穴部皮肤向两侧撑开，右手持针从食、中两指之间刺入。皮下脂肪较多处多采用直刺法，皮肤较薄处可斜刺或平刺。同时采用电针仪，选用断续波或疏密波以加强针感（图5-5）。

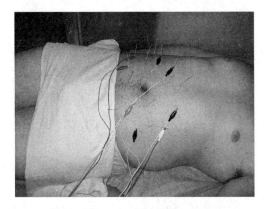

图5-5　针灸减肥（配合电针）

4. 出针

先以左手拇、食两指用消毒干棉球按于针孔周围，右手持针作轻微捻转并慢慢提至皮下，然后退出。

（三）治疗时间及疗程

一般留针 20~30 分钟。前 3 日连续治疗，以后隔日 1 次，15 次为 1 个疗程，每疗程之间可间隔 10~15 日。

五、注意事项及可能出现的意外情况和处理方法

（一）注意事项

1. 选择良好的针具，用针尤其应针尖锋利、光滑，以新针为宜。

2. 严格消毒，采用高压蒸气灭菌法。医生的手指在施术前要用肥皂水洗刷干净，或用酒精棉球涂擦后才能持针操作。施针部位要用 75% 的酒精棉球从中心向外绕圈擦拭。

3. 行针时捻转角度不能过大过快，更不能单向捻转。留针时嘱患者不要随意变动体位，以免弯针或滞针。

4. 精神过度紧张或大汗出、饥饿、劳累、大泻、大出血后不宜进针，体质虚弱者行针手法要轻，以免晕针。

5. 皮肤有感染、溃疡、瘢痕或肿瘤的部位不宜针刺。糖尿病患者不宜针刺，以防感染。有凝血障碍的患者不宜针刺，以防出血不止。

6. 对于有传染性的损容性疾病，如扁瘊或患有其他传染病的患者，如肝炎，所用针具要单独存放和严格消毒，必要时使用一次性针具，以防交叉感染。

（二）可能出现的意外情况及处理方法

对晕针者应迅速出针，使患者头低脚高位平卧，松开衣带，注意保暖。轻者静卧片刻，给温开水或热茶后可恢复；重者在上述处理基础上可指压水沟、内关、涌泉等穴，或温灸关元、气海穴即能苏醒。卧位一般不会晕针。

六、医案举例

陈某，男，21 岁。初诊日期：2006 年 6 月。

主诉：自幼肥胖，近 1 年体重增加 15kg。

现病史：患者自幼较同龄人肥胖，近 1 年由于运动减少，体重增加迅速，食欲一般，自觉乏力、腹胀，大便时秘时溏。

既往：健康。

查体：身高 184cm，体重 124kg，腰围 135cm。舌红，舌边伴见齿痕，舌苔厚腻，脉弦数。

诊断：单纯性肥胖。

中医辨证分型：胃热湿阻兼脾虚痰湿证。

治则：泻热通腑，除湿健脾。

取穴：中脘，下脘，曲池，合谷，内庭，足三里，梁丘，梁门，天枢，大横，丰隆，阴陵泉，三阴交。

针法：泻法或平补平泻。

治疗方案：如上取穴，前 3 日每日针灸 1 次，之后隔日针灸 1 次，连续 15 次为 1 个疗程。疗程间休息 10 日，3 个疗程后休息 1 个月再进行下一个疗程，共治疗 4 个疗程，休息 10 日后进行腹部游走罐治疗 2 个疗程，疗程间休息 10 日。

医嘱：嘱患者适当运动，减少油脂、甜食摄入，三餐尽可能以瘦肉、蔬菜为主，晚餐减少碳水化合物摄入，并节制生冷饮食。

复诊：经 2 个疗程针灸治疗后，患者诉腹胀减轻，大便正常。查体：体重 105kg，腰围 120cm。舌淡红，舌边齿痕减轻，舌苔白，脉滑数。调整用穴为中脘、阴陵泉、三阴交、丰隆，平补平泻法，以及足三里、脾俞、公孙、气海，补法。再进行 2 个疗程针灸治疗。

效果：4 个疗程后，患者诉无腹胀感，食量减少，无饥饿感，无乏力不适，二便正常。查体：舌淡红，齿痕不显，苔薄白，脉滑。腹部皮肤松弛。体重 98kg，腰围 112cm。改为腹部游走罐治疗 2 个疗程，继续巩固治疗，收紧皮肤。游走罐治疗 2 个疗程后，患者诉腹部皮肤松弛改善，体重 95kg，腰围 102cm。患者自觉疗效满意，停止治疗。嘱继续节制饮食，适量运动。

第五节　穴位埋线美容美体

一、简介

羊肠线对人体而言是一种异体蛋白，埋入穴位后一般需 15~20 日进行转化、分解和吸收，肠线在皮下通过局部物理及化学刺激，有协调脏腑、疏通经络的作用。

穴位埋线作为一种复合性治疗方法，利用其特殊的针具与所埋之羊肠线，产生较一般针刺方法更为强烈的针刺效应，具有"通其经脉，调其气血"的作用，可以从整体上对脏腑进行调节，使之达到"阴平阳秘"的状态。羊肠线作为一种异种蛋白，可诱导人体产生变态反应，使淋巴细胞致敏，配合抗体、巨噬细胞来破坏、分解、液化羊肠线，使之分解为多肽、氨基酸等。羊肠线在体内软化、分解、液化吸收，对穴位、神经以及整个中枢产生一种综合作用，血液循环及淋巴回流加快，局部新陈代谢增强，从而发挥其治疗及美容作用。

二、适应证

有各种治疗及美容目的，需要较长疗程的患者。

三、禁忌证

（一）绝对禁忌证

1. 破伤风、狂犬病、精神失常以及精神病发作期。

2. 血小板减少症、活动性出血性疾病如血友病、白血病以及有凝血障碍的患者。

3. 恶性肿瘤中晚期、其他严重的器质性病变。

4. 瘢痕体质。

（二）慎用证

1. 糖尿病、高血压患者。

2. 年老体弱、空腹者。

3. 对蛋白过敏的患者。

（三）禁用部位

皮肤有感染、溃疡、瘢痕或肿瘤的部位。

四、操作规范

（一）器械准备

埋线针选用 10mL 注射器的注射针头，配合针灸针（尖端磨平）作为针芯，以及镊子、羊肠线、剪刀、消毒棉签。

（二）操作步骤

1. 取穴

根据不同的治疗及美容目的选取不同功效的穴位，尽可能选取肌肉及皮下组织丰厚处，以利于羊肠线的吸收。每次依辨证取 5~6 个穴位进行穴位埋线，每次选用的穴位不同于前一次。

2. 操作程序

常规消毒皮肤，镊取一段 1~2cm 长之消毒羊肠线，放置于 10mL 注射器针管的前端，后接针芯。左手拇、食指绷紧捏起进针部位皮肤，右手持针，刺入到所需深度，出现针感后边推针芯边退针管，将羊肠线埋植在腧穴的皮下组织或肌层内，针孔处棉签压迫止血。

（三）治疗时间及疗程

每 2~3 周埋线 1 次，4 次为 1 个疗程。

五、注意事项及可能出现的意外情况和处理方法

（一）注意事项

1. 严格遵守无菌操作规程。

2. 埋线位置最好在皮下组织及肌肉之间，肌肉丰满处可埋入肌层。羊肠线头不可暴露在皮肤外面。注意避免伤及内脏、大血管及神经干。

3. 一个腧穴作多次埋线时，应尽量偏离前次的治疗部位。

4. 皮肤感染或有溃疡者不宜埋线。严重的心脏病患者或女性在妊娠及月经期间不宜用本法。

（二）可能出现的意外情况及处理方法

1. 术后埋线部位疼痛

因羊肠线软化前会对穴位有较强的刺激作用，可能压迫局部神经末梢导致局部酸痛，一般无须处理。如疼痛难忍，则可服用止痛药。

2. 术后局部红肿热痛

术后局部红肿热痛可能为继发感染，可局部用雷夫奴尔纱布湿敷以消炎消肿，每日换药。严重者可口服抗生素。

3. 术后几天肠线液化甚至溢出

应局部消毒后轻轻将局部液体挤压出来，以无菌纱布覆盖，每日换药。

第六节　刺血美容美体

一、简介

刺血美容美体包括刺血疗法和刺络拔罐法。刺血疗法是用三棱针刺破相应穴位，达到清热解毒、祛瘀生新目的的一种技术操作。本疗法是在《灵枢·官针》论述的九针中的刺络法发展而来，特点是安全可靠、创面小、效果明显、愈后不易留疤痕。

刺络拔罐法是刺络放血与拔罐相结合的一种疗法，是在刺络放血的同时配合火罐特有的负压吸拔，以造成局部充血增加、皮下瘀血现象，以活血通络、消肿止痛。刺络放血配以拔罐可增强祛风通络之功。现代研究

表明，刺络拔罐时由于血液的排出和局部的温热作用，可改善局部血液循环，促进人体新陈代谢，调节免疫功能，并能调节神经内分泌网络，负压和刺络产生的机械刺激通过反射途径传到中枢神经系统，发挥其对神经体液、精神活动的调节，改善血管机能，改变血液成分，促使有害有毒物质的排出，从而达到促进新陈代谢、治疗疾病的目的。

二、适应证

痤疮、化妆品皮炎、脂溢性皮炎、激素性皮炎等以红斑、红丘疹、脓疱为主要表现的过敏性或感染性皮肤病。

三、禁忌证

高热抽搐及凝血机制障碍者，皮肤溃疡、水肿及大血管处，孕妇腹部、腰骶部均不宜拔罐。

四、操作规范

（一）器械准备

玻璃火罐，95% 酒精棉球，75% 酒精棉球，三棱针，打火机，持物钳，消毒干棉球。

（二）操作步骤

1. 取物品到床旁，暴露治疗部位。

2. 用 75% 的酒精消毒皮肤。取穴以背俞穴为多，如面部皮肤病多取大椎、肺俞、心俞、膈俞、灵台、肝俞、胃俞、大肠俞等（双侧取穴）。

3. 取三棱针迅速点刺穴位至出血。

4. 以 95% 酒精棉球点燃，闪火法予以对应拔罐，留罐时间为 10~20分钟（图 5-6、图 5-7）。

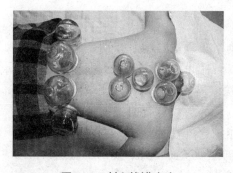 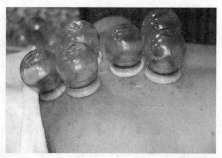

图 5-6　刺血拔罐疗法　　　　图 5-7　留罐

5. 10~20 分钟后将玻璃火罐取下，用干棉球将血擦净。

（三）治疗时间及疗程

每周 2~3 次，10 次为 1 个疗程。

五、注意事项及可能出现的意外情况和处理方法

（一）注意事项

1. 糖尿病、出血性疾病及凝血功能障碍者不宜应用刺血疗法。

2. 刺血后告知患者当日不可洗澡，以免造成局部感染。

3. 月经期不可拔罐。

4. 拔罐之前检查好火罐口周围是否光滑、有无裂痕。点火时切勿将酒精棉球蘸取过多酒精，防止酒精滴到皮肤而造成烫伤。

5. 操作时动作要稳、准、快，起罐时勿强拉。

6. 使用过的火罐要及时消毒，要注意无菌操作。

（二）可能出现的意外情况及处理方法

1. 刺血后如出血不止，应当用消毒干棉球多按压一段时间。

2. 配合拔罐疗法时，起罐后如有小水疱不必处理，可自行吸收。如有大水疱，局部消毒后用注射器吸出液体，无菌纱布覆盖。

附：耳尖放血疗法

一、简介

耳尖穴具有安神镇静、清热解毒、泻火、清脑明目、活血化瘀、消肿止痛、凉血止痒、消炎、抗感染等功效。耳尖放血疗法作为中医美容的特色疗法，可以迅速缓解症状，缩短疗程，且安全可靠。

耳穴治疗的作用原理可概括为以下两个方面：

1. 经络的传导作用

全身脏腑器官以及各组织间都与耳廓相应部位有其相关性，耳部经络与全身的经络之间又是相互联系沟通的。针刺耳尖穴可激发经气，达到扶正祛邪、疏通气血、调和阴阳的作用，从而发挥经气的防卫功能，达到防治疾病、美化皮肤的作用。

2. 神经的反馈作用

耳廓的神经分布极为丰富，耳尖穴处有耳颞神经、迷走神经及舌咽神经的分支分布。针刺耳尖后，其局部相交的神经和血管受到刺激，激发神经的调节作用，使其反馈到相关病灶部位，调节内分泌，改善局部血液循

环，促进炎症的吸收，减轻面部红斑及炎症。

二、适应证

面部炎症性、过敏性疾病，以红、肿、热、痛、瘙痒为主要症状。

三、禁忌证

糖尿病、出血性疾病及凝血功能障碍者。

四、操作规范

（一）器械准备
三棱针、75% 的酒精棉球、消毒干棉球。

（二）操作步骤

1. 取穴

耳尖穴属经外奇穴，在耳廓顶端的耳轮处。将耳廓向前反折，耳轮尖端部位即为耳尖穴。

2. 操作方法

定穴后，用医用酒精棉球消毒，左手捏持耳尖穴周围皮肤，右手持三棱针对准耳尖穴迅速刺入，并挤压周围皮肤，出血 5~10 滴，然后用无菌干棉球按压止血（图 5-8）。

（三）治疗时间及疗程

耳尖穴放血每隔 3 日 1 次，左右耳尖交替放血，以 10 次为 1 个疗程。

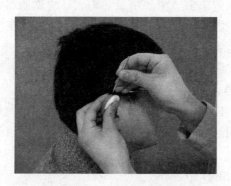

图 5-8　耳尖放血疗法

五、注意事项及可能出现的意外情况和处理方法

（一）注意事项

1. 如耳尖部位皮下组织较少，可能出血较少，影响疗效，可先按揉局部，待充血后再针刺。

2. 针刺时勿刺入过深，以免伤及软骨，防止继发耳软骨感染。

3. 严格无菌操作，防止继发感染。

（二）可能出现的意外情况及处理方法

刺血后如出血不止，可用消毒干棉球多按压一段时间。

六、医案举例

任某，女，19岁。初诊日期：2009年8月。

主诉：面部反复起皮疹5年，加重6个月。

现病史：患者5年前面部反复出现皮疹，自行选购"祛痘药膏"涂抹，皮疹时轻时重，近半年来皮疹增多加重而来诊。饮食正常，月经正常，大便时秘。

既往：健康。

查体：额面部皮肤脂溢明显，额部、双颊散在多数毛囊性红丘疹、脓疱，部分伴触痛，鼻部及双颊毛孔粗大，散在片状红斑，前额、鼻部可见黑白头粉刺。舌红，苔薄白，脉弦数。

西医诊断：痤疮、脂溢性皮炎。

中医诊断：肺风粉刺、面游风（肺经血热证）。

治法：清肺凉血，清热解毒。

取穴：大椎，肺俞，心俞，膈俞，灵台，大肠俞。

治疗方案：如上取穴，每次共选取6个穴位，留罐15分钟，每周3次，10次为1个疗程。疗程间休息10日，共进行2个疗程。同时局部应用克林霉素磷酸酯溶液日2次外涂。

医嘱：嘱患者注意面部清洁，生活起居规律，避免进食辛辣刺激、高油脂饮食，减少甜食及奶制品摄入。多食用蔬菜、高纤维食品、豆制品。

经1个疗程治疗后，患者诉面部红丘疹及脓疱大部分消退，遗留暗红色色素沉着，皮脂分泌减少，皮肤红斑减轻，仍有新发皮疹，较前减少，但黑白头粉刺无明显变化，仍便秘。舌边红，苔薄白，脉滑。继续治疗1个疗程，原有皮疹几乎全部消退，有个别新发皮疹，为较小毛囊性丘疹，无明显脓疱，黑白头粉刺减少，便秘改善，皮肤脂溢减少，色素沉着也较前略减轻。患者自觉疗效满意。嘱其继续注意节制饮食、作息规律，注意面部清洁。

第七节　游走罐美体

一、简介

游走罐法具有中医传统拔罐法和推拿法的双重疗效。通过使用游走罐法，罐内热空气冷却后收缩形成的负压吸附力对相关穴位产生机械性刺激，以及上下或左右推罐，可以激发经络之气，使其发挥特有的生理作用，以疏通经络、调节脏腑、祛除疾病，进而恢复机体的相对平衡。

游走罐法可用于美体，是来源于传统火罐、走罐疗法，结合临床经验而创立的一项中医美容技术。其主要利用火罐的负压吸引作用，结合游走罐的通经活络作用，促进水湿之邪的代谢，主要用于治疗局部肥胖，具有消脂塑形、收紧皮肤、恢复皮肤弹力的作用。

二、适应证

局部肥胖者，如腹部、四肢及背部肥胖；减肥后皮肤松弛者；产后皮肤弹性差者。

三、禁忌证

1. 月经期患者，妊娠期患者。

2. 严重的内科疾病，如心力衰竭、呼吸衰竭及肝肾功能衰竭、恶性肿瘤、年老体弱的危重病患者等。

3. 皮肤有外伤、溃烂、过敏、烧伤、烫伤、有接触性传染病或久病体弱而皮肤失去弹性的患者。

4. 狂躁不安，或全身剧烈抽搐者，或精神病发作期患者。

5. 凝血机制差，有出血倾向的患者，如血小板减少性紫癜、白血病等。

6. 醉酒、过饥、过饱、过渴、过劳者。

四、操作规范

（一）器械准备

选择罐口光滑、大小和施术部位适合的玻璃罐、止血钳、点火棉球、弯盘、打火机、润滑油适量、毛巾。

（二）操作步骤

1. 患者根据需要取仰卧位或俯卧位。

2. 在施术部位均匀涂抹润滑油。

3. 在施术部位用闪火法拔火罐（图 5-9），用手推动罐向上下或左右移动，询问患者力度是否合适，勿使过痛（图 5-10）。

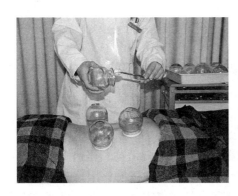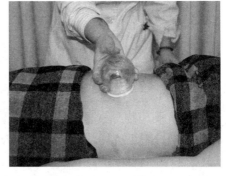

图 5-9　闪火法拔罐　　　　　　　　　图 5-10　游走罐

4. 走罐结束后，用毛巾擦干治疗部位的润滑油。

（三）治疗时间及疗程

走罐时间以每次 15 分钟左右为宜。隔日 1 次，20 次为 1 个疗程，每疗程之间可间隔 10~15 日。

五、注意事项及可能出现的意外情况和处理方法

（一）注意事项

1. 对于精神过度紧张、大汗出、饥饿、劳累等患者应慎用。

2. 刚开始的几次治疗患者会有轻微疼痛，应减小拔罐的吸力。

3. 尽量避开有骨关节突出的部位。

4. 操作中应避免受风、受寒（空调、风扇）。

5. 走罐后 24 小时之内不要洗澡。

6. 走罐后嘱咐患者适量饮水，以促进代谢。

（二）可能出现的意外情况及处理方法

出现烫伤或留罐时间太长而起水疱时，小的水疱无须处理，仅敷以消毒纱布，防止擦破即可；水疱较大者可用消毒针将疱液放出，涂以龙胆紫药水。

第八节　中药超声波导入美容

一、简介

超声波药物导入简称声透法，是使用超声波机将药物或化妆品等的某些成分经皮肤透入，具有超声波和药物的双重作用。由于超声波能提高细胞膜的通透性，使生物膜的弥散过程增强，且可使药物大分子化学键断裂，从而分解为小分子，故在超声的作用下，药物更容易进入皮肤甚至体内组织发生药效作用。

超声波药物导入法一方面可以使药物直接作用于病变组织靶位，使药物在病变组织的局部保持一定的浓度，从而使药物起效而达到治疗的作用；另一方面可以使皮肤细胞随之振动，产生微细的按摩作用，改变细胞容积，从而改善局部血液和淋巴液的循环，增强细胞的通透性，提高组织的新陈代谢和再生能力，软化组织，刺激神经系统及细胞功能，使皮肤富有光泽和弹性。

二、适应证

1. 黄褐斑、痤疮、酒齄鼻等损容性疾病的治疗。
2. 皮肤的美容保健。

三、禁忌证

1. 戴心脏起搏器者。
2. 对金属过敏者。
3. 孕妇。

四、操作规范

（一）**器械准备**

超声波导入仪，75% 的酒精棉球，需导入的中药。

（二）**操作步骤**

1. 清洁皮肤。
2. 对探头进行消毒，打开开关，调节输出强度。
3. 将含药物的耦合剂涂布于受治局部（可将中草药制成浸液或煎剂作

为耦合剂），然后将声头置于受治部位，均匀移动以将药物导入（图 5-11）。

4. 关机，消毒探头。

5. 清洗皮肤，可敷面膜或直接涂护肤霜。

（三）治疗时间及疗程

每次超声波导入时间为 10~15 分钟，根据导入的药物及不同治疗目的确定疗程。

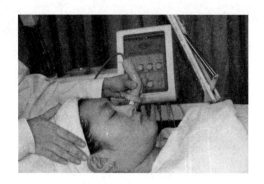

图 5-11　超声波导入

五、注意事项及可能出现的意外情况和处理方法

（一）注意事项

1. 施行超声波药物导入前须先进行皮肤安全度测定，确保所用药物或化妆品对就医者无刺激性或致敏性。

2. 使用时如果肌肤或者身体感到不适，立即停止使用。

3. 操作时切忌将超声波探头正对眼球方向。

（二）可能出现的意外情况及处理方法

治疗中一旦出现药物、化妆品刺激或变态反应，应立即停止用药或化妆品，并给予及时处理，处理方法同中药面膜美容的意外情况及处理方法。

第九节　手足皲裂中药蜡疗

一、简介

蜡疗是一种融物理、化学和生物技术于一体的治疗方法。美容蜡是在石蜡中加入含有多种动植物活性成分的蜂蜡和一些的小分子磷脂、脂肪酸、固醇类、羊毛脂衍生物和柔韧滋润皮肤的水杨酸甲酯等制成，有稳定的物理和化学性质，含有较为丰富的营养成分，可软化肌肤角质层，同时通过热传导渗透，向皮肤深层补充各种营养成分和水分，促进细胞更新，紧肤去皱，恢复皮肤弹性。高薄透的蜡脂膜留在皮肤表面还可起到隔离和屏障外部污染的作用。

二、适应证

适用于手足皲裂症。

三、禁忌证

1. 手足部皮肤破溃者。

2. 手足部有传染性皮肤病的患者，如手足癣患者。

3. 孕妇禁用。

四、操作规范

（一）器械准备

蜡疗机、中药汤剂（多由白及、白蔹、当归、艾叶等具有温经活血及敛疮生肌作用的中药组成）。

（二）操作步骤

1. 清洁双手及双手腕（双足的操作步骤与双手相同）。

2. 双手浸泡在中药汤剂中 10~20 分钟。如有皮肤角化过度，应用磨石轻轻祛除过厚的角质。

3. 预先在蜡疗机中将美容用蜡融化开，双手晾干后浸入蜡疗机中，然后立即拿出，此步骤可反复 3~5 次，直至在手上形成均匀蜡膜。可戴上一次性塑料薄膜手套保护蜡膜，再戴上配套的棉手套以保温。如手蜡温度下降，可再次浸入液体蜡中。

4. 使蜡膜在手上停留 20 分钟后去掉，涂护肤霜。

（三）治疗时间及疗程

视皮肤干裂程度，每周 2~3 次，4 周为 1 个疗程。

五、注意事项及可能出现的意外情况和处理方法

（一）注意事项

操作过程中避免美容蜡过热引起烫伤。

（二）可能出现的意外情况及处理方法

1. 如有烫伤，出现水疱，则应妥善处理，处理方法同走罐疗法。

2. 如果出现皮肤过敏，则处理方法同中药面膜疗法。

参考文献

1. 黄霏莉 . 美容中医学［M］. 北京：科学出版社，1999
2. 张学军 . 皮肤性病学［M］. 第8版 . 北京：人民卫生出版社，2013
3. 李红阳 . 针灸推拿美容学［M］. 北京：中国中医药出版社，2006
4. 吴景东 . 美容中医学概论［M］. 北京：中国科学技术出版社，2004
5. 张建华 . 中医美容美体学［M］. 上海：上海浦江教育出版社，2006

第六章

儿科特色疗法

第一节　小儿拔火罐

一、简介

详见第四章"拔罐疗法"。

二、适应证

1. 呼吸系统疾病，如感冒、咳嗽、气管炎、肺炎、哮喘、反复呼吸道感染等。

2. 消化系统疾病，如厌食症、腹痛、腹泻等。

3. 其他疾病，如遗尿、脑性瘫痪等。

三、禁忌证

1. 3 岁以下婴幼儿。

2. 体质虚弱、全身浮肿、高热、抽搐、心衰、肾功能衰竭患者。

3. 拔罐部位有皮肤破损。

4. 出血性疾病，如过敏性紫癜、血小板减少性紫癜、血友病、白血病者，由于拔火罐可能造成出血。

5. 肚脐正中（神阙穴）不宜拔罐。

6. 骨折患儿在未完全愈合前，急性关节扭伤者。

四、操作规范

1. 材料准备

酒精棉球、处置车 1 台、手套 1 副、无菌纱布若干、持物钳 1 把、棉垫若干，以及各种型号的罐具，火柴或打火机。

2. 患者准备

患儿俯卧，以感觉舒适为度，将施术部位充分暴露。根据穴位依次选取相应的体位进行治疗。

3. 操作步骤

根据需要选择相应型号的罐具，罐口要求光滑平整，3~7岁以下小儿用口径为4cm左右的玻璃罐，7岁及以上者可用口径为5cm的玻璃罐。先清理应拔部位，拔罐前宜用温湿毛巾擦拭，以减少漏气和烫伤。操作时患者俯卧位或坐位，用镊子挟住酒精棉球点燃，迅速在罐内绕1~2周，立即抽出，快速将罐口扣在应拔部位，即可吸附在皮肤上。3~7岁者留罐时间5~10分钟，7岁以上者留罐时间10~15分钟，视患者皮肤状况而定，每日1次，3~7日为1个疗程。

五、注意事项

1. 拔罐前应仔细检查罐口及罐体，以免因罐口裂口、不光滑损伤皮肤，或因罐体裂缝漏气而导致拔罐时吸附不住。

2. 拔罐时应避免有风直吹，防止受凉。拔罐后不可立即洗澡，如果需要洗澡应至少间隔4小时。

3. 同一部位不能天天拔罐，拔罐的斑痕未消退前，不可再施拔罐疗法。

4. 治疗时注意避免发生烫伤。拔罐后不慎起疱，每个罐内多于3个疱，就应及时涂烫伤膏，做相应处理。

5. 注意消毒，包括皮肤及罐具，以免发生医源性感染。

六、可能出现的意外情况和处理方法

由于个体的差异，拔火罐后产生的反应也不相同。

1. 在拔罐过程中，患者可能出现晕罐的症状，如感觉头晕、恶心、目眩、心悸，继则面色苍白、冷汗出、四肢厥逆、血压下降、脉搏微弱，应及时取下罐具，让患者平躺，取头低脚高体位。轻者喝些开水，静卧片刻即可恢复。如休息后症状仍不得缓解，则应立即进行对症治疗。

2. 由于罐内的负压吸拔作用，局部组织可隆起于罐口平面以上，患者觉得局部有牵拉发胀感，或感到发热、发紧、凉气外出、温暖、舒适等，这都是正常现象。起罐后治疗部位出现潮红或紫红，或紫红色疹点等，均属拔罐疗法的治疗效应，一般1日至数日后可自行恢复，无须任何处理。

3. 拔罐后如果患儿感到异常，或者有烧灼感，则应立即拿掉火罐，并检查有无烫伤。如此处不宜再行拔罐，可另选其他部位。

七、医案举例

【病案 1】

患儿李某，男，6 岁。初诊日期：2014 年 12 月 6 日。

主诉：发热、咳嗽 3 天，加重伴喘促 1 天。

病史：3 天前无明显诱因开始发热，体温 38.9℃，咳嗽，自服感冒药，效不显。现症见发热，咳嗽加重，喘促，有痰咳不出。查体：咽部充血，双肺听诊呼吸音粗，可闻及密集细小湿啰音，舌质红苔黄厚，脉数。胸片显示左下肺高密度影。

西医诊断：支气管肺炎。

中医诊断：喘嗽（痰热闭肺）。

治法：清热宣肺，涤痰平喘。

治疗：患儿经抗感染对症治疗，热退，咳喘明显减轻，治疗 7 日肺部听诊左肺仍可闻及较密集湿啰音，故予以拔罐疗法，取大椎穴及湿啰音部位拔火罐治疗，每日 1 次，连续 3~5 日。

二诊：治疗 2 次后，左下肺湿啰音明显减少。

三诊：治疗 5 次后，湿啰音消失。

按语：肺部湿啰音是诊断儿童肺炎的一个参考因素，其治疗效果也是临床疗效的重要参考指标之一。本病案中的患儿查体时所闻及的双肺部湿啰音的形成是由于气道内的分泌物过多，影响气道气体流通而致。拔火罐是利用负压吸附于皮肤表面，通过对皮肤、毛孔、经络、穴位的吸拔而起到治疗作用。拔火罐产生的负压一方面可以扩张局部的毛细血管，增加血液循环；另一方面可疏通经络气血，调整脏腑功能，畅通气道。因此，通过拔火罐的辅助治疗，起到缩短病程、减轻病症的作用。

【病案 2】

患儿王某，男，9 岁。初诊时间：2014 年 11 月 28 日。

主诉：咳嗽 1 周。

现病史：1 周前因着凉后咳嗽，频咳，夜间重，因咳嗽而醒，影响睡眠，有痰，痰白而黏。来诊时症见咳嗽，频咳，可咳出大量黏痰，无喘促，不发热。查体咽部未见充血，双肺听诊可闻及明显的痰鸣音。舌质红苔黄厚，脉数。

西医诊断：急性支气管炎。

中医诊断：咳嗽（痰热）。

治法：清热宣肺，化痰止咳

治疗：拔火罐治疗，日1次，每次留罐15分钟，连续5日为1个疗程。拔罐部位选定喘、肺俞、膏肓。

二诊：治疗1个疗程后，患儿偶咳，痰量明显减少，双肺听诊呼吸音粗，未再闻及痰鸣音，精神状态明显好转，治疗有效。

按语：拔火罐是中医外治法之一，可以刺激皮肤和血管感受器调节神经系统功能，使人感到身体轻松、精神饱满。拔火罐通过与皮肤直接接触，激发真皮结缔组织中的单核吞噬细胞，扩张局部的毛细血管，加速循环血液的流通，调畅气血，促进机体功能的恢复。

第二节　小儿贴敷

一、简介

详见"穴位贴敷技术"。

二、适应证

贴敷疗法治疗范围较广，包括儿童呼吸系统疾病、消化系统疾病等。

1. 呼吸系统疾病，如反复呼吸道感染、支气管炎、哮喘、肺炎、过敏性鼻炎、慢性鼻炎、咽炎。

2. 消化系统疾病，如厌食、泄泻、便秘、腹痛。

3. 其他疾病，如小儿惊风、夜啼、口疮、遗尿、腮腺炎、淋巴结炎等。

三、禁忌证

1. 出血性疾病。

2. 严重心、肝、肾功能障碍患者。

3. 过敏体质和瘢痕体质患者。

4. 穴位局部皮肤有破溃、感染患者。

5. 严重结核病、严重糖尿病患者。

四、操作规范

操作时先暴露敷药部位，将调好的药糊、药膏或药饼平摊于消毒纱布、油纸或塑料薄膜上，置于敷贴部位，再以胶布固定。药泥亦可不加遮盖，但干后需及时更换；药液涂敷可用消毒纱布或棉球蘸取药液，敷贴患处或穴位。

五、注意事项

1. 涂敷药物必须保持湿润，最好用塑料薄膜或油纸等覆盖，减少其蒸发，并防止污染衣物。

2. 对湿疹、溃疡等局部有皮损的创面或黏膜用药，应进行局部常规消毒，所有药粉等亦应高压消毒处理，同时应注意无菌操作。

3. 确定敷药的剂量大小及规格，一般应随制随用，不宜多制久用，否则容易变质失效。

4. 对久病体弱者以及应用有毒或刺激性强的药物时，敷药时间不宜过长。用药过程中注意观察局部皮肤反应，以免刺激时间过久而导致不良后果。

六、可能出现的意外情况和处理方法

1. 过敏反应

（1）药物过敏：多表现为初起局部皮肤红肿、瘙痒，继之全身出现斑疹或风团，严重者可伴心慌、胸闷、气短。常见于首次贴敷后，也有患者在多次贴敷后出现，多在贴敷后数分钟至数小时发生。

（2）胶布过敏：贴敷使用胶布或普通纸胶布固定后出现皮肤红疹、瘙痒。

发生过敏反应时应将药物取下，此部位不可再行贴敷。过敏程度较轻者先将药膏取下，用温水轻轻清洗患处；如出现较小的水疱，立即揭下药膏，用盐水清洗患处，再用干净消毒的纱布包扎；如出现较大的水疱，应先将疱内的液体抽出，再做相应的处理。

2. 皮损感染

贴敷部位皮肤破溃，起大水疱，直径可达数厘米，严重者合并感染甚至化脓。应先将疱内的液体抽出，再做相应的处理。

3. 变应性接触性皮炎

均为再次敷药时发生，贴敷处红斑逐渐增厚，高出周围皮肤，边界分明，继之起大疱，糜烂渗出，伴周围皮肤奇痒。不可再行贴敷，用盐水将患处清洗干净，用消毒后的纱布包扎，2~4 日后症状渐减轻，1 周后结痂，随之痒感消失。

七、医案举例

【病例 1】

患儿潘某，女，7 岁。初诊时间：2014 年 12 月 16 日。

主诉：间断睡中遗尿 2 年余。

现病史：患儿 2 年前出现尿床，每晚尿床 1~3 次，入睡后不易叫醒，白天排尿正常。经检查已排除其他器质性疾病。虽经过多次治疗，疗效不明显。患儿平素怕冷，乏力，手足不温，食欲欠佳。舌质淡红，苔白不厚，脉沉细。

西医诊断：小儿遗尿症。

中医诊断：遗尿（脾肾两虚）。

治法：温补肾阳，益气健脾。

治疗：中药外敷神阙穴。

将益智仁、五倍子、吴茱萸等药各等份研细末，每次取 10g，用醋调成膏糊状，每晚睡前贴于神阙穴，次日晨起取下，每日 1 贴，连续治疗 10 日为 1 个疗程。治疗 1 个疗程后家长诉有时无遗尿，尿床次数减少；继续治疗 3 个疗程，患儿遗尿症状消失；后又经 1 个疗程巩固治疗，随访 1 年未再复发。

【病例 2】

患儿范某，女，7 岁。初诊时间：2014 年 12 月 4 日。

主诉：反复咳喘 3 年。

现病史：患儿 4 岁时因咳嗽、喘促而入院治疗，当时诊断为急性喘息性支气管炎。之后每因气候变化或感染后就会出现咳嗽、气促、喉中痰鸣等症状，夜间、晨起较重，每年因为感染而引发的喘促多达 3 次以上。曾多次应用抗生素、激素治疗，但症状只是暂时缓解，遇诱因就会复发。来诊时症见轻微咳嗽，有痰不易咳出，不喘，不发热。

查体：神清，双肺呼吸音略粗，无干湿啰音。舌质红偏淡，苔白，脉细无力。

西医诊断：支气管哮喘。

中医诊断：哮喘（肺脾气虚）。

治法：健脾益气，补肺固表。

治疗：予以伏九贴敷疗法治疗。

取白芥子、甘遂、细辛等研末，用姜汁调匀成膏状，并加麝香，贴于膻中穴及双侧定喘、肺俞、膏肓等穴，贴敷时间为 0.5~2 小时，根据患儿皮肤耐受情况而定。于每年的三伏、三九日进行贴敷，每次贴敷 3 次。在接受贴敷治疗的次年因为呼吸道感染而引发哮喘 2 次，但是症状不重，恢复也较快。后连续贴敷 3 年，尤其是近 1 年，患儿哮喘没有再发作。

【病例 3】

患儿刘某，女，6 岁。初诊时间：2014 年 8 月 19 日。

主诉：腮腺肿痛 1 天。

现病史：患儿 1 天前突发右侧腮腺肿大，未用药。现症见右侧腮腺肿大，有触痛，张口疼痛加重，不发热，无腹痛。

查体：舌质红，苔薄黄，咽部充血，扁桃腺 I° 大，无脓性分泌物。右侧腮腺肿大，以耳垂为中心向前、后、下发展，边界不清，有触痛，腮腺导管口无脓性分泌物。心肺检查正常。血常规示：白细胞计数 5.6×10^9/L，中性粒细胞 31.1%，淋巴细胞 66.2%。

西医诊断：流行性腮腺炎。

中医诊断：痄腮（邪犯少阳）。

治法：清热解毒，活血消肿。

治疗：局部贴敷。将黄柏、石膏等药研为细末，取适量用凉开水调成糊状外敷，每日 2 次。

二诊：2 日后腮腺肿胀渐消，疼痛减轻。

三诊：治疗 5 日，腮腺肿痛消失。

第三节　小儿刺络

一、简介

刺络疗法以经络学说为指导，用三棱针、小针刀等器具刺破身体一些浅表血管，放出少量血液以治疗疾病。《素问·刺热》曰："肺热病者……刺手太阴阳明，出血如大豆，立已。"《针灸大成》曰："凡初中风跌倒，卒暴昏沉，痰涎壅滞，不省人事，牙关紧闭，药水不下，急以三棱针刺手十指十二井穴，当去恶血。"张景岳也明确指出："三棱针出血，以泻诸阳热气。"刺络疗法可以疏通经络、开窍泄热、调和气血、扶正祛邪、平衡阴阳，以通为目的，促进气血正常运行而治疗疾病。

二、适应证

刺络疗法的治疗范围较广，不仅能治疗实证、热证、急证，对慢性疾病和虚证也有较好疗效。

1. 感染性疾病，如小儿发热、扁桃腺炎、肺炎。

2. 消化系统疾病，如消化不良、腹泻、小儿厌食。

3. 其他疾病，如夜啼、小儿遗尿、小儿脑瘫等。

三、禁忌证

1. 患血友病、血小板减少症及有出血倾向疾病的患者禁用。

2. 血管瘤患者不宜用刺络疗法。

3. 过饥、过饱、大汗、过度劳累禁用刺络法。

4. 贫血、低血压应慎用刺络疗法。

四、操作规范

1. 材料的准备

处置车 1 台，手套 1 副，无菌纱布若干，持物钳 1 把，棉垫若干，三棱针。

2. 操作步骤

常规消毒刺络部位，用消毒后的三棱针对准微细血络点刺，放出 2~3 滴血液，用消毒干棉球按压刺络部位 1 分钟。每日 1 次。

五、注意事项

1. 施术前向患者做好解释工作，消除不必要的顾虑。

2. 刺络针具必须严格消毒，防止感染。

3. 刺络时应注意进针不宜过深，创口不宜过大。

4. 一般刺络出血量"如豆大"，如出血不易停止，要采取压迫止血的措施。

5. 嘱咐患者刺络处尽量避免接触冷水，不宜身处温度太低的环境。

6. 如果放血较多，要延长治疗间隔时间，并进食高营养食品，防止出现贫血症状。

7. 刺络治疗期间尽量不要进食海鲜类食物。

六、可能出现的意外情况和处理方法

1. 晕针

由于患者体质虚弱，精神过度紧张，或劳累、饥饿等因素，可能导致椎-基底动脉发生痉挛，引起一时脑干缺血而发生晕针，表现为面色苍白、头晕、出冷汗、周身不适、恶心、胸闷、肢体发凉无力，重者可伴有瞬间意识丧失、唇甲青紫、大汗等。

发生晕针应立即停止操作，患者仰卧床上，取头低脚高位，及时松解患者衣带，测量其血压、心率、呼吸等基本生命体征。轻者静卧片刻，给予温水饮下；重者指掐或针刺人中等穴位。

2. 血肿

如果血肿发生在关节处，可以影响关节活动；若是刺中动脉，几天后瘀血向皮肤表层散开，出现紫红色出血斑块，1周后可以逐渐消退。引起血肿的原因多为进针过深，或患者突然改变体位，静脉压力过高，或刺中动脉。

出现血肿时，可用卫生棉球按压针眼，向患者解释清楚，嘱其尽量放松。若出血量少，可以稍稍按压，让血液缓缓流出，以利于凝血机制启动，一般5分钟左右可以止血；出血量较大可以冷敷，24小时后热敷，以促进血液吸收。

3. 感染

刺络放血引起的感染多是由于消毒不严格引起的。感染后针眼处出现发红或肿痛，血管变硬，呈条索状，局部按压疼痛，严重者可出现"红丝疔"。

出现感染后严禁在患处及相应的血管再进行刺络，口服消炎药，变硬部位可以用硫酸镁溶液湿热敷。

4. 疼痛

刺络后引起的疼痛少则持续数小时，多则持续数日。引起疼痛的原因主要是血肿刺激血管壁上的神经，或感染引起疼痛，或医生操作方法不熟练，对血管和组织损伤较大而引起疼痛。

避免疼痛的关键是防止局部出血，加强消毒及熟悉操作手法。

七、医案举例

【病例1】

患儿董某，男，7岁。初诊时间：2014年12月26日。

主诉：发热、咽痛 2 天。

现病史：患儿 2 天前无明显诱因开始发热、咽痛，家长予退热药，未见好转。现症见发热，咽痛，进食困难，不咳，不吐，无腹痛腹泻。

查体：体温 38.6℃，精神不振，呼吸平稳，面色稍红，咽部充血，扁桃腺Ⅱ°大，心肺听诊正常。舌质红苔黄，脉数。

西医诊断：急性扁桃腺炎。

中医诊断：乳蛾（风热）。

治法：清热解毒利咽。

治疗：予以对症治疗，并予耳尖刺络放血疗法，每日 1 次。

首次放血后体温略下降，咽痛减轻，可进食。治疗 4 次后热退，咽痛消失。

【病例2】

患儿贺某，女，4 岁。初诊时间：2014 年 10 月 24 日。

主诉：食欲不振 1 周。

现病史：患儿 1 周前出现食欲不振，大便酸臭，夜卧不安。

查体：神清状可，面色少华，腹平软，无压痛，舌质红苔白厚，脉有力。

西医诊断：胃肠功能紊乱。

中医诊断：厌食（脾失健运）。

治法：健脾开胃。

治疗：治以刺四缝，每周 1 次，连续 4 周。

暴露患儿手指中节横纹面，迅速直刺 0.5~1.5 分，挤出少量黄色分泌物和血液，之后用棉球按压 1 分钟。

前两次刺络四缝可见少量黄色分泌物。第 3 次刺络后出现血液，同时患儿食欲明显增强，有饥饿感，能够主动吃饭。

第四节　小儿推拿

一、简介

小儿推拿是以中医经络理论为基础，以整体观念、辨证论治为原则，通过特定的手法刺激相应的部位和穴位来防治小儿疾病的一种中医外治疗法。其通过对经络、腧穴的点按推拿，起到通经活络、调节脏腑、调和气血、平衡阴阳、增强体质、增进消化功能、提高机体免疫力、促进生长发育的作用，从而达到有病治病、无病保健的目的。

小儿推拿疗法历史悠久。1973年长沙马王堆西汉古墓出土的医学帛书《五十二病方》中就记载了古代以勺匙边摩拭病变部位治疗小儿抽搐的推拿治法；唐代《千金要方》载述了以膏摩小儿囟门、手足心防治疾病的膏摩方药及操作方法，《外台秘要》中记有摩头按脊治疗小儿夜啼、咳嗽、盗汗等的治疗经验；金元时代，张子和《儒门事亲》载有"揉脾"一法，用以治疗小儿身瘦肌热等。至明代以后，随着儿科推拿经验的积累，在小儿推拿理论及治疗手法、腧穴应用等方面逐渐形成专科特色，发展成为一门有独特体系的治疗方法。

由于小儿推拿具有方便易行、疗效显著等特点，且不受设备、医疗条件的限制，患儿又可免除打针服药之痛苦，因此深受患儿及家属的欢迎，现已成为中医儿科一种颇具特色的治疗方法。

二、适应证

小儿推拿的适应范围广泛，适用于小儿消化系统、呼吸系统、神经系统等疾病，主要有小儿厌食、泄泻、呕吐、积滞、疳证、腹胀、腹痛、便秘、溢乳、流涎、咳嗽、小儿夜啼、惊风、遗尿、尿频、肌性斜颈、面瘫、儿童多动综合征、发育迟缓、脑性瘫痪等，还可用于预防保健。

三、禁忌证

1. 推拿部位有皮肤破损者禁用。
2. 推拿部位有骨折、创伤性出血者禁用。
3. 高热、急性感染性疾病、癫痫、出血性疾病、皮肤病、烧烫伤、截瘫早期、结核病、恶性肿瘤及心肾功能衰竭等危重病者禁用。

四、操作规范

1. 物品准备
治疗巾或大浴巾，推拿介质。

2. 常用操作手法
（1）推法：有直推法、分推法、合推法和旋推法四种。

用拇指面（正、侧两面均可）或食、中指面在选定的穴位上直线推动，称直推法。医生用拇指桡侧缘，或用食、中两指指面附着于治疗部位，做单方向的直线推动。动作要轻快连续，一拂而过，手法频率每分钟

250~300 次；推动时必须行直线，不可歪斜。常用于推拿特定穴中的"线状穴位"和"五经"穴等。

用双手拇指面在同一穴位起向两端分开推，称分推法。本法运用时两手用力要均匀、柔和协调。一般分推 20~30 次。常用于额前、胸部、腹部、背部、腕掌部。

合推法是与分推法相对而言，又称合法、和法。动作要求同分推法，只是推动方向相反。适用部位同分推法。

旋推法是用拇指罗纹面轻附于治疗的穴位上，做顺时针方向的环旋移动，即旋推法仅以拇指在皮肤表面做旋转推动，一般不带动皮下组织。手法频率每分钟 150~200 次。主要用于"五经"穴。

（2）揉法：用指端（食、中、拇指均可）或掌根在选定的穴位上贴住皮肤，带动皮肉筋脉旋转回环活动，称揉法。治疗部位小的用指端揉，部位大的用掌根揉。动作要灵活，力量要轻柔，动作要有节律性，频率每分钟 120~160 次。适用于全身各部位，以头面、胸腹和四肢诸关节最为常用。

（3）拿法：是用拇指和食、中两指相对用力（或用拇指和其余四指相对用力），提拿一定部位和穴位，做一紧一松的拿捏。拿法动作要缓和而有连贯性，不要断断续续；用力要由轻到重，不可突然用力。拿法刺激较强，常配合其他手法应用于颈项、肩部、四肢的穴位和肌肉较丰满的部位。三指拿主要用于颈项、肩背等部，五指拿主要用于头部和四肢。

（4）按法：是用手指或手掌按压小儿的一定部位或穴位，逐渐用力向下按压。按法主要包括三种形式，分别为拇指按法、中指按法和掌按法。按法是一种刺激较强的手法，常与揉法结合应用，组成按揉复合手法。按揉就是先按后揉，或边按边揉。

（5）摩法：用食指、中指、无名指和小指指腹或手掌掌面放在一定部位上，以腕关节带动前臂，沿顺时针或逆时针方向做环形抚摩。指摩法宜稍轻快，每分钟摩动约 120 次；掌摩宜稍重缓，每分钟摩动 80~100 次。适用全身各部位，以胸腹和胁肋部最为常用。

（6）掐法：是用指甲着力重按穴位。运用掐法时要用指甲垂直用力按压重刺，不得抠动而掐破皮肤。掐法是强刺激手法之一，常用于点刺穴位，是"以指代针"之法。掐后常用拇指揉法，以减缓局部不适。掐法施用次数一般以 5~6 次为宜，或中病即止，不宜反复长时间应用。适用于头面及手足部痛觉敏感的穴位，如人中等穴。

（7）擦法：是用手掌、鱼际或食、中二指罗纹面着力于一定的部位，做往返的直线擦动，包括指擦法、鱼际擦法和掌擦法。擦时不论是上下方向或左右方向，都应直线往返，不可歪斜，往返距离要长。着力部位要紧贴皮肤，但不要硬用压力，以免擦破皮肤。用力要稳，动作要均匀连续，呼吸自然，不可屏气。摩擦频率一般每分钟 100 次左右。适用全身各部，掌擦法用于胸腹、胁肋部为主；鱼际擦法用于四肢为主，尤以上肢为多用；指擦法用于背部、腰骶部为主。

（8）搓法：是用双手的掌面夹住或贴于一定部位，相对用力快速搓转或搓摩，并同时做上下往返的移动。可以用双掌小鱼际（手掌内侧，即近小指的一侧肌肉隆起的部分）夹住某部位做搓揉；也可以用单掌贴于某部位做单向搓摩。搓法用于上肢时要使上肢随手法略微转动，用于腰背、胁肋时主要是搓摩动作。搓法常用于腰背、胁肋及四肢。

（9）推脊法：用食、中指（并拢）面自患儿大椎起循脊柱向下直推至腰椎处，称推脊法。此法适用于治疗高热。

3. 治疗要求

要求医生根据患儿病情、年龄等辨证论治。

4. 操作步骤及要点

（1）根据所选穴位、部位，采取相应体位，协助松开衣着，暴露推拿部位，注意保暖。

（2）根据患儿病情选择相应手法进行推拿。

（3）在治疗部位上铺治疗巾，腰、腹部进行按摩时先嘱患儿排尿。

（4）按确定的手法进行操作，操作时压力、频率、摆动幅度均匀，动作灵活。

（5）操作手法应轻重快慢适宜，用力须均匀，禁用暴力。

（6）操作完毕后保持皮肤清洁；清理用物，归还原处；协助穿衣，安排舒适体位。

5. 治疗时间及疗程

一般情况下，小儿推拿一次总的时间为 20~30 分钟。但由于病情和小儿年龄的不同，在推拿次数和时间上也有一定的差别。年龄大、病情重者推拿次数多，时间相对长；反之则次数少，时间短。一般每日 1 次，重症每日 2 次。需长时间治疗的慢性病 7~10 日为 1 个疗程。1 个疗程结束后可休息数日，然后进行下一个疗程的治疗。保健性按摩应针对不同的系统，进行每日 1 次或隔日 1 次的规律性按摩，推拿时穴位可以相对治疗时少取，刺激程度应略低，时间可以保持在 15 分钟左右。

五、注意事项

1. 小儿推拿应选择避风、避强光、噪音小的地方；室内应保持清静、整洁，空气清新，温度适宜。推拿后注意避风，忌食生冷。

2. 小儿过饥或过饱均不利于推拿疗效的发挥。在小儿哭闹之时要先安抚好其情绪，再进行推拿。

3. 推拿时术者要保持双手清洁，摘去戒指、手镯等饰物。指甲要常修剪，刚剪过的指甲一定要用指甲锉锉平。冬季推拿时双手宜暖。

4. 在施行手法时要注意小儿的体位姿势，原则上以使其舒适为宜，并能消除其恐惧感，同时还要便于操作。

5. 小儿皮肤娇嫩，按摩时切勿抓破其皮肤。一般可使用按摩油或爽身粉等介质，以防推拿时皮肤破损。

6. 推拿选穴及部位要准确，以免影响疗效。

7. 术者要精力集中，用力均匀，动作柔和，手法娴熟，并协助保持患儿舒适体位。

8. 推拿过程中要注意观察患儿全身反应，若有不适，应及时调整手法或停止操作，以防发生意外。

六、可能出现的意外情况和处理方法

小儿推拿是一种安全有效而副作用少的治疗方法，但若手法应用不当，或用力过猛，或患儿体位不适，或精神过于紧张，也会出现一些异常情况。

1. 晕厥

患儿由于精神紧张或体质特别虚弱，或过度劳累、饥饿，或术者手法过重过强，在接受推拿治疗过程中可突然出现头晕目胀、心慌气短、胸闷泛呕，严重者可出现四肢厥冷、出冷汗甚至晕倒等现象。

出现晕厥后应立即停止手法，患儿取头稍低位。轻者静卧片刻或服温开水或糖水后即可恢复，重者可配合掐人中、十宣，以及对症处理。

2. 皮下出血

由于手法过重，或时间过长，或患儿有血小板减少症，在推拿部位可出现皮下出血。

发生皮下出血后局部应停止手法，一般不必处理。若局部青紫严重，待出血停止后可用缓摩法消肿散瘀。

3. 骨折

多由于手法过重或过于粗暴所致。应立即停止应用手法，按骨折处理原则及时整复固定。

4. 皮肤破损

患儿在接受治疗的过程中局部可出现皮肤发红、疼痛、破裂等现象，应立即停止手法治疗，同时做好皮肤的消毒和保护，防止感染的发生。

5. 疲乏

是指在手法治疗后产生的疲倦现象。推拿后发困是人疲倦的自我调节，也说明推拿是作为一种外力介入的手法。做完手法后应多喝水，一般无须处理，患儿休息片刻后即可恢复；亦可配合头面部手法操作，如推抹前额、抹眼眶以及按揉太阳穴、风池、拿肩井等。如为推拿良性反应，一般不需要特殊处理，多喝开水，增加营养，或任其自然安静入睡，并坚持推拿治疗。如为推拿不良反应，则应注意用力先轻后重，不要用蛮力、暴力或随意重压猛拍，应按照规范化动作要求进行按摩。

第五节　小儿捏脊

一、简介

捏脊疗法是一种传统的中医外治疗法，是推拿的常用手法。其以中医基础理论为指导，主要通过捏、提等推拿手法作用于背部的督脉和足太阳膀胱经。督脉总督一身阳气，膀胱经为脏腑背俞穴所在，通过捏脊刺激督脉和膀胱经之气，可达到调理脏腑、增强体质的目的。

小儿捏脊疗法最早见于晋代葛洪的《肘后备急方·治卒腹痛方》，书中记载："拈取其脊骨皮，深取痛引之，从龟尾至顶乃止。"经后世医家不断的临床实践，逐渐发展成为捏脊疗法。由于其操作简单方便，效果良好而无副作用，越来越受到家长的青睐。

二、适应证

小儿捏脊疗法由于其在健脾和胃方面的功效尤为突出，故适用于小儿消化系统疾病的治疗，并可用于呼吸系统、神经系统等疾病的辅助治疗及预防保健。治疗的疾病主要有消化不良、厌食、积滞、疳积、泄泻、呕吐、便秘、咳嗽、哮喘、夜啼、尿频、遗尿、反复呼吸道感染、发育迟缓、脑性瘫痪等。

三、禁忌证

1. 背部皮肤破损、水肿、开放性创伤者禁用。

2. 发热、急性感染性疾病、癫痫、出血性疾病、皮肤病、骨折、紫癜、结核病、恶性肿瘤及心肾功能衰竭等危重病者禁用。

四、操作规范

1. 物品准备

治疗巾或大浴巾，推拿介质。

2. 常用手法

患者俯卧位，整理背部，双手涂抹介质，由大椎穴两侧开始，沿膀胱经至尾骨，反复 3 次，使患儿背部肌肉放松，为捏脊做准备。

捏脊时医者坐于侧方，用两手拇指桡侧面顶住脊柱两侧皮肤，食指和中指前按与拇指相对用力，轻轻捏起皮肤，随捏随提，双手交替捻动并逐渐由下向上移动，自长强穴起沿督脉向上至大椎穴止，为捏脊一遍，每次捏 3~5 遍，以皮肤微微发红为度。为增强刺激，可从第 2 遍起每捏 3 次向上提拿 1 次，即"捏三提一法"。

3. 患儿体位

俯卧位。

4. 治疗要求

要求医生辨证论治。

5. 操作步骤及要点

（1）术者协助松开患儿衣着，暴露背部，注意保暖。

（2）进行捏脊前先嘱患儿排尿，在治疗部位上铺治疗巾。

（3）根据舒适度选择相应手法捏脊。

（4）按确定的手法进行操作，操作时压力、频率、摆动幅度均匀，动作灵活。

（5）操作手法轻重快慢适宜，用力均匀，禁用暴力。

（6）操作完毕后保持皮肤清洁；清理用物，归还原处；协助穿衣，安排舒适体位。

6. 治疗时间及疗程

一般每日或隔日捏脊 1 次，每次 3~5 分钟，6 次为 1 个疗程。慢性疾病在 1 个疗程后可休息 1 周再进行第二个疗程。

五、注意事项

1. 小儿捏脊应选择避风、安静的环境；室内应保持整洁，空气清新，温度适宜。推拿后注意避风，忌食生冷。

2. 小儿捏脊疗法一般在空腹时进行，饭后不宜立即捏拿，需休息 2 小时后再进行，捏脊半小时后再进餐。在小儿哭闹之时要先安抚好其情绪，再进行捏脊。

3. 捏脊时术者要保持双手清洁，摘去戒指、手镯等饰物。指甲要常修剪，刚剪过的指甲一定要用指甲锉锉平。冬季推拿时双手宜暖。

4. 小儿皮肤娇嫩，捏脊时切勿抓破其皮肤。一般可使用按摩油或爽身粉等介质，以防皮肤破损。

5. 捏脊时应根据病情对相应背俞穴进行针对性提捏，并可配合针刺、药物口服等以加强疗效。

6. 术者要精力集中，用力均匀，动作柔和，手法娴熟，并协助保持患儿舒适体位。

7. 捏脊过程中要注意观察患儿全身反应，若有不适，应及时调整手法或停止操作，以防发生意外。

六、可能出现的意外情况和处理方法

小儿捏脊疗法是一种安全有效而副作用少的治疗方法，但若患儿体位不适、精神过于紧张、体质虚弱、过度疲劳、皮肤过于敏感，或术者操作手法应用不当，或用力过猛，也会出现一些异常情况。

1. 晕厥

患儿由于精神紧张或体质特别虚弱，或过度劳累、饥饿，或术者手法过重过强，在接受捏脊治疗过程中可突然出现头晕、心慌气短、胸闷泛呕，严重者出现四肢厥冷、出冷汗甚至晕倒等现象。

出现晕厥后应立即停止手法，患儿取头稍低位。轻者静卧片刻或服温开水或糖水后即可恢复，重者可配合掐人中、十宣并进行对症处理。

2. 破皮或出血

小儿皮肤娇嫩，由于手法过重，或时间过长，或患儿有血小板减少症，在捏脊部位可出现皮损或皮下青紫、瘀点。

发生后应停止捏脊手法，若皮肤抓破可局部消毒，外用创可贴；若局部青紫严重，待出血停止后可用缓摩法消肿散瘀。

七、医案举例

【病例1】

患儿梁某，女，3.5岁。初诊时间：2014年10月29日。

主诉：不喜进食半年。

现病史：患儿半年前感冒后出现食欲不振，食量较前明显减少，汗多，便干，乏力。于当地医院查血常规、微量元素均无异常。家长予健脾颗粒、葡萄糖酸锌口服液等药物治疗，未见明显好转。

查体：神清状可，形体偏瘦，面色萎黄，心肺听诊未见异常。舌淡苔白，脉弱。

西医诊断：厌食症。

中医诊断：厌食（脾胃气虚）。

治法：健脾益气。

治疗：中医推拿按摩治疗。补脾土500次，运内八卦、揉足三里、清补大肠300次，摩腹500次，捏脊3~5遍。每日1次，10日为1个疗程。

1个疗程后患儿食欲差、乏力、汗多、便干症状较前明显好转。继续治疗2个疗程，食量恢复正常，体重增加2kg，病情痊愈。嘱家长注意饮食结构，避免着凉，定期保健按摩。

【病例2】

患儿赵某，男，2.5岁。初诊时间：2014年11月24日。

主诉：大便干结2个月。

现病史：患儿于2个月前进食较多牛肉馅饺子后出现大便干结，2~3日一行，经常外用开塞露导泻。平素脾气大，口中有异味，喝水少，喜肉食，尿黄。神清状可，形体偏胖，面色红润，舌苔黄厚，指纹紫于风关。

西医诊断：功能性便秘。

中医诊断：便秘（燥热内结）。

治法：清热润肠。

治疗：予中医推拿按摩治疗。清大肠、清脾经500次，退六腑、揉天枢、推下七节骨300次，摩腹500次，捏脊3~5遍。每日1次，10日为1个疗程。嘱家长调整饮食结构，多喝水。

1个疗程后患儿便干症状较前明显好转，两日一行。无口臭。2个疗程后大便正常，每日一行，病情痊愈。嘱家长注意饮食结构，定期保健按摩。

第六节　小儿中药洗浴

一、简介

中药洗浴疗法作为一种中医特色外治法，是在中医整体观念指导下，根据辨证论治的原则，选取适当的中草药，经加工制成中药浴液，进行沐浴、溻渍、浸洗、熏洗、淋洗、蒸汽浴等，以达到预防和治疗疾病的目的。药浴疗法经辨证选药，起到疏通经络、活血化瘀、祛风散寒、通行气血、调整阴阳、协调脏腑、濡养全身、扶助正气、消除疲劳等功效。

二、适应证

中药洗浴疗法适用于小儿呼吸系统、神经系统、消化系统、皮肤等疾病的治疗，也可用于预防保健。治疗的疾病主要有外感发热、咳嗽、痹证、痿证、厌食、泄泻、便秘、发育迟缓、脑性瘫痪、新生儿黄疸、婴儿湿疹、尿布皮炎、睡眠障碍、夏季热、反复呼吸道感染等。

三、禁忌证

1. 皮肤破溃、开放性骨折者禁用。
2. 对药浴中药有效成分过敏者禁用。
3. 严重心脏病及心肺功能不全者禁用。
4. 有出血倾向者禁用。
5. 高热性疾病及有败血症倾向者禁用。
6. 活动性肺结核、急慢性肝炎及其他传染病者禁用。
7. 精神病、癫痫发作期禁用。

四、操作规范

1. 材料准备及制备

（1）物品准备：中药饮片、煎药袋、煎煮锅、浴盆、浴床、浴巾、小毛巾、游泳圈、防滑垫、水温计、计时器、戏水玩具、消毒液、长柄盆刷。

（2）中药浴液制备：将中药饮片装入煎药袋，放入煎煮锅内，放入

3~4L冷水中浸泡30分钟，然后用武火煎煮，待煮沸之后再文火煮30分钟，取出中药液过滤备用。

2. 治疗要求

要求医生根据患儿年龄、病情辨证论治。

3. 操作步骤

（1）调节室温。室内备温度计，以便随时测试室内温度变化并加以调节。室温保持在22~24℃区间内，夏季注意室内通风换气，使空气流通。

（2）将制备好的药浴液倒入消毒好的浴盆，将已预热到设定温度的温水注入药浴盆，混合为温热的含药洗液40~50L，含药洗液量视患儿具体情况而定。药液温度比体温略高，一般为38~40℃。

（3）患儿排空大小便，药浴师协助脱去患儿衣物，将适宜的游泳圈（根据患儿的年龄和体重，选用不同型号的游泳圈）套在患儿的腋下，将患儿放入药浴盆中，在药浴师的辅助下让其自由活动。

（4）药浴师同时用药袋擦拭患儿的躯干和四肢，使皮肤充分接触药液，并根据其病情对相应穴位进行按摩。

（5）洗浴10~15分钟后将患儿慢慢扶起，抱出药浴盆。

（6）将患儿放入温水浴盆浸泡3分钟，充分清洗其皮肤，洗去身上残留的药液后用浴巾擦干患儿皮肤。

（7）协助患儿穿好衣服，舒适卧位并稍事休息。嘱家长多喂患儿温开水，注意保暖，防止感冒。

（8）整理床单，清理物品，清洁并消毒浴盆。

4. 治疗时间及疗程

一般每日洗1~2次，每次15~30分钟，10~15次为1个疗程。

五、注意事项

1. 浴器使用后必须及时刷洗干净、消毒。定期对浴盆壁作细菌学检查，发现污染时应严格消毒。

2. 浴巾、毛巾应专人专用，使用后及时清洗、消毒。

3. 药浴室应光线充足，通风良好，地面防滑。

4. 饭前、饭后半小时内不应进行药浴，宜在饭后1~2小时后进行。

5. 临睡前不宜进行全身热水药浴，以免兴奋而影响睡眠。

6. 药浴时间不宜过长，以15~30分钟为宜。

7. 药浴时保持室内温湿度，局部药浴时应注意全身保暖，夏季应避风。

8. 药浴温度应适度（最佳温度 38~40℃），以免烫伤皮肤。

9. 外用药浴方不可内服。可以重复使用，用时可加温，一剂药可使用数次，一般冬季—剂药可使用 5~7 日，夏季可用 2~3 日。

10. 整个洗浴过程中，药浴师及家长必须在旁守护，注意患儿面色精神变化，随时询问并观察患儿情况，防止出现虚脱。

11. 洗浴完毕后应立即用浴巾擦干身体表面的水分，协助患儿穿好衣服，防止感冒。

12. 全身药浴后应慢慢从浴盆中抱起患儿，以免出现体位性低血压，造成一过性脑部缺血而眩晕。

13. 药浴前后应注意水温、室温变化。

14. 在小儿哭闹之时应注意安抚好情绪，以保证药浴顺利进行。

15. 药浴后适当休息，及时补充水分、食物，避免不良反应发生。

六、可能出现的意外情况和处理方法

小儿中药洗浴疗法是一种安全有效而副作用少的治疗方法，但若患儿精神过于紧张、体质虚弱、过度疲劳、室温水温过高、室内通风不良，或洗浴过程中汗出较多、体力消耗较大，也会出现一些异常情况。

1. 晕厥

患儿在洗浴过程中可突然出现面色苍白，虚汗淋漓，头昏眼花，周身无力，心慌气短，胸闷泛恶，严重者四肢厥冷，出冷汗，甚至出现晕倒等现象。

出现晕厥后应立即停止洗浴，患儿取头稍低位。轻者静卧片刻或服温开水或糖水后即可恢复，重者可配合掐人中、十宣及对症处理。

2. 皮肤过敏反应

洗浴后局部皮肤出现发红、丘疹、红斑、疱疹、渗液甚至糜烂，伴瘙痒感或烧灼感。

出现皮肤过敏反应后应立即停止洗浴，轻症可自行好转或恢复正常，重者请皮肤科对症处理。

3. 皮肤色素沉着

浴后局部皮肤出现脱屑或遗留皮肤色素沉着。

出现皮肤色素沉着后应立即停止洗浴，轻症可自行好转或恢复正常，重者请皮肤科对症处理。

第七节　小儿中药熏蒸

一、简介

中药熏蒸疗法是以中医理论为基础，利用皮肤具有吸收、渗透、排泄的特性，使药物通过皮肤表层吸收、角质层渗透和真皮转运进入血液循环而发挥药理效应。中药煎煮产生的蒸汽熏蒸肌肤表面，一方面蒸汽中所含的药物有效成分透过皮肤孔窍、穴位直接吸收，另一方面通过中药熏蒸时产生的热温促进血液循环，加速新陈代谢，促进体内毒素物质的排泄，抑制各类炎症因子的表达，减轻炎症反应，并能提高机体免疫力，发挥良好的止痛作用。

中药熏蒸集中了中医药疗、热疗、汽疗、中药离子渗透治疗等多种疗法的功能，是融热度、湿度、药物浓度于一体的自然疗法，具有发汗解表、和卫散邪、疏通经络、调和气血、活血化瘀、解毒避秽、预防保健、杀虫止痒、补肾壮骨、养容生肌、延年益寿等作用。由于中药熏蒸疗法用药价廉、操作方便、疗效显著、适用范围广、无痛苦、无副作用之特点，更易被人们接受。

二、适应证

中药熏蒸疗法适用于小儿呼吸系统、神经系统、消化系统、皮肤科、五官科、骨关节等疾病的治疗，也可用于健康调理。治疗的疾病主要有外感发热、咳嗽、泄泻、便秘、痹证、发育迟缓、脑性瘫痪、湿疹、荨麻疹、脂溢性皮炎、急慢性软组织损伤、失眠、过敏性鼻炎、肥胖等。

三、禁忌证

1. 皮肤破溃、开放性骨折者禁用。
2. 对熏蒸中药有效成分过敏者禁用。
3. 严重心脏病及心肺功能不全者禁用。
4. 有出血倾向者禁用。
5. 高热性疾病及有败血症倾向者禁用。
6. 活动性肺结核、急慢性肝炎及其他传染病者禁用。

7. 精神病、癫痫发作期禁用。

8. 贫血者禁用。

9. 月经期禁用。

四、操作规范

1. 材料准备

中药饮片、煎药袋、智能中药熏蒸治疗仪、大浴巾、小毛巾、防滑垫、冲淋室、冲淋物品一套、84 消毒液。

2. 治疗要求

要求医生根据患儿年龄、病情辨证论治。

3. 操作步骤及要点

（1）调节室内温湿度：室内备温度计，以便随时测试室内温度变化并加以调节。室温保持在 22~25℃区间内，湿度保持在 50%~70%，夏季注意室内通风换气，使空气流通。

（2）熏蒸中药煎煮方法：将中药饮片装入煎药袋，放入 3~4L 冷水中浸泡 30 分钟，然后用武火煎煮，待煮沸之后，再用文火煮 30 分钟后取出中药液。

（3）关闭加热炉旁的排水阀。

（4）接通电源，打开总开关，开启熏蒸治疗仪，根据要求在控制面板上设定各参数。

（5）将盛水桶内加水（最好是过滤的纯净水），加到机器显示中水位。

（6）调节温度，设为 38~40℃，可根据患儿依从性调节温度，并做详细记录。

（7）初次预热须把时间设为 30~40 分钟为宜，然后按汽疗键，汽疗灯开始闪并会升温到设定温度（若不按汽疗键就只会升温到默认值）；当达到预热温度后，打开蒸汽罩，在治疗床上铺一次性无菌无纺布，协助患儿脱去衣物，躺在熏蒸治疗床上，进入治疗舱。

（8）让患儿躯体保持功能位，罩上床罩，将患儿的整个身体（头部除外）封闭于内，进行全身熏蒸，时间为 15 分钟。

（9）治疗过程中要加强巡视，密切注意观察患儿的身体状况，如有头晕、心慌、胸闷等不适感觉，应停止熏蒸，让其卧床休息。对初次使用者，在治疗时间和温度上应循序渐进，护士要每隔 5~10 分钟观察询问一次。

（10）关闭电源开关，打开排水阀。

（11）治疗完毕将患儿慢慢扶起，包裹浴巾，抱出治疗床；并及时冲淋清洗皮肤表面残留的药物，更换衣服。

（12）嘱家长适当喂患儿温开水，注意保暖，防止感冒。

（13）每次熏蒸治疗完毕后，均应按"消毒"键对治疗舱内腔进行喷淋消毒（一般常规用1∶100的84消毒液），再用清水和纱布擦去消毒液残留。

（14）整理用物，物归原处。

4. 治疗时间及疗程

每次15分钟，1次/日，2周为1个疗程。

五、注意事项

1. 空腹、饭后不应立即进行熏蒸，宜在饭后1~2小时后进行。

2. 冬季熏蒸应注意保暖，夏季要避免吹风。

3. 应用熏蒸疗法时除要按病辨证、选方用药外，对皮肤有刺激性或腐蚀性的药物不宜使用。

4. 施行熏蒸疗法应时时注意防止烫伤，各种用具应牢固稳妥，热源应当合理。

5. 整个熏蒸过程中，药浴师及家长必须在旁守护，注意患儿面色、精神变化，随时询问并观察患儿情况，防止出现不良反应。

6. 熏蒸前后注意温度变化，熏蒸完毕后应立即用浴巾擦干身体表面的水分，协助患儿穿好衣服，防止感冒。

7. 熏蒸浴具应注意消毒。

8. 治疗期间适当控制辛辣、油腻、甘甜等食物的摄入。

六、可能出现的意外情况和处理方法

中药熏蒸疗法是一种安全有效而副作用少的治疗方法，但若患儿体质虚弱、过度疲劳、室温水温过高、室内通风不良，或熏蒸过程中汗出较多、体力消耗较大，也会出现一些异常情况。

1. 晕厥

患儿在熏蒸过程中可突然出现面色苍白、虚汗淋漓、头昏眼花、周身无力、心慌气短、胸闷泛恶，严重者出现四肢厥冷、出冷汗甚至晕倒等现象。

出现晕厥后应立即停止熏蒸，患儿取头稍低位，轻者静卧片刻或服温开水或糖水后即可恢复，重者可配合掐人中、十宣及对症处理。

2. 皮肤过敏反应

熏蒸后局部皮肤出现发红、丘疹、红斑、疱疹、渗液甚至糜烂，伴瘙痒感或烧灼感。

出现皮肤过敏反应后应立即停止熏蒸，轻症可自行好转或恢复正常，重者请皮肤科对症处理。

3. 烫伤

熏蒸过程中由于操作不当，可造成皮肤不同程度的烫伤，出现红肿、热痛、水疱等。应立即停止熏蒸，对伤处进行降温处理，防止余热对肌肤深层组织造成伤害，缓和痛感，并外用烫伤膏，重症请烧伤科对症处理。

七、医案举例

患儿，男，1岁5个月。初诊时间：2014年9月6日。

主诉：至今17个月独坐不稳，不会四点爬。

现病史：该患儿系母孕35周岁、孕29周顺产，G1P1，出生时体重1300g，身长39cm，出生时Apgar评分2分。患儿8个月时家长发现其生长发育较同龄儿落后（3个月能抬头，7个月会翻身），于外院诊为发育迟缓。来诊时查：双下肢肌张力稍高，约1+。独坐不稳，可主动翻身，会腹爬，不会四点爬，扶站尖足，双眼追视较好，双手可中线取物，可大把抓物，无意识叫"爸爸""妈妈"。

西医诊断：脑性瘫痪。

中医诊断：五迟五软（肝强脾弱）。

治法：柔肝健脾。

治疗：予推拿按摩、中药熏洗（熏洗1号方）、运动疗法、言语疗法等康复治疗。

疗效：康复治疗5个月，现患儿双下肢肌张力稍高，约1级。独坐稳，主动翻身，会腹爬、四点爬，扶站尖足，双眼追视好，双手精细动作良好，可有意识发单音，仍继续康复治疗中。

第八节 小儿艾灸

一、简介

详见第二章"灸法"。

二、适应证

小儿艾灸疗法适用于小儿呼吸系统、消化系统、神经系统等疾病的治疗，也可用于预防保健。治疗的疾病主要有感冒、咳嗽、哮喘、呕吐、泄泻、便秘、腹胀、腹痛、厌食、痹证、遗尿、尿频、肌性斜颈、面瘫、发育迟缓、脑性瘫痪、臂丛神经麻痹、睡眠障碍、肥胖、湿疹、软组织损伤等。

三、禁忌证

1. 过劳、过饥、大汗、精神紧张、情绪不稳、经期忌灸。

2. 对艾烟气味过敏者忌灸。

3. 凡暴露在外的部位，如囟门、大血管处、心脏部位、关节部位不要直接灸，以防形成瘢痕。

4. 皮薄、肌少、筋肉结聚处，腰骶部、下腹部、乳头、阴部、睾丸等不宜施灸。

5. 中暑、肺结核晚期大量咯血等忌用艾灸疗法。

6. 某些传染病、高热、昏迷、急性化脓性疾病、癫痫发作期忌灸。

四、操作规范

1. 物品准备
治疗盘、弯盘、艾条、火柴、治疗巾、小广口瓶、艾灸保护网。

2. 体位选择
常用体位有仰卧位、侧卧位、俯卧位、仰靠坐位、俯伏坐位。

3. 施灸顺序
临床上常先灸上部，后灸下部，先灸背部，后灸腹部，先灸头身，后灸四肢，先灸阳经，后灸阴经。施灸壮数先少后多，施灸艾炷先小后大。

4. 施灸手法
施灸手法有补有泻，需根据辨证而定，虚者宜补，实者宜泻。

5. 操作步骤
（1）备齐用物至患儿旁，洗手，核对解释，评估患儿。

（2）根据患儿病情取相应体位，暴露施灸部位，注意保暖。

（3）根据病情选择相应穴位及灸法。

（4）铺治疗巾，置弯盘，点燃艾条。

（5）温和灸：点燃艾条，将点燃的一端在距离施灸穴位皮肤 3cm 左右处进行熏灸，以局部有温热感而无灼痛为宜。一般每处灸 5~7 壮，至局部皮肤出现红晕为度。

（6）雀啄灸：将艾条点燃的一端在距施灸部位 2~5cm 之间，如同鸟雀啄食般一下一上不停地移动，反复熏灸，每处 5 分钟左右。

（7）回旋灸：将艾条点燃的一端在距施灸部位约 3cm 处左右来回地旋转移动，进行反复熏灸，一般可灸 20~30 分钟。

（8）施灸过程中随时询问患儿有无灼痛感，及时调整距离，防止烧烫伤。观察病情变化及有无身体不适。

（9）施灸中应及时将艾灰弹入弯盘，防止烧伤皮肤或烧坏衣物。

（10）施灸完毕后立即将点燃的艾条先在弯盘内压一下烟灰，再将艾条插入小口瓶内，熄灭艾火后放置在治疗盘中。

（11）清洁局部皮肤，协助患儿穿好衣服。安置舒适体位，酌情开窗通风。

（12）清理用物，归还原处，洗手。

（13）治疗后宜卧床休息 5~10 分钟，不宜马上进行剧烈运动。

6. 治疗时间及疗程

每次灸 10~15 分钟，以施灸部位出现红晕为度。每日 1~2 次，一般 7~10 次为 1 个疗程。

五、注意事项

1. 儿童施灸壮数宜少，时间宜短。小儿睡眠状态下慎灸。

2. 施灸过程中应密切观察患儿皮肤及全身情况，注意有无不良反应，如晕灸现象。

3. 施灸要专心致志，耐心坚持。施灸时应思想集中，不要在施灸时分散注意力，以免艾条移动而不在穴位上，甚至徒伤皮肉，浪费时间。

4. 注意体位、穴位的准确性。体位一方面要适合艾灸的需要，同时要注意体位舒适、自然，要根据处方找准部位、穴位，以保证艾灸的效果。

5. 注意保暖和防暑。因施灸时要暴露部分体表部位，冬季要保暖；在夏天高温时要防中暑，同时还要注意室内温度的调节和开换气扇，及时换取新鲜空气。

6. 掌握施灸的程序。如灸的穴位多且分散，应按先背部后胸腹、先头身后四肢的顺序进行。

7. 注意施灸的时间。如失眠症要在临睡前施灸。不要在饭前空腹和饭后立即施灸。

8. 要循序渐进，初次使用灸法要注意掌握好刺激量，先少量、小剂量。

9. 注意施灸温度的调节。对于皮肤感觉迟钝者，用食指和中指置于施灸部位两侧，以感知施灸部位的温度，做到既不致烫伤皮肤，又能收到好的效果。

10. 施灸后局部皮肤出现微红灼热属于正常现象。

11. 注意防止施灸过程中艾火脱落造成烫伤皮肤或烧坏衣被。

12. 灸毕应将艾火彻底熄灭，防止再燃。

六、可能出现的意外情况和处理方法

1. 晕灸

患者在接受艾灸治疗过程中可能发生晕灸的现象，表现为头晕、目眩、恶心、呕吐、心慌、四肢发凉、血压下降等症状，重者出现神志不清、二便失禁、大汗、四肢厥逆、脉微欲绝。

出现晕灸后要立即停灸，并躺下静卧，再加灸足三里，温和灸 10 分钟左右。

2. 烫伤

因施灸不当，局部皮肤烫伤，可能出现水疱，产生灸疮。

出现皮肤烫伤后应停止艾灸疗法，预防感染。小水疱可任其自然吸收，不可擦破；如水疱过大，经 75% 的酒精消毒后用注射器将疱内液体抽出，外涂甲紫溶液，再用敷料保护，以防感染。如已经破溃感染，要及时使用消炎药，或请皮肤科处理。

七、医案举例

【病例 1】

患儿付某，男，11 岁。初诊时间：2014 年 8 月 16 日。

主诉：口角㖞斜 3 天。

现病史：患儿于来诊前 3 天无明显诱因发生口角㖞斜，家长未用药。现症见口角向右歪斜，左眼闭合不严，无发热，无肢体运动障碍。来诊时查：口角歪向右侧，左侧额纹消失，左眼闭合不全，左侧鼻唇沟变浅。舌质红，苔薄白，脉浮。

西医诊断：周围性面神经麻痹。

中医诊断：面瘫（风邪中络）。

治则：活血通窍息风。

治法：施以针灸推拿疗法，具体如下：取穴以患侧地仓、颊车、阳白、鱼腰、四白、迎香、睛明、颧髎为主穴，远端配穴取健侧合谷。面部穴位采用四针八穴透刺法。面部针刺早期手法宜轻，平补平泻；后期手法稍加重，留针期间行针 2 次，以泻为主。合谷穴以泻法为主。留针 30 分钟，每日 1 次，1 周休疗 1 天。施针后以艾条灸针刺穴位，温和灸配合雀啄灸，以患儿面部皮肤出现红晕为度，使患儿局部有温热感而无灼痛感为宜。按摩时偏重于患侧面部，先以抹法、摩法、擦法等放松患侧面肌，然后以稍重手法如按、揉、点等作用于相关穴位，同时注意提拉口角和眉毛。按摩以面部发红发热为度，30 分钟 / 次，日 1 次。

二诊：患儿治疗 1 周后，左侧口角出现上翘迹象，左眼闭合较好，左侧额纹出现，仅鼓腮时稍漏气。

三诊：治疗 2 周后患儿表现为咧嘴时口角稍向右歪，双侧额纹基本对称，左眼闭合基本正常，双侧鼻唇沟对称。继续针灸、推拿巩固治疗 2 天后患儿痊愈。

【病例 2】

患儿齐某，男，3.5 岁。初诊时间：2014 年 8 月 23 日。

主诉：生后右上肢运动障碍 42 个月。

现病史：患儿系母孕，G2P1，足月顺产，出生时体重 5500g，难产，生后 Apgar 评分 3 分。生后右上肢即无自主活动，于外院诊断为"右臂丛神经损伤"。来诊时查：右上肢主动运动少，肌力 3~4 级；肩关节主动运动范围明显变小，前屈仅约 60°，外展、后伸受限明显；肘关节主动伸直受限，多保持于屈曲 30°位；前臂可主动旋前，旋后仅达 30°；腕关节及手部精细运动尚可。被动活动患儿右上肢各关节均可达正常范围。肌电图示右侧臂丛神经上中干部分损伤之电生理表现，副神经功能可。

西医诊断：右臂丛神经损伤。

中医诊断：痿证（脉络瘀阻）。

治法：活血通络。

治疗：入院后予以康复治疗，针刺右上肢肩髃、肩贞、肩内陵、臂臑、曲池、手三里、外关、合谷等穴位。针后灸疗，温和灸配合雀啄灸，以患儿局部皮肤出现红晕为度，使其局部有温热感而无灼痛感为宜。同时进行推拿按摩，以稍重手法如按、揉、点等作用于相关穴位，30 分钟 / 次。

疗效：康复治疗 1 年，现右上肢主动运动较前明显增多，肌力约 4 级；肩关节主动运动范围明显较前增大，前屈约 80°，外展、后伸受限；肘关节主动伸直受限，多保持于屈曲 40°位；前臂可主动旋前，旋后达 40°；腕关节及手部精细运动可。被动活动患儿右上肢各关节均可达正常范围。

第七章

骨伤类治疗技术

第一节　理筋技术

一、简介

理筋是根据患者的病情，经过中医辨证，医生运用手、肢体和身体的某一部位，按照一定的技术操作要求，施力于患者身体某些部位，从而达到防病治病目的的方法。理筋技术包括相关中医理论和中医理筋手法。

理筋技术通过辨证施治，能够达到舒筋活络、解除痉挛、活血散瘀、消肿止痛、通经活络、驱风散寒的功效，还能达到理顺筋络、整复错位、松解粘连、通利关节的效果，从而促进损伤组织修复，调整机体阴阳平衡失调。

二、适应证和禁忌证

1. 适应证

（1）关节及软组织急性损伤：如腰椎间盘突出症、腰肌扭伤、梨状肌综合征、膝关节副韧带损伤、腕关节扭伤、指间关节挫伤等。

（2）肌肉、韧带慢性劳损：如颈、肩、背、腰部肌肉劳损，肌腱炎，网球肘，肩周炎等。

（3）骨质增生性疾病：如颈椎骨质增生、腰椎骨质增生、骨性关节炎等。

（4）周围神经性疾患：如三叉神经痛、面神经麻痹、肋间神经痛、臂丛神经炎、坐骨神经痛、腓总神经麻痹等。

（5）内科疾患：如脑血管病致偏瘫、腹胀、头痛等。

（6）儿科疾患：小儿肌性斜颈、夜尿症、小儿脑性瘫痪、臂丛神经损伤、小儿麻痹后遗症、小儿消化不良、小儿腹泻等。

2. 禁忌证

（1）有严重心脑血管疾患和肺部疾患的患者。

（2）有严重出血倾向的血液病患者。

（3）局部有皮肤破损或皮肤病的患者。

（4）妊娠 3 个月以上的孕妇。

（5）急性脊髓损伤伴有脊髓症状的患者。

（6）急性软组织损伤后局部肿胀、疼痛严重的患者。

（7）骨关节及软组织肿瘤的患者。

（8）骨关节结核、骨髓炎、严重骨质疏松症等骨病患者。

（9）有精神疾病且不能合作的患者。

三、理筋手法

（一）理筋的基本手法

1. 一指禅推法

以拇指端、指端掌面或桡侧面着力，往返摆动，使力量通过拇指作用于施术部位或穴位上，称为一指禅推法（图 7-1）。

（1）动作要领：手握空拳，拇指伸直盖住拳眼，以拇指端或掌面着力于体表施术部位或穴位上，沉肩、垂肘、悬腕，前臂带动腕关节有节律地左右摆动，让力量通过拇指端或拇指掌面轻重交替、连续不断地作用于施术部位或穴位上。

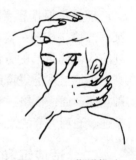

图 7-1　一指禅推法

①一指禅偏锋推法：用拇指偏锋和指间关节行一指禅操作的方法，称为一指禅偏锋推法或一指禅屈指推法。用拇指偏锋部着力，拇指伸直并内收，余指掌指部伸直，腕关节略微伸平，其运动过程同普通一指禅推法，惟其腕部摆动幅度较小，有时仅为旋动。

②一指禅屈指推法：拇指屈曲，指端顶于食指桡侧缘或拇指掌面压在食指的指背上，余四指握拳状，以拇指指间关节桡侧或背侧着力于施术部位或穴位上（图 7-2）。其运动过程同普通一指禅推法。

（2）注意事项

①一指禅推法在操作时宜姿态端正、神宁，有助于一指禅推法的正确实施。

②一指禅推法操作时须做到沉肩、垂肘、悬

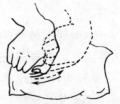

图 7-2　一指禅屈指推法

腕、指实、掌虚。"沉肩"指肩部自然放松，不可耸肩。"垂肘"指肘关节自然下垂、放松。"悬腕"指腕关节要自然垂屈、放松，不可将腕关节用力屈曲，否则影响摆动。"指实"指拇指着力部位在操作时要固定一点，不易滑动、摩擦或离开治疗部位。"掌虚"指操作中手掌与手指部位都要放松。

③一指禅推法操作时，前臂保持快速的摆动频率，即每分钟 120~160 次，拇指端或拇指掌面的摆动相对缓慢。

④一指禅推法临床操作上可分屈伸拇指指间关节和不屈伸拇指指间关节两种术式，前者刺激相对柔和，后者着力较稳，刺激略强。

（3）临床应用：一指禅推法接触面小，刺激偏弱或适中，适用于全身各部位，以经络、穴位、头面、胸腹部较多应用。以指端或拇指掌面操作者，多适用于躯干或四肢部；以偏锋或屈指指间关节操作者，多用于颜面部或颈项及四肢部。在经络、穴位施用，具有该经络、穴位的主治作用。一指禅推法近年来也常用于保健推拿。

2. **㨰法**

以手背部近小指侧作用于体表的施术部位，通过腕关节屈伸和前臂的旋转运动，使小鱼际与手背作用于施术部位上，做持续的滚动动作，称为㨰法。

（1）动作要领：拇指自然伸直，余指自然屈曲，手指背沿掌横弓排列呈弧面，以手背近小指部作用于施术部位上，前臂主动做旋转运动，使小鱼际和手背尺侧在施术部位上进行持续的滚动（图7-3）。

掌指关节㨰法由㨰法演变而来，即以第5掌指关节背侧为作用点，以小指、无名指和中指的掌指关节背侧为滚动着力面，腕关节略屈向尺侧，其手法和要求同㨰法。

（2）注意事项

①㨰法操作时不宜拖动、跳动和摆动。

②㨰法操作时移动的速度不宜过快。

③操作时压力、频率、摆动幅度要均匀，动作要灵活协调，手法频率每分钟120~160次。

（3）临床应用：㨰法着力面积大，压力相对较大，作用平和舒适，主要用于颈项、

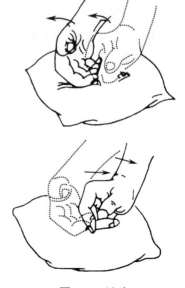

图7-3 㨰法

肩背、腰臀、四肢等肌肉丰厚部位，具有活血祛瘀、舒筋通络、滑利关节、缓解肌肉痉挛等作用。临床主要用于颈椎病、肩周炎、腰椎间盘突出症、半身不遂、月经不调等的治疗。滚法也是常用的保健推拿手法之一。

3. 揉法

以手指掌面、大鱼际、掌根或全掌着力，作用于体表施术部位上，做轻柔和缓的环旋转动，且带动作用部位组织运动，称为揉法。

（1）动作要领

①大鱼际揉法：沉肩、垂肘、腕关节放松，拇指内收，余四指自然伸直，用大鱼际作用于施术部位，前臂带动腕关节摆动，使大鱼际在施术部位上做柔和的环旋揉动，并带动作用部位组织一起运动（图7-4）。

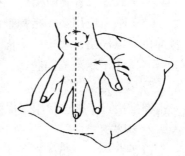

②掌根揉法：肘关节略屈曲，腕关节放松并略背伸，手指自然弯曲，以掌根部作用于施术部位，以前臂带动腕关节及手掌做小幅度的回旋揉动，并带动作用部位组织一起运动（图7-5）。另有全掌揉法，是以整个手掌掌面着力，操作术式与掌根揉法相同。

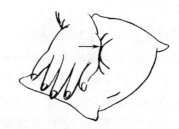

③中指揉法：中指伸直，食指指腹放于中指远端指间关节背侧，腕关节略屈曲，用中指掌面接触施力于相应的部位或穴位，通过腕关节使中指掌面在施术部位上做轻柔的环旋运动（图7-6）。

图7-4　大鱼际揉法

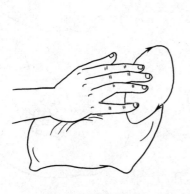

图7-5　掌根揉法

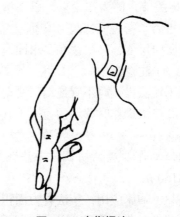

图7-6　中指揉法

（2）注意事项

①揉法操作的压力要适中，注意施术部位带动作用部位组织一起运动，不要在体表摩擦。

②大鱼际揉法操作时前臂应有推旋运动，腕部宜放松；指揉法操作时腕关节要保持一定的紧张度，且动作轻快；掌根揉法操作时腕关节略背伸，压力可稍重。

③揉法操作动作要柔和，有节律性，频率一般情况下每分钟120~160次。

（3）临床应用：揉法轻柔、缓和、舒适，接触面可大可小，适用于全身各部位。大鱼际揉法主要用于头面、胸胁部；掌根揉法主要用于腰背及四肢等面积较大且局部平坦的部位；掌揉法常用于腹部；中指揉法用于全身各穴位。揉法有蓄精醒脑、开窍明目、消积导滞、宽胸理气、健脾和胃、活血祛瘀、缓急止痛之功效，临床主要用于治疗头痛、头昏、口眼㖞斜、胸闷胁痛、便秘、泄泻、软组织损伤及劳损等。

4. 摩法

用手指或手掌在身体表面做环形或直线往返摩动，称为摩法。

（1）动作要领

①指摩法：沉肩、垂肘、腕关节略屈，指掌部自然伸直，食、中、无名和小指稍合拢，指掌面作用于施术部位，使指掌面协同腕关节做环形或直线往返摩动（图7-7）。

②掌摩法：沉肩、垂肘，腕关节略背伸，将手掌平放于体表施术部位上，手掌协同腕关节和前臂做环旋或直线往返摩动（图7-8）。

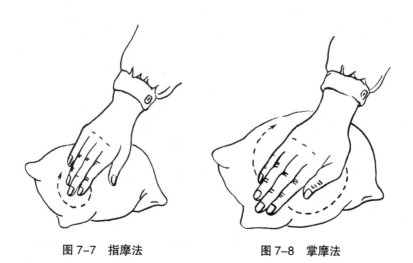

图7-7　指摩法　　　　　　　图7-8　掌摩法

（2）注意事项

①指摩法力量较轻，腕关节自然屈曲，摩动的力量主要在前臂，速度宜稍快；掌摩法腕关节略背伸，以掌心、掌根部接触施术部位，做环摩时肩、肘、腕关节动作要协调，力量稍重且速度略缓慢。

②摩法须根据病情的虚实来决定手法的摩动方向，传统以"顺摩为补，逆摩为泻"，现代应用时常根据摩动部位的解剖部位及病理状况决定顺逆摩的方向。

（3）临床应用：摩法轻柔、舒适，适用于全身各部位，且以腹部应用较多，有疏通经络、行气活血、消肿止痛、舒筋缓急、宽胸理气等作用，临床主要用于治疗腹胀、消化不良、泄泻、便秘、月经不调、痛经、软组织急慢性损伤等。

5. **擦法**

用手指或手掌作用于局部，做较快速的直线或往返运动，使之摩擦生热，称为擦法。

（1）动作要领：以食、中、无名和小指指面或掌面及手掌的大、小鱼际置于体表施术部位，沉肩、屈肘、腕伸平，指掌伸直，用手的接触部分在体表做均匀的上下或左右直线往返摩擦移动，使施术部位产生热量。用指面接触称指擦法，用全掌面接触称掌擦法，用手掌的大鱼际接触称大鱼际擦法，用小鱼际接触称小鱼际擦法（图7-9）。

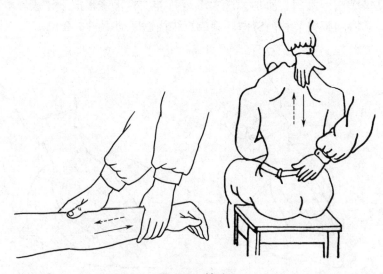

图7-9 擦法

（2）注意事项

①擦法操作时腕关节不能活动，以保持手掌面的稳定。

②接触部分要紧贴皮肤，压力适度，往返摩擦线路要直，每次摩擦的路线重叠，往返距离要尽量拉长，操作连续不断。

③擦法操作时施术部位应暴露，擦时速度宜先慢后快，并涂少许润滑剂。

④擦法操作时，以感觉到擦动所产生的热力逐渐进入受术者身体为宜，此时可称为"透热"。

⑤擦法运用后皮肤潮红，不宜在被擦部位再做其他手法，以免损伤皮肤。

（3）临床应用：本法适用于全身各部。指擦法主要用于颈、肋间等部位；掌擦法主要用于肩、胸、腹部；大鱼际擦法主要用于四肢部；小鱼际擦法主要用于肩、背、脊柱两侧及腰骶部。本法具有温经通络、祛风除湿、行气活血、消肿止痛、宽胸理气、调理脾胃、温肾壮阳等作用，临床多用于消化系统、呼吸系统及运动系统疾病的治疗。

6. 推法

以指、掌、拳或肘部作用于体表部位或穴位上，做单方向的直线或弧形推移，称推法（图7-10）。

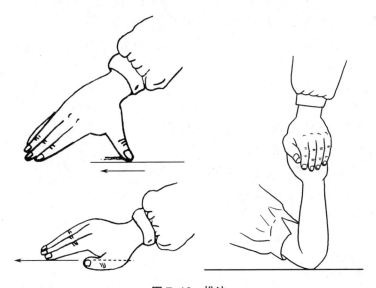

图7-10　推法

（1）动作要领

①拇指平推法：以拇指掌面作用于施术部位或穴位上，其余四指置于其前外方以助力，腕关节略屈曲，拇指及腕部主动施力，向食指单方向直线推移，拇指掌面的着力部逐渐偏向桡侧，随拇指的推移腕关节也逐渐伸直。

②掌推法：以掌根部着力于施术部位，腕关节略背伸，掌根部向前方做单方向直线推移。

③拳推法：手握实拳，以食、中、无名及小指四指的近侧指间关节的背侧部着力于施术部位，腕关节伸直，肘关节略屈，向前呈单方向直线推移。

④肘推法：屈肘，以肘关节背侧着力于施术部位，另一手握住屈肘侧拳顶以固定且助力，做较缓慢的单方向直线推移。

（2）注意事项

①推法操作时关节不能活动，以保持作用部位稳定。

②接触部分紧贴皮肤，压力适度，用力均匀。

（3）临床应用

①大拇指推法适合于全身各部位，有疏通经络、理筋活血、消瘀散结、解痉止痛的功效，常用于治疗小腹痉挛、劳损、风湿酸痛。

②掌推法适用于面积较大的部位，如腰背、胸腹、臀部、肋部，可以疏肝理气、健脾和胃、理筋活血，解除胸腹胀痛等症状。

③肘推法适用于腰背以及四肢等部位，是刺激较强、用力较大的一种手法，用于治疗风湿痹证、麻木不仁、慢性劳损等。

7. 搓法

用双手掌面相对夹住肢体的施术部位，做相反方向的搓动，称为搓法。

（1）动作要领：双手指自然伸直，以双手掌面夹住施术部位，做相反方向的较快速搓动，并同时缓慢地做上下往返移动（图7-11）。

（2）注意事项

①搓法操作时两手夹持不宜过度用力、动作生硬。

②两手用力要均匀，动作要柔和、连

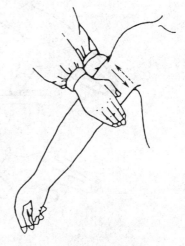

图7-11 搓法

续，搓动速度应较快，移动速度应较缓慢。

（3）临床应用：主要适用于四肢、胸胁等部位，具有舒筋通络、调和气血、疏肝理气、消除疲劳等作用，临床常用于治疗肢体酸痛及胸胁疼痛不适等。

8. 抹法

拇指掌面或手掌着力，紧贴于体表施术部位，做上下或左右直线或弧形曲线的往返抹动，称为抹法（图7-12）。

（1）动作要领

①指抹法：以单手或双手拇指掌面置于施术部位，余指置于相应的位置以固定助力。以拇指的掌指关节掌侧为中心，拇指主动施力，做上下或左右直线或弧形曲线的往返抹动。

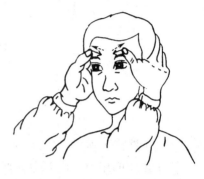

图 7-12　抹法

②掌抹法：以单手或双手掌面置于施术部位，以肘关节为中心，前臂部主动施力，腕关节放松，做上下或左右直线或弧形曲线的往返抹动。

（2）注意事项

①注意抹法与推法的不同点，推法运动是单方向、直线，而抹法则是或上或下，或左或右，或直线往来，或曲线运转，可根据不同的部位灵活变化运用。

②抹法操作时压力要均匀，动作应和缓，不宜带动深部组织。

（3）临床应用：指抹法适用于面部、手足部；掌抹法适于背腰、四肢部。抹法具有清醒头目、疏肝理气、活血通络、解除痉挛等作用，临床主要用于治疗感冒、头痛、面瘫及肢体酸痛等。

9. 按法

以掌按压体表部位或穴位，逐渐用力，按而留之，称按法。

（1）动作要领

①指按法：以拇指掌面着力于受术部位，余四指张开，拇指主动用力，垂直向下按压，当按压达到一定力度后，要保持力度稍停片刻，即所谓的"按而留之"，然后松劲撤力，再做重复按压，使按压动作既平稳且有节奏性（图7-13）。

②掌按法：单手或双手掌面置于施术部位（图7-14），用身体上半部的重量，通过上、前臂传至手掌部，垂直向下按压，用力原则同指按法。

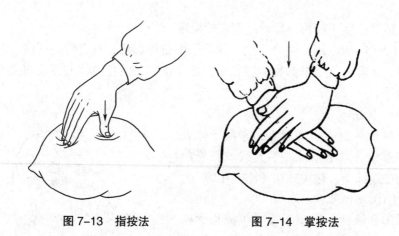

图7-13　指按法　　　　　　　　图7-14　掌按法

（2）注意事项

①按压的用力方向多为垂直向下或与受力面相垂直。指按法接触面积小，刺激较强，常在按后施以抹法，有"按一抹三"之说。

②避免突施暴力。不论指按法还是掌按法，其用力原则均是由轻而重，再由重而轻，按压到一定深度后须在受术部位保持一定时间，结束时指、掌、肘应缓慢放松。

（3）临床运用：指按法适用于全身各部的经络和穴位；掌按法适用于面积大而较为平坦的部位，如胸腹部、腰背部等。按法有止痛、止呕吐、止咳嗽、止泻滞等作用，临床多用于气滞、食积、腹痛等消化系统疾病及昏迷、抽搐等症的治疗。

10. **点法**

用手指端或屈曲的指间关节部位着力于施术部位，连续地进行点压，称为点法（图7-15）。

（1）动作要领

①拇指端点法：手握空拳，拇指伸直并紧靠于食指中节，以拇指指端着力于施术部位或身体穴位上，进行持续点压。

②屈食指点法：食指屈曲，其他手指相握，以食指第一指间关节突起部着力于施术部位或穴位上，拇指末节掌尺侧紧压食指指甲部以助力，进行持续点压。

（2）注意事项

①点法操作时，用力方向要求与受力面垂直，点取部位、穴位要准确，用力平稳，由轻到重，以"得气"或患者能耐受为度，不宜久点，点后宜加揉法，以免造成局部软组织损伤。

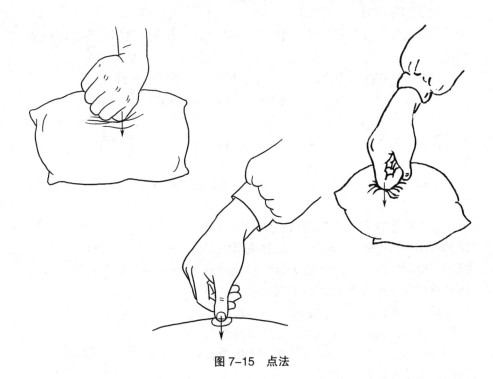

图 7-15　点法

②点法操作时不可使用暴力或蛮力。

③对年老体弱、久病虚衰的患者慎用点法，对心功能较弱者禁用点法。

（3）临床应用：适于全身各部穴位，具有解痉止痛、舒筋活络、补泻经气、调理脏腑功能等作用，临床主要应用于各种痛证的治疗。

11. 捏法

用拇指和其他手指在施术部位做相对应性的按压，称为捏法。

（1）动作要领：用拇指和食、中指指面，或用拇指与其余四指指面相对按压肢体或肌肤，随即放松，再用力、再放松，重复以上挤压、放松动作，并循序移动（图7-16）。

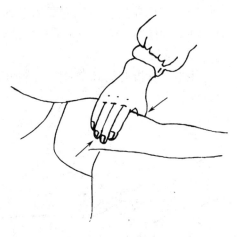

图 7-16　捏法

（2）注意事项

①捏法操作时拇指与其他手指用力要均匀、柔和，动作要连贯而有节奏性。

②捏法操作时尽量以拇指指腹接触局部，以增强柔和感。

③挤捏时沿肌纤维方向对称移动，一般由近端向远端移动。

（3）临床应用：主要适用于头、颈项、四肢部，有舒筋通络、行气活血等作用，临床常用于四肢酸痛、颈椎病等劳损性疾病的治疗。

12. 拿法

用拇指和其余手指相对用力，有节奏性地提捏或揉捏肌肤，称为拿法。

（1）动作要领：以拇指与其余手指的指面相对用力，捏住施术部位肌肤并逐渐收紧挤压、提起，以拇指同其他手指的对合力进行轻重交替、连续不断有节奏的提捏，并施以揉动。以拇指与食、中指面为着力部的称三指拿法；以拇指与食、中、无名指面为着力部的称四指拿法；以拇指与其余四指为着力部的称五指拿法（图7-17）。

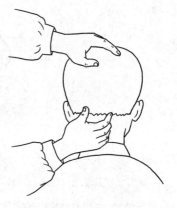

图 7-17 五指拿法

（2）注意事项

①捏拿的软组织宜多，捏提中宜含有揉动。拿法实为复合手法，含有捏、提、揉。

②动作要求柔和而灵活，连续不断，有节奏性，且用力要由轻渐重。

（3）临床应用：本法主要用于颈、肩、四肢及头部，具有舒筋通络、行气活血等作用。临床用于治疗颈椎病、四肢酸痛等。

13. 捻法

用拇、食指夹住治疗部位进行捏揉捻动，称为捻法。

（1）动作要领：用拇指掌面与食指桡侧缘及掌面相对捏住施术部位，拇指与食指做相反方向运动，类似捻线动作（图7-18）。

（2）注意事项

①操作时拇指与食指的动作方向须相反。

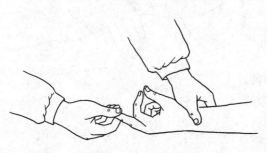

图 7-18 捻法

②操作时动作要均匀、连贯、柔和、有力，捻动的速度宜稍快，在施术部位上的移动速度宜缓慢。

（3）临床应用：主要适用于四肢小关节，具有理筋通络的作用，临床常用于治疗指间关节损伤、屈指肌腱腱鞘炎等。

14. 拍法

用虚掌有节奏地拍打局部，称拍法。

（1）动作要领：五指并拢，掌指关节略微屈曲，使掌心空虚，上下平稳而有节奏地用虚掌拍击施术部位（图7-19）。拍法可用单手操作，也可双手同时操作。

（2）注意事项

①拍打时要使掌、指及手掌周边同时接触施术部位，让掌内空气压缩形成较清脆的震空声。

②腕关节要放松，上下挥臂时由刚劲转化为柔和，拍打后迅速提起，用力宜先轻后重。

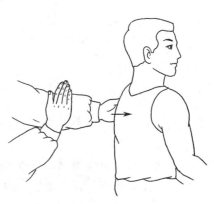

图 7-19 拍法

③两手同时操作时要有节奏地交替拍打。

（3）临床应用：主要适用于肩、背、腰骶及下肢部位，有消除疲劳、解痉止痛、活血通络等作用，临床常用于治疗慢性劳损、急性扭伤、退行性变等。

15. 击法

用拳背、掌根、掌侧小鱼际、指尖或桑枝棒以适度力量击打一定部位，称为击法。

（1）动作要领

①拳击法：手握空拳，用拳背有节奏地平击施术部位。

②掌击法：手指自然松开，用掌根有节奏地击打施术部位。

③侧击法：掌指部伸直，用小鱼际部有节律地击打施术部位。

④指尖击法：手指半屈曲，以指端有节律地击打施术部位（图7-20）。

⑤棒法：手握伤肢一端，用棒体有节律地击打施术部位（图7-21）。

（2）注意事项

①击打时应含力蓄动，收发自如，力量由轻到重，动作要连续而有节奏，快慢适中。

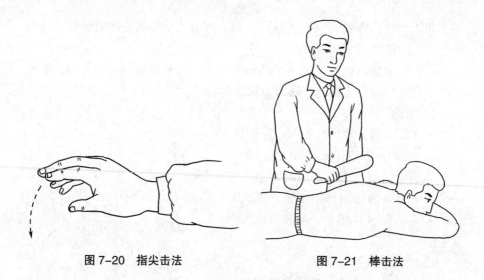

图 7-20　指尖击法　　　　　　　　图 7-21　棒击法

②击打时要有反弹感，一触及受术部位即迅速弹起，不可停顿。

③棒击时棒体与施术部位表面接近平行，不宜形成角度。

④要根据患者体质、耐受力等具体情况酌情使用，对久病体虚、年老体弱者慎用。

（3）临床应用：掌击法适用于腰骶及下肢肌肉丰厚处；侧击法适用于肩背、四肢部；指尖击法适于头部；棒击法适于背腰、下肢部。有舒筋通络、调和气血、缓解痉挛、祛瘀止痛、兴奋元阳等作用，临床主要用于治疗颈、腰椎疾患引起的肢体酸、痛、麻木、风湿痹痛、疲劳酸痛、肌肉萎缩等。

16. 抖法

用双手或单手握住受术者肢体远端，用力做连续不断的小幅度的上下抖动，称为抖法。

（1）动作要领

①抖上肢法：受术者取坐位或站立位，肩臂部放松。术者双手握住患者手腕部，慢慢将被抖动的上肢向前外方抬起，做连续的小幅度上下抖动，让抖动产生的波浪运动传递到肩部（图 7-22）。

②抖下肢法：受术者仰卧

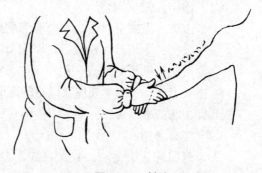

图 7-22　抖法

位，下肢放松。用双手分别握住受术者两足踝部，将两下肢抬起，离开床面30cm左右，做连续的上下抖动，使其下肢及臀部有波动感。两下肢可同时操作，亦可单侧操作。

（2）注意事项

①抖法操作时，被抖动的肢体自然伸直并放松，抖动的幅度要由小慢慢增大，频率要快，应使抖动所产生的抖动波从肢体远端传向近端。

②若患者肩、肘、腕关节有习惯性脱位，则禁用此法。

（3）临床应用：本法适用于四肢、腰部，以上肢最为常用，具有调和气血、舒筋活络、放松肌肉、滑利关节等作用，临床常作为肩周炎、网球肘等劳损性疾病、髋部及其他关节伤筋、腰椎退行性变等的辅助治疗手法。

17. 振法

以掌或指作为着力部位，在身体某一部位或穴位上做连续不断的振动，称为振法。

（1）动作要领：以食、中指掌面或以手掌置于施术部位上，前臂、腕在原位静止性发力，产生快速而强烈的震动，使受术部位或穴位产生温热感或舒松感（图7-23）。

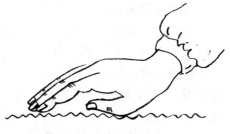

图7-23 振法

（2）注意事项

①操作时手掌或手指轻按于施术部位，前臂伸、屈肌群对抗运动形成震颤，不宜故意摆动，也不要向受术部位施压。

②震动的幅度要小，频率要快，震动不可断断续续。

（3）临床应用：指振法适用于全身各部位穴位，掌振法多用于胸腹部，有温中散寒、理气和中、消食导滞、调节胃肠蠕动、行气活血等作用，临床主要用于头痛、失眠、胃脘痛、咳嗽、气喘、月经不调等的治疗。

（二）运动关节类手法

使关节做被动活动，在生理活动范围内进行屈伸、旋转、内收、外展等运动的一类手法，称为运动关节类手法。

1. 摇法

（1）动作要领

①颈项部摇法：受术者取坐位，颈部放松，术者于其背后或侧后方，

一手扶按其头顶后部，另一手托于下颌部，两手臂协调运动，以相反的方向缓慢地使头颈部按顺时针或逆时针方向进行环形摇转（图 7-24）。

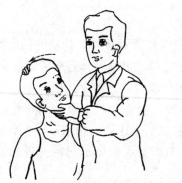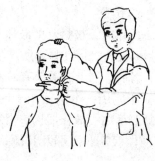

图 7-24　颈项部摇法

②肩关节摇法（图 7-25）

受术者取坐位，肩关节放松，术者位于其侧方，以一手夹住受术者肩关节上部，另一手握住其腕部，做肩关节顺时针或逆时针方向的环转摆动，为握手摆肩法。

一手扶住其肩关节上部，另一手托其肘部，使其前臂放在术者前臂上，做肩关节顺时针或逆时针方向的环转摆动，为拖肘摆肩法（图 7-26）。

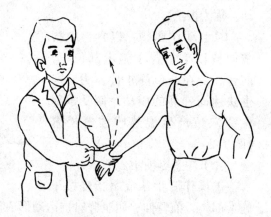

两手握住被施术上肢的腕部，牵伸并抬高其上肢至其前外方约 45°时，一手将其上肢慢慢向前外上方托起，当上举至 160°时，即可虎口向下握住其腕部，另一手随其上举之势由腕部沿前臂滑移至肩关节上部。按于肩部的一手将肩关节略向下按并固定，握腕一手则略上

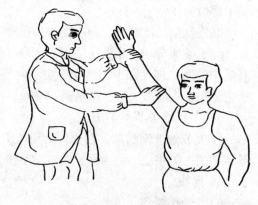

图 7-25　肩关节摇法

提，使肩关节伸展，随即握腕一手
摇向后下方，经下方复于原位，此
时扶按肩部的手已顺势沿上臂、前
臂滑落于腕部，呈动作初始时两手
握腕部状态，此为大幅度摇法。

③腕关节摇法：受术者取坐
位，掌心朝下，术者双手握其掌
上，以两拇指按于腕背侧，余指端
分别扣于大、小鱼际部，做顺时针
或逆时针方向摇转运动（图7-27）。

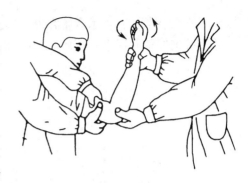

图7-26　拖肘摆肩法

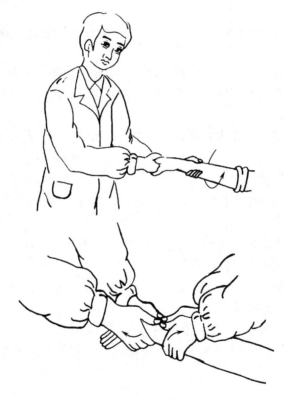

图7-27　腕关节摇法

④腰部摇法

仰卧位摇腰法：受术者仰卧位，两下肢并拢，屈髋屈膝，术者双手分
按其两膝部，或一手按膝，另一手按于足踝部，做顺时针或逆时针方向的
摇转运动（图7-28）。

俯卧位摇腰法：受术者俯卧位，两下肢伸直，术者一手按压其腰部，另一手臂托抱住双下肢膝关节上方，做顺时针或逆时针方向的摇转（图 7-29）。

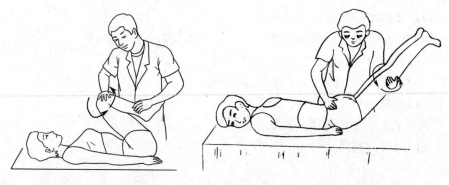

图 7-28　仰卧位摇腰法　　　　图 7-29　俯卧位摇腰法

⑤髋关节摇法：受术者取仰卧位，一侧屈髋屈膝，术者一手按其屈起膝部，一手按其同侧足踝部，然后两手协调用力，使髋关节做顺时针或逆时针方向的摇转运动。

⑥踝关节摇法：受术者仰卧位，下肢自然伸直，术者取坐位，于其足端用一手托住足跟，另一手握住足趾，在稍用力拔伸下做环转运动。

（2）注意事项

①被摇关节放松，摇转方向可顺时针，亦可逆时针，一般以顺、逆方向各半。

②摇转的幅度应在人体生理活动范围内，力量由轻到重，幅度由小到大，速度由慢到快，切忌使用暴力。

③对习惯性关节脱位、关节不稳定及椎动脉-交感神经型颈椎病、颈椎骨折及脱位等禁用摇法。

（3）临床应用：适用于全身各关节部，具有舒筋活血、松解粘连、滑利关节等作用，临床主要适用于各种软组织损伤及运动功能障碍等的治疗。

2. 扳法

使关节做被动的扳动，称为扳法。

（1）动作要领

①颈项部斜扳法：受术者取坐位，颈项部放松，术者位于其侧后方，一手扶头顶后部，另一手扶托其下颌部。两手协同动作，使其头部向侧方旋转（图 7-30）。

②颈项部旋转定位扳法：受术者坐于低凳上，颈微屈，术者位于其侧后方，一手拇指顶按其病变颈椎棘突，另一手以肘弯部托住其下颌，肘臂部协调用力，缓慢地将颈椎向上拔伸，同时使头部向患侧旋转（图7-31）。

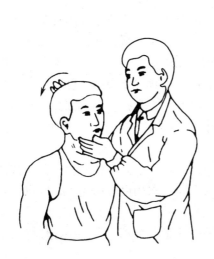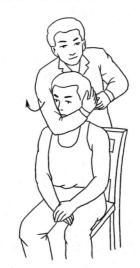

图 7-30 颈项部斜扳法　　　图 7-31 颈项部旋转定位扳法

（2）注意事项

①颈部肌肉放松，跟随扳动方向移动。

②扳动幅度应在人体生理活动范围内，力量适度，幅度由小到大，切忌使用暴力。

（3）临床应用：主要适用于颈部疾患，具有舒筋活血、缓解痉挛、滑利关节等作用，临床主要适用于颈部软组织急、慢性损伤等的治疗。

3. 拔伸法

将一端关节或一端肢体固定，牵拉另一端，应用对抗的力量使关节得到牵伸，称为拔伸法。

（1）动作要领

①颈椎拔伸法

掌托拔伸法：受术者取坐位，术者站于其背后，以双手拇指分别顶按住其两侧枕骨下方风池穴处，两手掌于两侧下颌部上托，缓慢地向上拔伸1~2分钟，让颈椎得到持续向上的牵引（图7-32）。

肘托拔伸法：受术者取坐位，术者站于

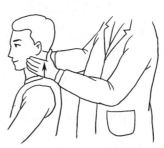

图 7-32 掌托拔伸法

其后方，一手扶其枕后以固定，另一侧上肢的肘弯部托住其下颌部，托住其下颌部的肘臂与扶枕后部一手同时用力，向上持续拔伸 1~2 分钟，以使颈椎在较短时间内得到持续的牵引（图 7-33）。

②肩关节拔伸法

肩关节上举拔伸法：受术者坐于低凳上，术者立于其身体后方，一手托住患肩侧上臂下段，在前屈或外展位使其手臂缓慢抬起，另一手握住患侧前臂腕关节处向上缓慢拔伸，至有阻力时再保持力量，持续进行牵引。

肩关节对抗拔伸法：受术者取坐位，术者立于患肢一侧，两手分别握住其腕部和肘部，在肩关节外展位时逐渐用力牵拉，同时嘱患者身体向另一侧倾斜，或请助手协助固定其身体上半部，以对抗牵拉之力，持续拔伸 1~2 分钟（图 7-34）。

③腕关节拔伸法：受术者取坐位，术者立于其身体一侧，一手握住其前臂远端，另一手握住其手掌部，双手同时向相反方向用力，缓慢进行拔伸（图 7-35）。

④指间关节拔伸法：术者以一手握住患者腕部，另一手握住患指末节指骨，两手同时做相反方向拔伸。

⑤腰部拔伸法：受术者取俯卧位，两手抓住床头以对抗拉力，术者立

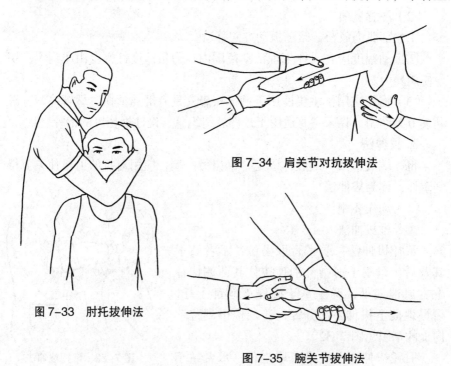

图 7-34　肩关节对抗拔伸法

图 7-33　肘托拔伸法

图 7-35　腕关节拔伸法

于其足端，两手分别握住其两踝部，两手同时用力向下逐渐用力牵引。

⑥踝关节拔伸法：患者取仰卧位，术者一手握住其患侧的小腿远端，另一手握住其足掌前部，两手向相反方向牵拉拔伸。

（2）注意事项

①拔伸力量应由小到大，循序渐进，不可用猛力拔伸，以免造成牵拉损伤。

②拔伸动作要稳定且缓慢，用力要均匀且持续，当拔伸至一定程度再给一个稳定的持续牵引力。

③拔伸力量和方向要根据患者的关节生理活动范围或耐受程度而确定。

（3）临床应用：适用于全身各部位关节，具有舒筋活血、理筋正畸、松解粘连、滑利关节等作用，临床主要用于软组织损伤、骨折及关节脱位等的治疗。

第二节　脱位整复技术

一、简介

凡构成关节的骨端关节面失去正常结构位置，引起关节功能障碍者，称为脱位。关节脱位好发生在活动范围较大、活动较频繁的关节，古代有脱臼、出臼、脱谬、骨错等多种称谓，治疗脱位的技术称为脱位整复技术。

二、脱位的分类

1. 按产生脱位的病因分类

（1）外伤性脱位：正常关节因遭受暴力而引起脱位者。

（2）病理性脱位：关节结构被病变破坏而产生脱位者。

（3）习惯性脱位：反复多次脱位者称为习惯性脱位。

（4）先天性脱位：因胚胎发育异常，导致先天性骨关节发育不良而发生脱位者，如先天性髋关节脱位、先天性髌骨脱位及先天性膝关节脱位。

2. 按脱位的方向分类

分为前脱位、后脱位、上脱位、下脱位及中心性脱位。肩关节脱位时，按脱位后肱骨头所在的位置可分为前脱位、后脱位；髋关节脱位时，按股骨头所在位置可分为前脱位、后脱位及中心性脱位。四肢及颞颌关节脱位以远侧骨端移位方向为准，脊柱脱位根据上位椎体移位方向而定。

3. 按脱位的时间分类

分为新鲜脱位和陈旧性脱位。一般来说，脱位在 2~3 周以内者为新鲜脱位，发生在 2~3 周以上者称为陈旧性脱位。

4. 按脱位程度分类

（1）完全脱位：组成关节的各骨端关节面完全脱出，互不接触。

（2）不完全脱位：又称半脱位，即组成关节的各骨端关节部分脱出。

（3）单纯性脱位：系指无合并症的脱位。

（4）复杂性脱位：脱位合并骨折或血管、神经、内脏损伤者。

5. 按脱位是否有创口与外界相通分类

分为开放性脱位和闭合性脱位。

三、诊查要点

（一）一般症状

1. 疼痛和压痛

关节局部出现不同程度的疼痛，活动时疼痛加剧。单纯关节脱位的压痛一般较广泛，不像骨折的压痛点明确。

2. 肿胀

单纯性关节脱位肿胀多不严重，且较局限。合并骨折时多有严重肿胀，伴有皮下瘀斑，甚至出现张力性水疱。

3. 功能障碍

任何已脱位的关节都将完全丧失或大部分丧失其运动功能，包括主动运动和被动运动，有时可影响到协同关节的运动。

（二）特有体征

1. 关节畸形

关节脱位后骨端脱离正常位置，关节骨性标志的正常关系发生改变，破坏了肢体原有轴线，与健侧对比不对称，因而发生畸形。

2. 关节盂空虚

构成关节的一侧骨端部分完全脱离了关节盂，造成原关节盂内空虚，表浅关节比较容易触摸辨别。

3. 弹性固定

脱位后骨端位置改变，关节周围未撕裂的肌肉痉挛、收缩，可将脱位后的骨端保持在特殊位置上。脱位关节被动运动时虽然有一定活动度，但存在弹性阻力，当去除外力后，脱位的关节又回复到原来的特殊位置。

4. 脱出骨端

关节脱位后往往可以触扪到脱位的骨端。

（三）X 射线检查

对于关节脱位，无论在复位前或复位后 X 射线检查都是必要的。其主要目的有：判断脱位的程度和方向；判断有无合并骨折；判断有无其他病理改变；检查关节复位和骨折复位是否完全。复位前 X 射线检查有指导手法复位的作用。

四、脱位的治疗

（一）麻醉

麻醉可使痉挛的肌肉松弛，便于整复，减轻痛苦。根据脱位关节的位置可选择全身麻醉、臂丛神经阻滞、硬膜外麻醉和局部麻醉等。对于肌肉不紧张的新鲜脱位，无须麻醉亦可复位成功，或仅选用止痛剂、镇痛剂即可进行复位。

（二）整复

根据脱位的方向和骨端的所处位置，选用适当手法。手法操作时，术者与助手应密切配合，避免粗暴、反复的手法复位。进行脱位手法整复的原则为：

1. 松弛肌肉

应用阻滞麻醉或肌肉松弛剂，使患肢肌肉松弛，骨端易于还纳。

2. 欲合先离

通过术者与助手对抗牵引或持续骨牵引，使之分离后再复合。牵引手法是其他整复手法的基础。

3. 原路返回

根据造成关节脱位的损伤机制，使脱出的骨端沿发病原路，通过关节囊破裂口送回正常位置。

4. 杠杆作用

经过拔伸、屈伸、提按、端挤等手法，利用杠杆的原理，将脱位的骨端回纳。

（三）固定

一般损伤后将肢体固定在功能位或关节稳定的位置上，可减少出血，消除肿胀，使损伤组织迅速修复，防止脱位复发和骨化性肌炎的发生。脱位固定的器材一般有牵引带、胶布、绷带、托板、三角巾、夹板、石膏等。脱位应固定 2~3 周，时间不宜过长，否则易发生组织粘连、关节僵硬。

五、整复技术

（一）颞颌关节脱位

颞颌关节脱位亦称下颌关节脱位，多发于老年人及体质虚弱者。根据发病的时间、部位及不同的原因分为新鲜性、陈旧性和习惯性脱位，单侧脱位和双侧脱位，前脱位和后脱位等。临床上多为前脱位，后脱位相对少见。

颞颌关节前脱位分为双侧前脱位和单侧前脱位。双侧前脱位表现为局部酸痛，下颌骨下垂，向前突出，口不能张合，言语不清，口流涎唾；摸诊时在双侧耳屏前方可触及下颌关节凹陷，颧弓下方可触及下颌髁状突。单侧前脱位表现为口角㖞斜，颏部向前突出，并向健侧倾斜，在患侧颧弓下可触及下颌髁状突，在患侧耳屏前方可触及一凹陷。

1. 整复方法

（1）双侧脱位口腔内复位法：患者坐位，术者站立于患者面前，用无菌纱布包裹双手拇指并置于口腔内，尽量置于两侧最后一个下臼齿上，其余手指放于两侧下颌骨下缘。两拇指同时向下施压，下颌骨移动后再向后推移，余指配合向上端送，听到滑入的响声表示脱位已复入，同时术者拇指迅速向两旁颊侧滑开，并从口腔内退出（图7-36）。

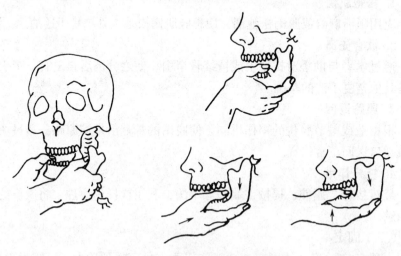

图7-36 双侧脱位口腔内复位法

（2）单侧脱位口腔内复位法：患者取坐位，术者位于患者旁侧，一手将头部抱住固定，另一手拇指用纱布包缠好并探入口内，按于患侧下臼齿，余 2~4 指托住下颌且斜行上提，同时拇指用力向下推按，感觉滑动响声表示已复位。

（3）口腔外复位法：术者站在患者面前，双手拇指分别置于患者两侧下颌体与下颌支前缘交界处，其余四指托于下颌体，双手拇指向下推按，由轻渐重，余指同时用力向后方推送，可听到滑入之响声，说明脱位已整复。此法适用于年老齿落的习惯性脱位患者。

（4）软木复位法：如脱位超过 3 周仍未整复，为陈旧性脱位。用上述方法整复比较困难者，可用软木复位法。局部麻醉下将高约 2cm 的软木块分别置于两侧下臼齿咬面上，形成杠杆，然后上提颏部，可将髁状突向下方牵拉而滑入下颌窝内，从而复位（图 7-37）。

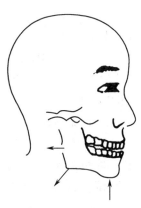

图 7-37　软木复位法

2. 固定方法

复位成功后托住下颌部，维持闭口位，用四头带兜住患者下颌部，固定时间 1~2 周，习惯性颞颌关节脱位固定时间为 2~3 周。其目的是保持复位后的位置，使关节囊和韧带得到良好修复，防止再脱位。

（二）肩关节脱位

肩关节脱位亦称肩肱关节脱位，古称"肩胛骨出""肩髆骨出臼"或"肩骨脱臼"。肩关节是全身关节脱位中最常见的部位之一，好发于 20~50 岁的男性。根据脱位时间的长短和脱位次数的多少，可分为新鲜性、陈旧性和习惯性脱位三种。根据脱位后肱骨头所在的部位，又可分为前脱位、后脱位两种，而前脱位又可分为喙突下、盂下、锁骨下脱位，其中以喙突下脱位最多见（图 7-38）。

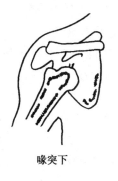
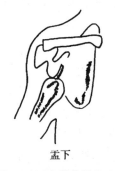
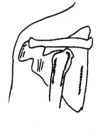

喙突下　　　　　　　盂下　　　　　　　锁骨下

图 7-38　肩关节脱位

1. 整复方法（以前脱位为例）

（1）牵引推拿法：患者取仰卧位，将宽布带于腋下绕过胸部，使一助手向健侧牵拉，另一助手用布带绕过腋下向上、外牵拉，术者紧握患肢腕部向下牵引，同时向外旋转，然后内收患肢，可使肱骨头复位。

（2）手牵足蹬法：患者取仰卧位，术者立于患侧，双手握住患肢腕部，一足蹬于患者腋下，相对逐渐用力牵拉伤肢，先外展、外旋，后内收、内旋，可有滑动落空感，即表明复位成功（图7-39）。

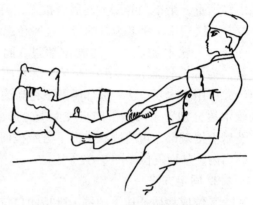

图 7-39　手牵足蹬法

2. 固定方法

采用胸壁绷带或三角巾固定，将患侧上臂保持在内收、内旋位，肘关节屈曲 60°~90°，前臂依附胸前，用绷带将上臂固定在胸壁 2~3 周。

（三）肘关节脱位

肘关节脱位多发生于青壮年。肘关节的构成为肱骨下端内外宽厚、前后扁薄状，两侧有坚强的韧带保护，关节囊的前后相对薄弱，尺骨冠突较尺骨鹰嘴小，对抗尺骨向后移位的能力要比对抗向前移位的能力弱，所以肘关节后脱位比较多见。肘关节脱位可分为后脱位、前脱位、侧方脱位及骨折脱位等，按发病时间可分为新鲜及陈旧脱位。

1. 整复方法（以后脱位为例）

（1）拔伸屈肘法：患者取坐位，助手立于患者背侧，用双手握其上臂前面下方，术者用双手握住患肢腕部，使前臂旋后，与助手相对牵引，并一手保持牵引，另一手的拇指抵住肱骨下端向后推按，其余四指于鹰嘴处缓慢地将肘关节屈曲，当闻及入臼声则脱位已整复（图7-40）。

（2）膝顶复位法：患者取坐位，术者一手握其前臂，一手握住腕部，以一膝顶在患侧肘窝内，顺势拔伸，然后逐渐屈肘，当有入臼声音，患侧手指可摸到同侧肩部，即为复位。

（3）推肘尖复位法：患者取坐位，一助手双手握其上臂，第二助手双手握腕部，术者立于患侧，双拇指置于鹰嘴尖部，其余手指环提前臂上段，拉前臂向后侧，使冠突与肱骨下端分离，然后助手在相对牵引下逐渐屈曲肘关节，同时术者由后向前下用力推鹰嘴，即可复位。

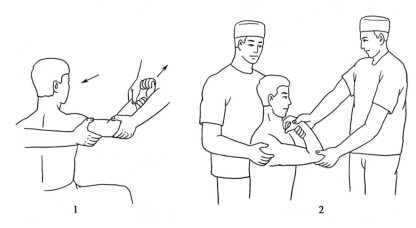

图 7-40 拔伸屈肘法

2. 固定方法

复位后一般用绷带做肘关节屈曲位"8"字固定；1 周后采用肘屈曲 90°前臂中立位，用三角巾悬吊或直角夹板固定，将前臂横放胸前，2 周后去掉固定。

（四）小儿桡骨头半脱位

小儿桡骨头半脱位又称"牵拉肘"，多发生于 5 岁以下的幼儿，是临床常见的肘部损伤，左侧比右侧多见。

1. 整复方法

嘱家长抱患儿坐位，术者面对患儿，一手握伤肘上，同时用另一手握持伤肢腕部，并使前臂旋后向下适当用力牵引，然后一边使前臂旋前一边屈肘，常可听到轻微的入臼声，复位即告成功，疼痛立即消失，患儿即能屈伸伤肢。

2. 固定方法

复位后一般不需要制动，可用颈腕吊带或三角巾悬吊前臂 2~3 日。

（五）月骨脱位

月骨位于近排腕骨正中，月骨脱位在腕骨脱位中较为常见。

1. 整复方法

患者取坐位，肘关节屈曲 90°，先使腕部极度背伸，一助手握肘部，术者一手提住腕部对抗牵引，并向掌侧端提，使桡骨与头状骨之间的关节间隙加宽，然后用另一手拇指尖于掌侧推压月骨，迫使月骨进入桡骨与头状骨间隙，同时逐渐使腕关节掌屈，术者指下有滑动感，且患手中指可以伸直时，说明复位成功（图 7-41）。

2. 固定方法

复位后用夹板或石膏托将腕关节固定于掌屈 30°~40°，1 周后改为中立位，再固定 2 周（图 7-42）。

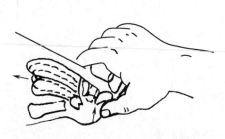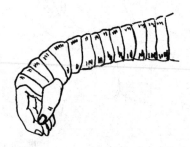

图 7-41　月骨脱位拇指整复　　　　　　图 7-42　固定

（六）掌指关节及指间关节脱位

掌指关节脱位是指近节指骨基底部脱离掌指关节向背侧移位，或掌骨头向掌侧移位。掌指关节脱位以拇指掌指关节脱位最多见，其次为食指掌指关节脱位，第 3~5 掌指关节脱位少见。

指间关节由近节指骨滑车与远节指骨基底部构成，脱位的方向多为远节指骨向背侧移位，或内外侧移位，前方脱位极为罕见。

1. 整复方法

患者取坐位，助手固定患手腕部。术者用拇指和食指捏住近节指骨，顺势向掌侧牵拉；同时用另一手握住手掌，并用拇指向背侧推按脱位的掌骨头，两手配合逐渐屈曲伤指的掌指关节，使其复位（图 7-43）。

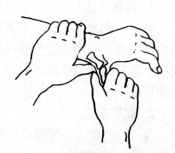

2. 固定方法

复位后掌指关节屈曲位外固定 1~2 周，将绷带卷置于手掌心。近侧指间关节脱位合并侧副韧带损伤或撕脱性骨折者，应将关节固定于伸直位 3 周，防止韧带挛缩。

（七）髋关节脱位

髋关节脱位常为较强暴力造成，多发于活动能力强的青壮年男性。根据脱位后

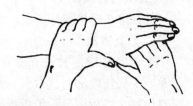

图 7-43　拇指掌指关节脱位整复

股骨头处在髂前上棘与坐骨结节连线的前后位置，可分为前脱位、后脱位及中心性脱位（图7-44）；根据脱位后至整复时间的长短，可分为新鲜及陈旧脱位。前脱位又可分为耻骨部脱位和闭孔脱位；后脱位又可分为髂骨部脱位和坐骨部脱位。脱位超过3周以上为陈旧性脱位。临床上以后脱位多见。

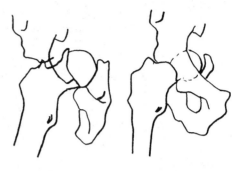

图7-44　髋关节中心性脱位示意图

1. 整复方法

（1）后脱位复位手法

①屈髋拔伸法：患者取仰卧位，助手两手分别按压两侧髂前上棘以固定骨盆，术者面向患者，用双前臂、肘窝扣在患肢腘窝部，使患肢屈髋、屈膝各90°。先在内旋、内收位顺势拔伸，然后垂直向上，以使股骨头接近关节囊裂口，当听到入臼声后再将患肢伸直，即可复位（图7-45）。

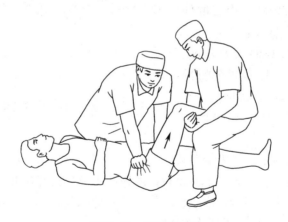

图7-45　屈髋拔伸法

②回旋法：患者取仰卧位，助手以双手按压双侧髂前上棘固定骨盆，术者立于患侧，一手握住患肢踝部，另一手以肘窝提托腘窝部，在向上提拉的基础上，将大腿内收、内旋，膝部贴近腹壁，使髋关节极度屈曲，然后将患肢外展、外旋、伸髋、伸膝，听到入臼声即复位成功。因此法的屈曲、外展、外旋、伸直是一连续动作，形状恰似画一个问号（左侧）或反问号（右侧），故亦称为划问号复位法（图7-46）。

③拔伸足蹬法：患者仰卧位，术者两手握患肢踝部，一足外缘蹬于坐

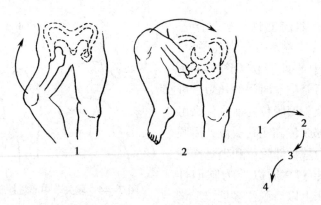

图 7-46　回旋法

骨结节与腹股沟内侧，手拉足蹬，协同用力，两手可试探将患肢旋转，即可复位（图 7-47）。

（2）前脱位复位手法

①屈髋拔伸法：患者取仰卧位，一助手将骨盆固定，另一助手将患肢在髋关节外展、外旋位渐渐向上拔伸至屈髋90°，术者将大腿根部向后、外方按压，可使股骨头回纳髋臼内。

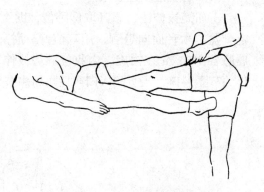

图 7-47　拔伸足蹬法

②侧牵复位法：患者仰卧位，一助手固定骨盆，另一助手用一宽布绕过大腿内侧根部，向外、上方牵拉，术者两手分别把持患肢膝及踝部，连续伸、屈髋关节，可慢慢内收、内旋患肢，即感到腿部突然弹动，可听到入臼响声，畸形消失，即为复位成功。

③反回旋法：其操作步骤与后脱位相反，将髋关节外展、外旋，然后屈髋、屈膝，再内收、内旋，最后伸直下肢。

（3）中心性脱位复位手法

①拔伸扳拉法：适用于移位较轻者。患者仰卧位，一助手握患肢踝部，使足处于中立位，髋外展约30°，进行拔伸、旋转；另一助手把住患者腋窝行对抗牵引。术者立于患侧，用宽布带绕过患侧大腿根部，一手向健侧推骨盆，另一手抓住绕大腿根部之布带向外将内移的股骨头拉出。触摸双侧大转子，如两侧对称，即为复位成功（图 7-48）。

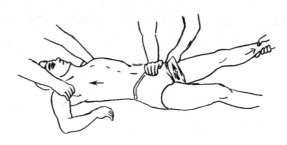

图 7-48　拔伸扳拉法

②牵引复位法：患者仰卧位，患侧用股骨髁上牵引，重量 8~12kg，可逐步复位。经 X 射线检查确认已将股骨头拉出复位后，减轻牵引重量至维持量，继续牵引 8~10 周。注意此法复位往往可将移位的骨折片与脱位的股骨头一同拉出。

2. 固定方法

复位后可采用皮肤牵引或骨牵引固定，患肢两侧置沙袋以防止内旋、外旋，牵引重量 5~7kg。通常牵引 3~4 周，中心性脱位牵引 6~8 周。

第三节　骨折整复技术

一、简介

骨骼的完整性或连续性受到破坏，称为骨折。中医骨伤科在骨折复位方面具有其独特的方法。

二、骨折的病因病机

1. 外因

（1）直接暴力：骨折发生在直接暴力作用的部位，如打伤、压伤、枪伤、炸伤及撞击伤等。骨折类型多为横断骨折或粉碎性骨折，骨折周围软组织损伤较严重。

（2）间接暴力：骨折发生在远离外力作用的部位。间接暴力包括传达暴力、扭转暴力等，多在骨质较薄弱部位造成斜形骨折或螺旋形骨折，骨折处的软组织损伤较轻。

（3）筋肉牵拉：由于肌肉急剧收缩而牵拉骨骼发生骨折，如跌倒时股四头肌剧烈收缩可导致髌骨骨折。

（4）疲劳骨折：骨骼长期反复受到震动或形变，长久外力积累可造成骨折。多发生于长途跋涉或行军途中，以第二、三跖骨及腓骨干下 1/3 骨折较为多见。

2. 内因

（1）年龄和健康状况：年老体弱、平时缺少锻炼或长期废用者骨质脆弱、疏松，遭受外力作用后容易引起骨折。

（2）骨的解剖位结构状况：幼儿骨膜较厚，骨有机质较多，易发生青枝骨折；18 岁以下的青少年骨骺未闭合，易发生骨骺分离；老年人骨质疏松，骨的脆性增大，最易发生骨折。再如肱骨下端扁而宽，前面有冠状窝，后面有鹰嘴窝，中间仅一层较薄的骨片，此部位也易发生骨折。骨质的疏松部位和致密部位交接处也容易发生骨折。

（3）骨骼病变：如先天性脆骨病、营养不良、佝偻病、甲状腺功能亢进、骨感染和骨肿瘤等常为导致骨折的内在因素。

3. 骨折移位的程度和方向

骨折移位的程度和方向一方面与暴力的大小、作用方向等外在因素有关，另一方面与肢体重力、肌肉附着点、肌肉收缩力和方向等内在因素有关。

（1）成角移位：两骨折段轴线交叉成角度，按角顶的方向称为向前、向后、向内或向外成角。

（2）侧方移位：两骨折端向侧方移位。四肢骨折按远端移位方向、脊柱按上段的移位方向称为向前、向后、向内或向外侧方移位。

（3）缩短移位：骨折段互相重叠或嵌插，因而形成缩短移位。

（4）分离移位：两骨折端互相分离，骨的整体长度增加。

（5）旋转移位：两骨折段围绕骨的纵轴旋转。

三、骨折的分类

1. 根据骨折断端是否与外界相通

（1）闭合骨折：骨折断端与外界不相通者。

（2）开放骨折：有皮肤破裂，骨折断端与外界相通者。

2. 根据骨折的损伤程度

（1）单纯骨折：无合并重要神经、血管、肌腱或脏器损伤者。

（2）复杂骨折：合并重要神经、血管、肌腱或脏器损伤者。

（3）不完全骨折：骨的连续性仅有部分中断。此类骨折多无移位。

（4）完全骨折：骨的连续性全部中断者。此类骨折断端多有移位。

3. 根据骨折线的形态

（1）横断骨折：骨折线与骨干纵轴呈垂直（图7-49①）。

（2）斜形骨折：骨折线与骨干纵轴形成一定角度（图7-49②）。

（3）螺旋形骨折：骨折线呈螺旋形（图7-49③）。

（4）粉碎骨折：骨折碎裂成3块以上（图7-49④）。

（5）青枝骨折：多发生于儿童。骨皮质连续，似青嫩树枝折曲状（图7-49⑤）。

（6）嵌插骨折：密质骨嵌插入松质骨内（因7-49⑥）。

（7）裂缝骨折：或称骨裂，骨折断端呈裂缝或线状。

（8）骨骺分离：在骨骺板部位骨骺与骨干分离，骨骺的断面可带有大小不等的骨组织（图7-49⑦）。

（9）压缩骨折：松质骨呈压缩而变形（图7-49⑧）。

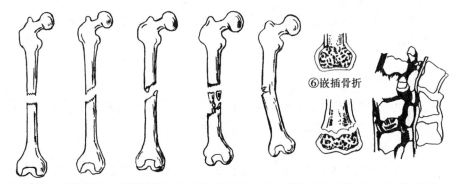

①横断骨折 ②斜形骨折 ③螺旋形骨折 ④粉碎骨折 ⑤青枝骨折 ⑦骨骺分离　⑧压缩骨折

图7-49　骨折的种类

4. 根据骨折整复后的稳定程度

（1）稳定骨折：复位后不易发生再移位者。如裂缝骨折、青枝骨折、嵌插骨折、横断骨折等。

（2）不稳定骨折：复位后容易发生再移位者。

5. 根据骨折后就诊时间

（1）新鲜骨折：伤后2~3周内就诊者。

（2）陈旧骨折：伤后3周后就诊者。

6. 根据受伤前骨质是否正常

（1）外伤骨折：骨折前骨质结构正常，因外力作用而产生骨折者。

（2）病理骨折：骨质原本已有病理改变（如骨髓炎、骨结核、骨肿瘤等），经轻微外力作用而产生骨折者。

四、骨折的临床表现

1. 全身情况

非严重骨折可无全身症状，偶有发热（体温约 38.5℃），5~7 日后体温逐渐降至正常。

2. 局部情况

（1）一般情况：疼痛、肿胀、活动功能障碍。

（2）骨折特征：畸形、骨擦音和异常活动是骨折的特征，这三种特征只要有其中一种出现，即可初步判断为骨折。但在查体时不应主动寻找骨擦音或异常活动，避免增加患者痛苦、加重局部损伤或导致严重的并发症。

3. X 射线检查

能显示临床检查难以发现的损伤和移位，如不完全骨折、脱位及伴有小骨片撕脱等。

五、复位

复位是将移位的骨折段恢复正常或接近正常的解剖关系，以重建骨骼的支架作用。在全身情况许可下，复位越早越好。

1. 手法复位

采用手法使骨折复位的方法称手法复位，绝大多数骨折都可用手法复位而取得满意的效果。手法复位要求及时、准确、轻巧，力争一次手法整复成功。

（1）复位标准

①解剖复位：骨折畸形、移位完全纠正，正常解剖关系得到恢复，对位（指两骨折端的接触面）和对线（指两骨折段在纵轴上的关系）良好，称为解剖复位。对所有骨折都应争取达到解剖复位。

②功能复位：某种移位不能完全纠正，但骨折在此位置愈合后对肢体功能活动无明显妨碍者，称为功能复位。对不能达到解剖复位者，应力争达到功能复位。

（2）复位前准备

①麻醉：骨折复位一般应采用麻醉止痛，以便于复位操作。应根据具体情况选择不同的麻醉方式（图 7-50）。

②器械：根据不同的复位方法准备不同的器械。

（3）复位基本手法：以远端对近端的复位原则，常用的基本复位手法有拔伸、旋转、屈伸、提按、端挤、摇摆、触碰、分骨、折顶、回旋等。

2. 切开复位

是采用手术切开，直视下对位并内固定的方法。

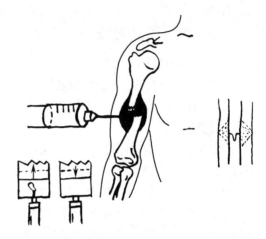

图 7-50　局部麻醉注射

六、固定

固定是治疗骨折的一种重要手段，常用的固定方法可分外固定和内固定两类。外固定如夹板、石膏绷带、持续牵引和外固定架等固定，内固定如钢板、螺丝钉、髓内钉、钢丝、克氏针及各类内固定器械固定。

七、练功

练功活动是骨折治疗的重要组成部分，骨折经固定后必须尽早进行练功活动和康复训练，以促进骨折愈合，防止筋肉萎缩、骨质疏松、关节僵硬等并发症的发生。

1. 骨折早期

伤后 1~2 周内，患肢局部肿胀、疼痛，容易发生再移位。此期练功的目的是消肿止痛、促进血液循环。方法是使患肢肌肉做舒缩活动，但骨折部上下关节则不活动或轻微活动。

2. 骨折中期

2 周以后肿胀基本消退，局部疼痛逐渐消失，新骨始生，骨折部日趋稳定，此期练功的目的是防止筋肉萎缩、关节僵硬以及并发症的发生。练功活动的形式除继续进行患肢肌肉的舒缩活动外，在医务人员的帮助下逐步活动骨折部上下关节。

3. 骨折后期

骨折后期骨折已临床愈合，夹缚固定已解除，但筋骨未坚，肢体功能未完全恢复。此期练功的目的是尽快恢复患肢关节功能和肌力，逐步达到筋骨强劲、关节滑利。练功的方法常取坐位、立位，以加强伤肢各关节的活动为重点。

八、骨折整复方法

（一）锁骨骨折

锁骨呈"∽"形，内侧段前凸，且有胸锁乳突肌和胸大肌附着；外侧段后凸，有三角肌和斜方肌附着。锁骨骨折较常见，多发生在中外 1/3 处。

1. 整复方法

患者坐位，挺胸抬头，双手叉腰。术者立于患者背侧，将一膝顶于患者背部正中，双手握其两肩外侧，向背侧用力牵引，使之充分挺胸展肩（图 7-51），此时骨折移位可复位或改善；如仍有侧方移位，可用提按手法矫正。

2. 固定方法

在两侧腋下垫上棉垫，采用"∞"字绷带固定法固定（图 7-52），也可采用双圈固定法。一般需固定 4 周，粉碎骨折可延长固定至 6 周。大多数病例均可达到骨折愈合。

3. 练功活动

早期让患者做握拳以及屈伸肘、腕

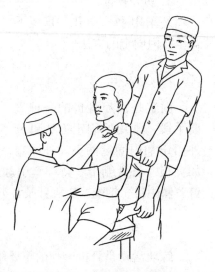

图 7-51 锁骨骨折整复法

关节的功能活动，4 周后适当练习双侧肩关节各方向活动，活动范围应循序渐进。复查 X 光片显示骨折愈合即可解除外固定。后期加强功能锻炼，以防止肩关节功能活动受限。

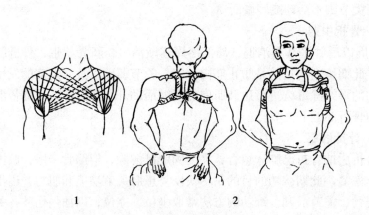

图 7-52 锁骨骨折固定方法

（二）肱骨外科颈骨折

肱骨外科颈位于大、小结节下缘与肱骨干的交界处，又为疏松骨质和致密骨质交界处，常易发生骨折（图7-53）。

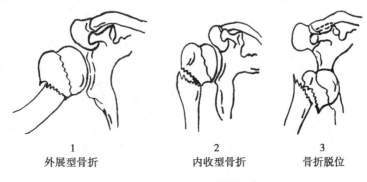

1	2	3
外展型骨折	内收型骨折	骨折脱位

图 7-53　肱骨外科颈骨折

1. 整复方法

患者坐位或卧位，一助手用布带绕过腋窝向上提拉，另一助手握其肘部，沿肱骨纵轴方向牵拉，纠正缩短移位（图7-54），然后根据不同骨折类型再采用不同的复位方法。

（1）外展型骨折：术者双手握骨折部，两拇指按于骨折近端的外侧，其他各指抱骨折远端的内侧向外端提，助手同时在牵拉下内收其上臂，即可复位。

（2）内收型骨折：术者两拇指压住骨折部向内推，其他四指使远端外展，助手在牵引下将上臂外展，即可复位。对合并肩关节脱位者可先持续牵引，使肩肱关节间隙加大，纳入肱骨头，然后整复骨折。

2. 夹板固定

（1）夹板规格：长夹板三块下达肘部，上端超过肩部，夹板上端可钻小孔系以布带结，以便做超关节固定。短夹板一块由腋窝下达肱骨内上髁以上，夹板的一端用棉花包裹即成蘑菇头样大头垫夹板。

（2）固定方法：在助手维持牵引下，准备棉垫3~4个，短夹板放在内侧，若为内收型骨折，大头垫应放在肱骨内上髁的上部；若为外展型骨折，大头垫应顶住腋窝部，并在成角突起处放一平垫；三块长夹板分别放在上臂前、后、外侧，用三条扎带将夹板捆紧，然后用长布带绕过对侧腋下用棉花垫好后打结（图7-55）。

对移位明显的内收型骨折，夹板固定后再配合皮肤牵引3周，肩关节置于外展前屈位。

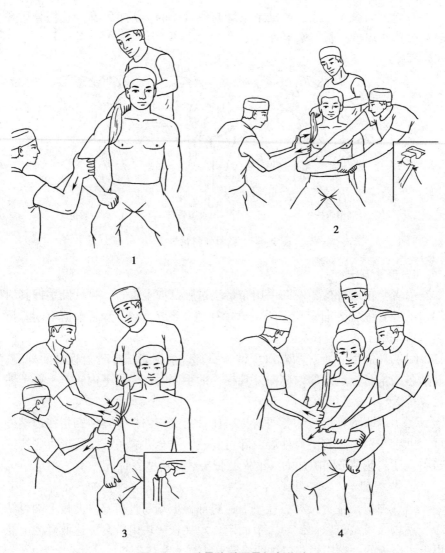

图 7-54　肱骨外科颈骨折复位法

3. 练功活动

　　早期让患者做握拳以及屈伸肘、腕关节的功能活动，3 周后适当练习肩关节各方向活动，活动范围应循序渐进，每日练习 1~5 次。一般在 4 周左右复查 X 光片，骨折愈合即可解除外固定。后期功能锻炼配合中药熏洗，以促进肩关节功能恢复。

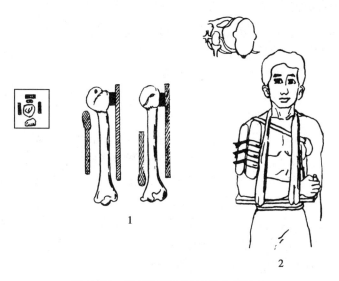

图 7-55　肱骨外科颈骨折的夹板固定

（三）肱骨干骨折

肱骨干骨折很常见，绝大多数为有移位骨折（图 7-56），X 射线正侧位照片可明确骨折的部位、类型和移位情况。

1. 整复方法

患者坐位或仰卧位，一助手用布带通过腋窝向上，另一助手握持前臂保持在中立位向下，沿上臂纵轴对抗牵引。牵引力不宜过大，否

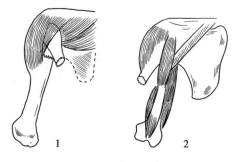

图 7-56　肱骨干骨折的移位

则易引起断端分离移位和桡神经损伤。待重叠移位完全矫正后，根据骨折不同部位的移位情况进行整复。

（1）肱骨上 1/3 骨折：在牵引下，术者两拇指抵住骨折远端外侧，其余四指环抱骨折近端内侧，将骨折近端向外托起，使骨折断端略向外成角，两拇指由外推骨折远端向内，即可复位。

（2）肱骨中 1/3 骨折：在牵引下，术者以两拇指抵住骨折近端外侧向内，其余四指环抱骨折远端内侧向外，移位即可纠正。

（3）肱骨下 1/3 骨折：多为螺旋或斜形不稳定骨折。用轻微力量牵引，矫正成角畸形，适当调整即可复位。

2. 夹板固定

需用前、后、内、外四块夹板，其长度根据骨折部位确定，上1/3骨折应超肩关节，下1/3骨折应超肘关节，中1/3骨折则可不超过上下关节，并应注意前方夹板的下端不要压迫肘窝。

如果移位已完全纠正，可在骨折部位的前、后方各放一长方形大的固定垫，将上、下骨折端紧密包围。若仍有轻度侧方移位，可利用固定垫两点加压；若仍有轻度成角，可用固定垫三点加压，使其逐渐复位。若碎骨片不能满意复位时，也可用固定垫将其逐渐加压回位，但应注意固定垫厚度要适中，防止皮肤压迫性坏死。桡神经沟部位不要放固定垫，以防桡神经受压而损伤。固定时间成人为6~8周，儿童为3~5周。中1/3处骨折是延迟愈合和不愈合的好发部位，固定时间则应适当延长，经X射线复查见有足够骨痂生长后才能解除夹板固定。

固定后肘关节屈曲90°位，用托板将患肢前臂置于中立位，悬吊在胸前（图7-57）。应定期作X射线拍摄照片，以及时发现在固定期间骨折端是否有分离移位。若发现断端分离，应加用弹性绷带上下缠绕肩、肘部，使断端得到纵向拉力而逐渐接近。

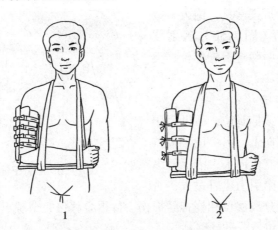

图 7-57　肱骨干骨折固定法

3. 练功活动

固定后即可做伸屈指、掌、腕关节功能活动，以利于气血畅通。肿胀开始消退后，患肢上臂肌肉应用力做舒缩运动，逐渐进行肩、肘关节功能活动。

（四）肱骨髁上骨折

肱骨髁上骨折时容易因骨折端被刺伤或受挤压而合并血管神经损伤。

1. 整复方法

患者仰卧，两助手分别提住其上臂和前臂，做顺势拔伸牵引，术者两手分别提住骨折远、近段相对挤压，先矫正侧方移位，再纠正前后重叠移位。若骨折远段旋转，应首先纠正旋转移位。纠正上述移位后，若整复伸直型骨折，则以两拇指从肘后推按远端向前，两手其余四指重叠环抱骨折近段向后提拉，并让助手在牵引下徐徐屈曲肘关节；整复屈曲型骨折

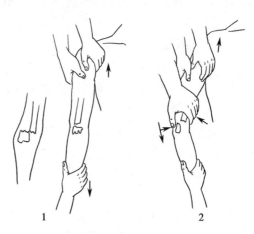

图 7-58　肱骨髁上骨折整复法

时，手法与上述相反，应在牵引后将远端向背侧下压，并徐徐伸直肘关节（图 7-58）。

尺偏型骨折容易后遗肘内翻畸形，是由于整复不良或尺侧骨皮质遭受挤压而产生塌陷嵌插所致。因此，在整复肱骨髁上骨折时应特别注意矫正尺偏畸形，以防止发生肘内翻。

开放性骨折则应在清创后进行手法复位，再缝合伤口。若系粉碎型骨折或软组织肿胀严重、水疱较多而不能手法整复或整复后固定不稳定者，可在屈肘 45°~90° 位置进行尺骨鹰嘴牵引或皮肤牵引，重量 1~2kg，一般在 3~7 日后再进行复位。肱骨髁上粉碎型骨折并发血循环障碍者，必须紧急处理。首先应在麻醉下整复移位的骨折断端，并行尺骨鹰嘴牵引，以解除骨折端对血管的压迫。如冰冷的手指温度逐渐转暖，手指可主动伸直，则可继续观察；如经上述处理无效，则必须及时探查肱动脉情况。肱骨髁上骨折所造成的神经损伤一般多为挫伤，在 3 个月左右多能自行恢复，除确诊为神经断裂者外，不要过早地进行手术探查。

2. 固定方法

复位后固定肘关节于屈曲 90°~110° 位置 3 周，夹板长度应近端达三角肌中部，内、外侧夹板下端达（或超过）肘关节，前侧板下端至肘横纹，后侧板远端向前略弧形弯曲，并嵌一铝钉，使下端布带斜跨肘关节缚扎其上，以防止脱落。为防止骨折远端向后移位，可在尺骨鹰嘴后面加上梯形垫；为防止内翻移位，可在骨折近端的外侧和远端的内侧分别加上塔形垫。夹缚后用颈腕部吊带悬吊胸前。屈曲型骨折应固定肘关节于屈曲

40°~60°位置，3周后逐渐改变至屈曲90°位置1~2周，注意观察远端血液循环情况。

3. 练功活动

固定期间多做手指和腕关节屈伸等活动，解除固定后积极主动锻炼肘关节伸屈活动，可在康复医生指导下进行康复训练，严禁暴力被动活动。

（五）肱骨外髁骨折

前臂的伸肌群附着于肱骨外髁上，肱骨外髁骨折多发于儿童。

1. **整复方法**

（1）单纯向外移位：将其屈肘、前臂旋后，向内推挤骨折块，使骨折复位。

（2）翻转移位：术者左手握住患者腕部，肘关节屈曲45°，前臂旋后位，加大肘内翻，使关节腔外侧间隙增宽，腕关节背伸以使伸肌群松弛，用右食指（或中指）扣住骨折块，拇指扣住肱骨外上髁，将骨折块向后方推移，再将滑车端推向后内下方，把肱骨外上髁端向外上方推以矫正旋转移位，右拇指将骨折块向内挤压，同时将肘关节做屈伸、内收和外展活动，以矫正残余移位。

另外可用钢针插入，直接顶、拔翻转移位的骨折块，使之复位。

2. **固定方法**

肘伸直，前臂旋后位，肱骨外髁处放固定垫，采用四块夹板从上臂中上段到前臂中下段，可用四条布带缚扎，肘关节伸直且略外翻位固定2周，以后改变为屈肘90°位固定2周。亦可固定肘关节屈曲60°位4周，骨折愈合后解除外固定。

3. 练功活动

有移位骨折在复位1周内可做手指屈伸活动，不宜做强力前臂旋转、握拳、腕关节屈伸活动。1周后逐渐增加指、掌、腕关节的活动范围。解除固定之后开始进行肘关节屈伸、前臂旋转和腕、手的功能活动及康复训练。

（六）肱骨内上髁骨折

肱骨内上髁为前臂屈肌群和旋前圆肌的附着处，其后方有尺神经紧贴尺神经沟，此处骨折易于损伤尺神经。

1. **整复方法**

（1）Ⅰ度骨折：用夹板固定于屈肘90°位约4周。

（2）Ⅱ度骨折：手法整复时，屈肘45°，前臂取中立位，术者用拇、食指固定骨折块，然后用拇指由下向上方推挤，使其复位。

（3）Ⅲ度骨折：手法复位时，在拔伸牵引下，肘关节伸直，前臂旋后、外展，使肘外翻，增宽肘关节的内侧间隙，将关节内的骨折块拉出，然后再按Ⅱ度骨折做手法整复。

（4）Ⅳ度骨折：先将脱位的肘关节复位，使其转化为Ⅰ度或Ⅱ度骨折，再按上法复位。整复时应注意勿使其转变为Ⅲ度骨折，整复后应立即复查X射线片，且应常规检查尺神经有无损伤。

2. 固定方法

对位满意后，在骨折块的前内下方放一固定垫，再用夹板超肘关节固定于屈肘 90°位 4 周。

3. 练功活动

1 周内只做手指轻微屈伸活动；1 周后可逐渐加大手指屈伸活动幅度，禁忌做握拳及前臂旋转活动；2 周后可在康复医生指导下开始做适当肘关节屈伸活动；解除固定后可配合中药熏洗并加强肘关节屈伸活动。

（七）尺骨鹰嘴骨折

尺骨鹰嘴为肱三头肌的附着处，尺骨半月切迹关节面与肱骨滑车关节面构成肱尺关节。

1. 整复方法

术者两手握住患肢，用两拇指推挤分离的骨折近端向远端靠拢，两食指与两中指使肘关节伸直，即可复位。

2. 固定方法

无移位骨折或已施行内固定者，可固定肘关节于屈曲 20°~60°位 3 周；有移位骨折手法整复后，在尺骨鹰嘴上端用一抱骨垫固定，并用前、后侧超肘关节夹板固定肘关节于屈曲 0°~20°位 3 周，以后再逐渐调整固定在 90°位 1~2 周。

3. 练功活动

3 周以内只做手指、腕关节屈伸活动，禁止肘关节屈伸活动，第 4 周以后才逐步做肘关节主动屈伸和康复锻炼。

（八）桡骨头骨折

桡骨头骨折临床上易被忽视，若不及时治疗，会造成前臂旋转功能障碍或引起创伤性关节炎。

1. 整复方法

前臂在肘关节伸直内收位，术者一手牵引，并来回旋转前臂；另一手的拇指把桡骨头向上、向内侧推挤，使其复位。或使用钢针拨正法，局部皮肤消毒，铺无菌巾，在 X 射线透视下，术者用不锈钢针自骨骺的外后方刺入，并以针尖顶住骨骺，向内、上方拨正。应注意避免损伤桡神经，并采用无菌操作。

2. 固定方法

固定肘关节于屈曲 90°位置 2~3 周。

3. 练功活动

整复后即可做手指、腕关节屈伸活动，2~3 周后做肘关节屈伸活动和康复训练。

（九）尺骨上 1/3 骨折合并桡骨头脱位

尺骨上 1/3 骨折合并桡骨头脱位是指尺骨半月切迹以下的尺骨上 1/3 骨折，同时桡骨头自肱桡关节、桡尺近侧关节脱位。

1. 整复方法

根据原则先整复桡骨头脱位，后整复尺骨骨折。患者平卧，前臂置中立位下拔伸，矫正重叠移位。对伸直型骨折，术者两拇指放在桡骨头外侧和前侧，向尺侧、背侧推挤，同时使肘关节缓慢屈曲 90°，使桡骨头复位，然后术者捏住骨折断端，并在骨折处向掌侧加大成角，再逐渐向背侧按压，使尺骨复位；对屈曲型骨折，术者两拇指放在桡骨头的外、背侧，向内侧及掌侧挤按，同时肘关节缓慢伸直至 0°位，使桡骨头复位，然后先向背侧加大成角，再逐渐向掌侧挤按，使尺骨复位；对内收型骨折，助手在拔伸牵引的同时外展患侧肘关节，术者拇指放于桡骨头外侧，并向内侧推按，使之还纳，尺骨向桡侧成角畸形亦随之矫正。

2. 固定方法

以尺骨骨折平面为中心，在前臂的掌侧与背侧各置一分骨垫，在骨折的掌侧（伸直型）或背侧（屈曲型）置一平垫；在桡骨头的前外侧（伸直型）或后外侧（屈曲型）或外侧（内收型）放置葫芦垫；在尺骨内侧的上、下端分别放一平垫，用胶布将垫固定以防止移动。然后在前臂掌、背侧与桡、尺侧分别放上长度合适的夹板固定。伸直型骨折脱位应固定于屈肘位 4~5 周；屈曲型或内收型宜固定于伸肘位 2~3 周后，改屈肘位固定 2 周。

3. 练功活动

在 3 周内做手指、腕关节的屈伸锻炼，逐步做肘关节屈伸锻炼。前臂的旋转活动须在 X 射线片显示尺骨骨折线模糊并有连续性骨痂生长后逐步锻炼。

（十）桡、尺骨干双骨折

前臂肌肉较多，有屈肌群、伸肌群、旋前肌和旋后肌等。骨折后可出现重叠、成角、旋转及侧方移位，故整复较难。

1. **整复方法**

患者平卧，肩关节外展，肘关节屈曲，前臂中下 1/3 骨折取中立位，前臂上 1/3 骨折取旋后位。两助手相对做拔伸牵引，以矫正重叠、旋转及成角畸形。整复骨折的一般顺序为：如骨折在前臂上 1/3，则先整复尺骨；如骨折在下 1/3，则先整复桡骨；骨折在中段时则根据两骨干骨折的相对稳定性来确定。若前臂肌肉比较发达，加上骨折后局部出血肿胀，经牵引后重叠移位不能完全纠正，可采用折顶手法复位。如果是斜形或锯齿形骨折向背侧或侧方移位，可采用回旋手法复位。若桡、尺骨骨折断端互相靠拢移位，可采用挤捏分骨手法复位。

2. **固定方法**

若复位前尺、桡骨相互靠拢移位者，可采用分骨垫放置在尺、桡骨之间；若骨折有成角畸形，则采用三点加压法固定。各垫放置适当位置后，掌侧板从肘横纹至腕横纹或掌横纹，背侧板从尺骨鹰嘴至腕关节或掌指关节，桡侧板由桡骨头至桡骨茎突，尺侧板自肱骨内上髁下达第 5 掌骨基底部，夹板间距离约 1cm。缚扎后用三角巾悬吊在屈肘 90°位，前臂放置在中立位，定期复查 X 光片，观察并调整夹板，固定至临床愈合，成人固定 4~6 周，儿童固定 3~4 周。

3. **练功活动**

初期鼓励患者做手指关节屈伸活动和上肢肌肉舒缩运动；中期开始做肩、肘关节的活动，活动范围逐渐增大，但不宜做前臂旋转活动。解除固定后开始逐步做前臂旋转活动。

（十一）**桡、尺骨干单骨折**

桡、尺骨干单骨折多发生于青少年。

1. **整复方法**

患者平卧，肩关节外展、屈肘，两助手行拔伸牵引。骨折在中或下 1/3 部位时，在牵引下断端重叠拉开后，若两骨为靠拢移位，采用分骨手法整复；若骨折向掌背侧移位，采用提按手法整复。在桡骨干上 1/3 骨折时，在牵引下将单骨折桡骨干远段向桡侧、背侧提拉，并用拇指向尺、掌侧挤按骨折近段。

2. **固定方法**

先于掌、背侧放置分骨垫各 1 个，再放好其他固定垫。

（1）若为桡骨上 1/3 骨折，须在近端的桡侧再放 1 个小固定垫，防止向桡侧移位。然后先放置掌、背侧夹板，再放桡、尺侧夹板。

（2）桡骨干下 1/3 骨折时，桡侧板下端超腕关节，将腕部固定于尺偏位，借紧张的腕桡侧副韧带限制远端尺偏移位。

（3）尺骨下 1/3 骨折则尺侧板须超腕关节，使腕部固定于桡偏位。

夹板放置妥善后，用绷带缠绕固定在屈肘 90°位，前臂中立位，并用三角巾悬挂于胸前。

3. 练功活动

早期鼓励患者做握拳锻炼，以促进肿胀消退，并开始肩、肘关节功能活动，避免关节粘连。解除固定后可做前臂旋转活动锻炼。

（十二）桡骨下 1/3 骨折合并桡尺远侧关节脱位

桡骨下 1/3 骨折合并桡尺远侧关节脱位多见于成人，儿童较少见。桡骨下 1/3 骨折为不稳定骨折，整复固定困难，桡尺远侧关节脱位容易漏诊。

1. 整复方法

患者平卧，肩外展，肘屈曲，前臂中立位，两助手行拔伸牵引，纠正重叠移位。术者用左手拇指及食、中二指调整掌侧移位（图 7-59）。

再用两拇指由桡尺侧向中心扣紧桡尺远侧关节（图 7-60）。

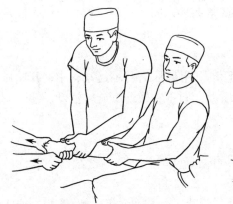 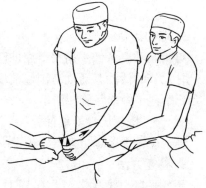

图 7-59　桡尺远侧关节脱位整复法　　图 7-60　扣紧桡尺远侧关节

关节脱位整复后，将备好的合骨垫置于腕部背侧，由桡骨茎突掌侧 1cm 处绕过背侧到尺骨茎突掌侧 1cm，做半环状包扎，再用绷带缠绕固定。

若桡骨远折段向尺掌侧移位时，一手分骨，另一手拇指向掌侧按近折段，且食、中、环三指提远折段向背侧，使之对位（图 7-61）。

若桡骨远折段向尺背侧移位时，一手分骨，另一手拇指按远折段向掌侧，食、中、环三指提近折段向背侧，使之对位（图 7-62）。

骨折整复后用夹板、绷带固定，复查 X 光片。

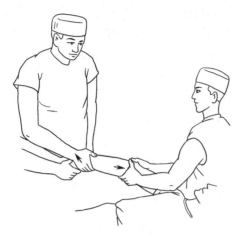 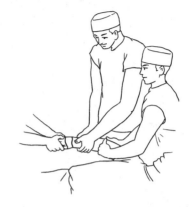

图 7-61　矫正桡骨远折段向尺掌侧移位　　图 7-62　矫正桡骨远折段向尺背侧移位

2. 固定方法

在维持牵引和分骨下，掌、背侧各放 1 个分骨垫。分骨垫在骨折线远侧内 2/3，近侧占 1/3。背侧分骨垫用 2 条粘膏固定。根据骨折远段移位方向，可再加用小平垫，然后再放置掌、背侧夹板，用手捏住，再放桡、尺侧板，桡侧板下端稍超过腕关节，以限制手的桡偏；尺侧板下端不超过腕关节，以便手的尺偏，并借紧张的腕桡侧副韧带牵拉桡骨远折段向桡侧，克服其尺偏倾向。对于桡骨骨折，骨折线自外侧上方斜向内侧下方者，置分骨垫于骨折线近侧（图 7-63），尺侧夹板改用固定桡、尺骨干双骨折的尺侧夹板，以限制手的尺偏，利于骨折对位。

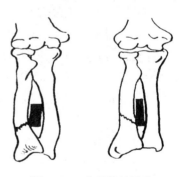

图 7-63　分骨垫放置法

3. 练功活动

与桡、尺骨干双骨折相同。

（十三）桡骨下端骨折

桡骨下端（包括桡骨远侧端 3cm 以内）骨折在临床上比较常见。

1. 整复方法

患者坐位，老年人可取平卧位，肘部略屈曲，掌心朝下。术者一手置于患掌尺侧，另一手置于患掌桡侧，双手拔伸牵引。

（1）骨折线未进入关节、骨折段完整的伸直型骨折：一助手把持上臂，术者两拇指置于患肢手背侧，其他四指扣紧大小鱼际肌进行牵引，先待重叠移位完全纠正后，将远段旋前（图 7-64 ①），并在牵引下骤然猛抖，同时迅速尺偏掌屈，使之复位（图 7-64 ②）。

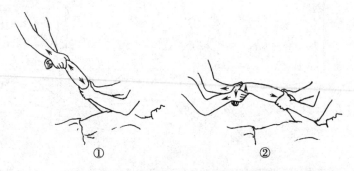

图 7-64　桡骨下端伸直型骨折复位法

（2）骨折线进入关节或骨折块粉碎的伸直型骨折：助手和术者拔伸牵引纠正重叠移位后，术者双手拇指在背侧按压骨折远端，双手食指置于近端的掌侧，向背侧上提骨折近端，以矫正远端掌背侧移位，同时使腕掌屈、尺偏，以纠正侧方移位。

（3）屈曲型骨折：两助手于远、近端拔伸牵引，术者两手拇指由背侧将近段骨折片向掌侧推挤，同时用食、中、环三指将远段骨折片由掌侧向背侧挤压，然后术者持住骨折部，牵引远端的助手在保持牵引下将腕关节背伸，使屈肌腱紧张，防止复位的骨折片移位。

2. 固定方法

（1）伸直型骨折：先在骨折远端背侧和近端掌侧分别放置一平垫，然后放上夹板，夹板上端达前臂中上 1/3，夹板下端应超过腕关节，限制手腕的桡偏和背伸活动。

（2）屈曲型骨折：在远端的掌侧和近端的背侧各放一平垫，夹板下端应超过腕关节，限制桡偏和掌屈活动。绷带缠绕夹板后，将前臂悬挂胸前，保持固定 4~5 周。

3. 练功活动

固定期间做指间关节、指掌关节屈伸功能锻炼和肩肘部功能活动。解除固定后做腕关节屈伸和前臂旋转功能锻炼。

（十四）腕舟骨骨折

舟骨是最大的一块腕骨，略弯曲呈舟状，中段较细者为腰，骨折多发生于此处。

1. 整复方法

舟骨骨折很少移位，一般无须整复。若有移位时，可在用手牵引下使患腕尺偏，以拇指向内按压骨块，即可复位。

2. 固定方法

鼻烟窝部位放置棉花球作固定垫，用塑形夹板或纸壳夹板固定腕关节于伸直位，并略向尺侧偏，拇指于对掌位，固定范围包括前臂下 1/3、腕、拇掌指及拇指指间关节，亦可用短前臂石膏管形固定腕关节于背伸、尺偏位，拇指为对掌位，前臂在中立位。应定期进行 X 射线检查，如骨折仍未愈合，则须继续固定。

3. 练功活动

加强其余未固定手指的功能锻炼。

（十五）股骨干骨折

股骨是人体中最长的管状骨，股骨干是指股骨转子下至股骨髁上的部分。

1. 整复方法

患者取仰卧位，一助手固定患者骨盆，另一助手用双手握小腿上段，并将伤肢逐渐屈髋、屈膝，且沿股骨纵轴方向用力牵引，以矫正重叠移位。根据骨折的不同部位分别采用以下手法：

（1）股骨上 1/3 骨折：将伤肢外展并略加外旋，然后术者一手提近端向下挤按，另一手握住远端由后向上端提。

（2）股骨中 1/3 骨折：将伤肢外展，术者自断端的外侧向内挤按，然后用双手在前、后、内、外夹挤。

（3）股骨下 1/3 骨折：在维持牵引下，膝关节逐渐屈曲，以腘窝内的双手作支点将骨折远端向近端推挤。

成年人或较大年龄儿童的股骨干骨折，特别是粉碎型骨折、斜形骨折或螺旋形骨折，可采用较大重量的股骨牵引逐渐复位，如果牵引方向和牵引重量合适，往往能自动得到良好的对位。牵引 3~5 日后经 X 射线床头透视或照片显示骨折畸形已纠正，逐步减轻牵引重量。如横断骨折仍有侧方移位，施行端提和挤按手法，以矫正侧方移位；粉碎型骨折可用四面挤按手法，使碎片互相接近；斜形骨折如两斜面为背向移位时，可用回旋手法使远端由前或由后绕过对面。

2. 固定方法

骨折复位后，在维持牵引下，采用夹板固定前，根据上、中、下不同部位放置压垫，防止骨折的成角和再移位。股骨干上 1/3 段骨折应将压垫放在近端的前方和外方；股骨干中 1/3 骨折把压垫放在骨折线的外方和前方；股骨干下 1/3 骨折把压垫放在骨折近端的前方，再按照大腿的长度放置 4 块夹板，后侧夹板下应放置一较长的塔形垫，以保持股骨正常的生理弧度，然后用绷带捆扎固定（图 7-65）。

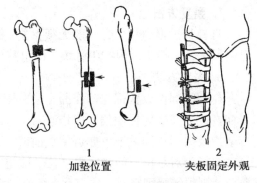

1
加垫位置

2
夹板固定外观

图 7-65　加垫法

3. 练功活动

患者复位后次日即开始练习股四头肌舒缩及踝关节、足趾关节屈伸活动（图 7-66①）；如小腿及足出现肿胀，可适当按摩及抬高患肢。从第 3 周开始，患者逐渐直坐床上，用健足蹬床、以两手扶床作为支点练习抬臀，使身体离开床面，以达到使髋、膝关节开始活动的目的（图 7-66②）。第 5 周开始，患者两手扶吊杆，健足踩在床上支撑，做收腹、抬臀动作，使臀部完全离床，让身体、大腿与小腿成一直线，以加大髋、膝关节活动范围（图 7-66③）。经复查 X 光片或透视显示骨折端无移位，

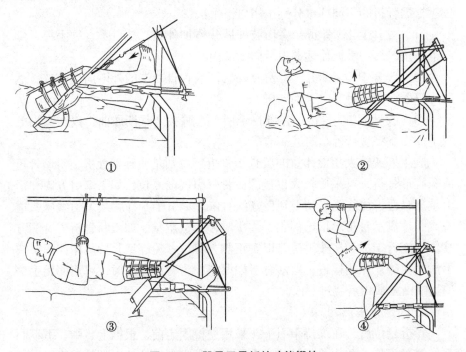

①

②

③

④

图 7-66　股骨干骨折的功能锻炼

可从第 7 周开始扶床架练习站立（图 7-66 ④）。

解除牵引后对上 1/3 骨折加用外展夹板，防止内收成角移位，在床上做功能活动 1 周后，可扶双拐下地做患肢不负重的步行锻炼。当骨折端有连续性骨痂生长后，患肢可循序渐进增加负重。经复查骨折断端稳定，可改用单拐行走，1~2 周后弃拐行走。

（十六）股骨髁上骨折

股骨自腓肠肌起点上 2~4cm 范围内的骨折称股骨髁上骨折，青壮年人多见。

1. 整复方法

骨折分为屈曲型骨折和伸直型骨折。采用胫骨结节牵引复位，骨牵引（图 7-67）下稍配合手法即可复位，复位困难者可加大牵引重量后整复。

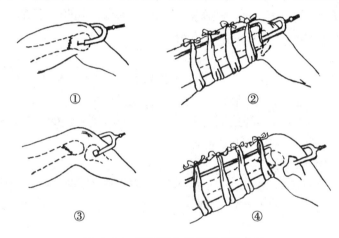

①　　　　②

③　　　　④

图 7-67　股骨髁上骨折及牵引方法

2. 固定方法

骨折对位后局部用夹板固定，两侧板的下端呈叉状，骑在骨牵引的克氏针上。

3. 练功活动

与股骨干骨折基本相同，但因骨折靠近关节，易发生膝关节功能受限，所以应尽早进行股四头肌锻炼和关节屈伸功能锻炼。

（十七）股骨髁间骨折

股骨髁间骨折为关节内骨折，要求良好的对位，关节面光滑完整，才能有效地恢复关节的功能，防止和减少创伤性关节炎发生。

1. 整复方法

在胫骨结节牵引下，用两手掌压迫股骨内、外两髁部，使骨折块复位。复位不满意时需手术内固定。

2. 固定方法

施行超关节夹板固定（固定方法见股骨髁上骨折）。

3. 练功活动

在牵引期间应练习股四头肌舒缩活动，6~8 周后解除牵引，指导患者练习不负重步行锻炼和关节屈伸活动。骨折愈合坚强后逐渐负重行走。

（十八）髌骨骨折

髌骨系人体中最大的籽骨，髌骨骨折多见于 30~50 岁的成年人，儿童极为少见。

1. 整复方法

患者平卧，患肢膝关节伸直位，术者以一手拇指及中指先捏挤远端向上推按，并固定之；另一手拇指及中指捏挤近端上缘的内外两角，向下推按，使骨折近端向远端对位（图 7-68）。

2. 固定方法

可用抱膝圈固定法。用绷带做一个较髌骨略大的圆圈，直径约 2cm，并等距离扎上 4 条布带，后侧夹板或石膏板长度由大腿中部到小腿中部。复位满意后，用抱膝圈环抱固定髌骨（图 7-69），抱膝圈的 4 条布带捆扎于后侧板上固定，固定时间为 4 周。

3. 练功活动

在固定期间由轻到重地逐步加强股四头肌舒缩活动，待解除固定后逐步进行膝关节的屈伸锻炼。定期复查 X 光片，在骨折未达到临床愈合之

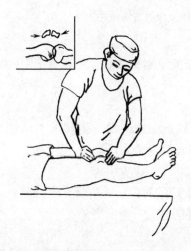

图 7-68 推挤两骨折段矫正分离

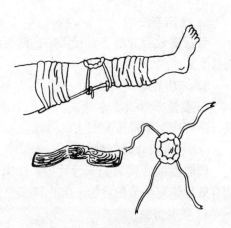

图 7-69 抱膝圈固定法

前，不要过度屈膝运动，以免将骨折处重新拉开。

（十九）胫骨髁骨折

胫骨髁骨折又称胫骨平台骨折，多发生于青壮年。

1. 整复方法

患者仰卧位，一助手控制住患肢大腿，另一助手握住患肢足踝部向下用力牵引。若为胫骨外髁骨折，则令助手在维持牵引下将患肢内收，术者两手四指环抱于膝关节内侧，两手拇指推按骨折片向上、向内复位；若为胫骨内髁骨折，用相反方向的手法整复；若为胫骨双髁骨折，两助手在中立位强力相对拔伸牵引，术者以两手掌及掌根部分置于胫骨上端内、外髁处，相对推挤复位。

2. 固定方法

骨折复位后用 5 块夹板，分别置于膝内、外、后、前内和外侧，加压垫包扎，将一长夹板加于后托上包扎固定，腘窝垫一小枕，使膝关节置于略屈位。

牵引治疗应用在比较严重的粉碎性骨折，手法整复和手术都难以复位者。可采用胫骨下端或跟骨牵引，牵引后早期开始膝关节活动，在股骨髁的挤压下使胫骨关节面复位。

3. 练功活动

早期可以做股四头肌功能锻炼及关节屈伸锻炼，解除固定后在床上练习膝关节的屈伸活动或扶拐不负重步行锻炼，5~6 周后经检查骨折牢固愈合，可以下地适当练习负重，注意负重过早可造成胫骨平台进一步塌陷。早期进行功能锻炼并避免负重，以免发生膝关节僵硬以及晚期退行性病变。

（二十）胫、腓骨干骨折

胫、腓骨干骨折各种年龄均可发生，以 10 岁以下儿童或青壮年为多见，一般儿童多为青枝骨折或无移位骨折。其中又以单纯胫骨干骨折为多，胫、腓骨干双骨折次之，腓骨干骨折相对少见。

1. 整复方法

患者平卧，膝关节屈曲，一助手将患者腘窝部以肘关节扣住，另一助手双手握住足踝部，沿胫骨长轴做对抗牵引，矫正重叠及成角移位。若近端向前侧移位，则术者两手环握小腿远端保持牵引并向前端提拉，助手将骨折近端向后按压对位。如仍有内、外侧移位，可同时推挤骨折近端向外或内，并牵拉远端向内或外，一般即可复位。螺旋形、斜形骨折时，远端易向外移位，术者用拇指于胫、腓骨之间将骨折远端向内侧推挤，其余四指于骨折近端的内侧用力拉向外侧，并将骨折远端略内旋，可使完全对位。在维持牵引下，术者两手扶住骨折处，助手轻柔摇摆骨折远段，使骨折端更紧密接触。最后以拇指和食指沿胫骨前嵴及内侧面来回触摸骨折部，检查对位对线情况。

2. 固定方法

夹板固定，根据骨折断端在复位前移位的方向及其倾向性而放置适当的压力垫。

（1）上 1/3 部骨折：膝关节略微屈曲，夹板下端达内、外踝上 4cm，内、外侧板上端超过膝关节 10cm，于胫骨前嵴两侧放置两块窄的前侧板，外前侧板下放置分骨垫；两块前侧板上端平胫骨两侧髁，后侧板的上端超过腘窝部，在股骨下端做超膝关节固定（图 7-70 ①）。

（2）中 1/3 部骨折：外侧板下平外踝尖，上达胫骨外侧髁上缘；内侧板下平内踝尖，上达胫骨内侧髁上缘；后侧板下端抵于跟骨结节上缘，上达腘窝下 2cm，以不妨碍膝关节屈曲 90° 为宜；两前侧板下达踝上，上平胫骨结节（图 7-70 ②）。

（3）下 1/3 部骨折：内、外侧板上达胫骨内、外侧髁平面，下平齐足底，后侧板上达腘窝下 2cm，下抵跟骨结节上缘，两前侧板与中 1/3 部骨折相同（图 7-70 ③）。

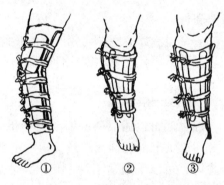

图 7-70　胫、腓骨干骨折的夹板固定

将夹板按部位放好后，用布带或绷带缠绕固定。下 1/3 部骨折的内、外侧板在足跟下方做超踝关节固定；上 1/3 部骨折的内、外侧板在胫骨下端做超膝关节固定，腓骨小头处应以棉垫保护，避免夹板压迫导致腓总神经损伤。

3. 练功活动

整复固定后应尽早做踝、足部关节屈伸活动及股四头肌锻炼。稳定性骨折从第 2 周开始进行适当抬腿及屈、伸膝关节活动，在第 4 周开始扶双拐做不负重步行锻炼。不稳定性骨折在解除固定后仍需在床上继续功能锻炼 1~2 周，才可扶双拐做不负重步行锻炼。此时患肢虽不负重，但足底要放平，不要用足尖着地，避免导致远折段受力而引起骨折旋转或成角移位。锻炼后骨折部无疼痛，自觉有力，可改用单拐逐渐负重锻炼。8~10 周后根据 X 射线片及临床检查，达到临床愈合标准即可去除外固定。

（二十一）踝部骨折

踝关节骨折多发于青壮年和老年患者，也是多发的骨折疾病。

1. 整复方法

患者平卧屈膝，助手抱住其大腿，术者双手握其足跟和足背做顺势拔伸，外翻损伤使踝关节内翻，内翻损伤使踝关节外翻；如有胫腓联合分离，可在内、外踝两侧向内挤压；如后踝骨折合并距骨后脱位，可用一手握胫骨下段前侧向后推，另一手握前足向前提，并将踝关节逐渐背伸。总之，要根据踝关节的受伤机制和骨折类型并分析 X 射线照片来确定整复手法（图 7-71）。

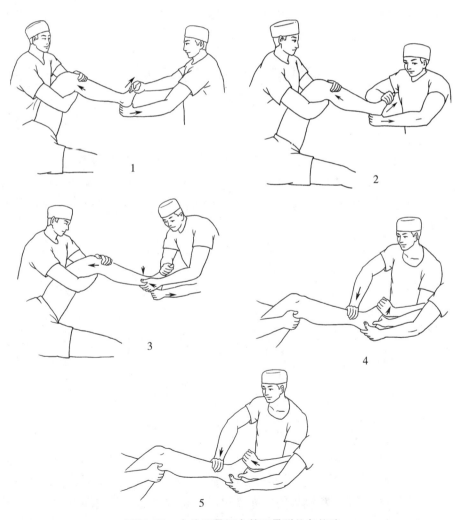

图 7-71　内外翻骨折合并距骨脱位复位法

2. 固定方法

在内、外踝的上方各放一塔形垫，其下方各放一梯形垫，可用内、外、后、前内、前外 5 块夹板固定，其中内、外、后板上自小腿中上 1/3，下平足跟；前内侧及前外侧夹板较窄，其长度上起小腿中上 1/3，下至踝关节上。将夹板适当塑形，将踝关节固定于 90° 位置 4~6 周。

3. 练功活动

整复固定后 1 周内鼓励患者做足趾的屈伸活动。从第 2 周起可在保持夹板固定的情况下轻度做踝关节的主动活动，并加大足趾的活动范围和力度。第 3 周开始适当加大踝关节的活动范围和力度。第 4 周可以适当增加踝关节的被动活动。第 5 周可以去除夹板固定，逐渐负重做步行训练。

第四节　夹板固定技术

一、简介

夹板固定是用扎带或绷带将木板、竹板、硬纸或塑料制成的夹板固定在已复位的骨折肢体上，使骨折断端能够在相对静止的条件下逐渐愈合，通过循序渐进的功能锻炼，促进骨折愈合并恢复肢体功能的一种治疗方法。

夹板固定主要由夹板、压垫和扎带构成。

1. 夹板

材料有柳木、杉树皮、竹片、塑料板、三合板、马粪纸、工业硬纸等，要求具有可塑性、牢度和弹性三种性能。夹板的规格、长度视骨折的部位不同，分不超关节和超关节夹板。不超关节夹板长度以不超过骨折处上、下两个关节为准，超关节夹板多用于关节附近或关节内的骨折（图 7-72）。

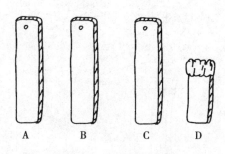

图 7-72　超肩关节夹板

夹板宽度一般可按肢体形状分为大致相等的四块或两宽两窄的四块，包扎时夹板之间要留有大约 1cm 的间隙，夹板两端和边缘要求呈圆角钝边。木制、竹制或塑料制板的一面需衬以毛毡类物品，并用棉织布包裹夹板。树皮类夹板两端应制成向上翘起的软边，使用时下衬以棉花衬垫。三合板或硬纸类夹板应用时也要衬棉花衬垫。

2. 压垫

安放在夹板内，用以调节局部的固定压力，或补充夹板塑形上的不足。一般常选用质地柔软、能吸潮、透气、维持一定形态、对皮肤无刺激性的材料制作，如毛头纸、棉花、毡垫等，根据需要折叠或剪裁成不同大小和形状备用。常用压垫的种类有平垫、梯形垫、塔形垫、空心垫、合骨垫、分骨垫等。压垫的面积要足够大，否则易在局部形成压迫性溃疡。

3. 扎带

常用1cm左右宽的纱带，其长度以能在夹板外环绕两周并打结为度，也可用绷带和布带缠绕。

二、适应证和禁忌证

主要用于四肢闭合性骨折、开放性骨折而创面较小或经处理创口已愈合者。陈旧性骨折适合于闭合复位的也可采用。下肢长骨骨折或某些不稳定的骨折，在用牵引、支架等其他外固定方法的同时可使用夹板固定。某些关节附近骨折或关节内骨折，如股骨颈骨折、肱骨内上髁骨折等，因夹板不易固定而不宜使用。

三、应用范围

1. 用于骨干骨折的单纯夹板固定。

2. 用于部分近关节骨折及关节内骨折的超关节夹板固定（图7-73）。

3. 用于不稳定性股骨骨折和胫、腓骨骨折（图7-74），结合骨牵引或外固定支架的夹板固定。

4. 用于关节面破坏结合骨牵引的超关节夹板固定。

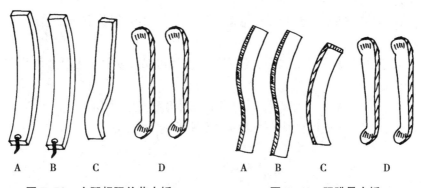

图7-73 小腿超踝关节夹板　　　　图7-74 胫腓骨夹板

5. 用于有分离移位的肱骨干骨折和不稳定肱骨外科颈内收型骨折的夹板固定并结合支架等。

四、操作步骤

1. 选用大小合适的夹板和压垫。

2. 局部可涂敷一些油膏类，以活血化瘀、消肿止痛、疏通经络，涂敷范围可稍大，表面要求平整。

3. 将绷带松弛地缠绕 4~5 圈后，在相应的部位放置合适压垫，并以胶布固定。

4. 安放夹板，用 4 道扎带捆缚。先捆缚夹板中间部位两道，再捆缚夹板远侧和近侧端，捆缚时两手用力要平均，缠绕两周后打结。扎带的松紧以能在夹板面上下移动 1cm 为度。另一种固定方法是放好压垫后，先放对骨折固定起主要作用的两块相对的夹板，用绷带在其中间较松地缠绕几周，再放其他夹板，并将绷带在夹板外包裹，以维持各夹板的位置，最后在绷带末端从中间撕开打结，或另用 4 道扎带捆缚。

五、注意事项

1. 操作和搬动患者时要防止骨折移位。

2. 固定后抬高患肢以消肿，并预防褥疮发生。

3. 根据患肢肿胀消退情况，及时调整布带捆扎松紧度。

4. 经常检查，及时纠正错位。固定后 1 周内拍 X 射线片复查，如发现骨折有错位，应及时拆除夹板，重新整复固定。

5. 定期复查，更换药膏。固定后 2 周如 X 射线检查对位对线良好，骨折部位有纤维性粘连，可牵引、换药并重新固定，每周复查 1 次，直至骨折愈合。

6. 指导并协助患者做功能锻炼，加强生活护理，恢复肌力和关节运动。

7. 拆除夹板后可用熏洗、理疗等方法促进伤肢恢复，患肢要注意肢端血运。

8. 先用手法或牵引复位后，再用夹板固定方法外固定。

9. 夹板固定的时间应在骨折端达到临床愈合后。

第五节　石膏固定技术

一、简介

石膏固定技术是在骨伤科中较为常用的临床治疗技术之一。该技术能保持躯干和肢体于某一特定位置，促进组织和骨折的愈合，保持矫正后肢体的外形，具有操作简单、固定可靠及护理方便的优点。

二、操作方法

（一）材料准备

准备石膏绷带若干卷。使用时将石膏绷带卷根据长、宽需要，折叠后放于30~40℃的温水桶内，待气泡出净后取出，医者以双手握住绷带的两端挤去多余水分，再将浸泡水后的石膏摊平，即可使用。注意石膏在水中不可浸泡过久，取出后尽快使用，因耽搁的时间过长则石膏很快硬固，如勉强使用将影响固定效果。

可将石膏绷带分为有衬垫石膏和无垫石膏，有衬垫石膏即将整个肢体先用棉花或棉纸自上而下全部包好，然后外面缠石膏绷带。用有垫石膏患者较为舒适，但固定效果略差，多在手术后作固定用。无垫石膏也需在骨突部位放置衬垫，防止产生压疮。无垫石膏虽然固定效果较好，但骨折后因肢体肿胀，容易影响血液循环或压伤皮肤。

（二）石膏绷带操作步骤

1. 操作前准备

包括人员安排（人员的数量和具体分工）、患者准备（患肢准备和心理准备）、石膏及辅助工具准备等。

2. 操作步骤

（1）体位：将患肢置于功能位（或特殊要求体位）。

（2）保护骨隆突部位：放上棉花或棉垫保护。

（3）制作石膏：可在桌面或平板上测量好所需的长度和宽度，将石膏绷带往返折叠6~8层，用温水浸泡并挤出水分后将石膏绷带摊平，避免有皱折。

（4）石膏托的应用：将石膏托迅速置于所需要固定的部位，按体形加以塑形。关节部为避免石膏出现皱折，可将石膏相应部位横向剪开一半或

1/3，呈重叠状，然后用手掌将石膏抹平，使其紧贴肢体。

（5）缠绕包扎石膏：环绕包扎时，一般由肢体的近端向远端叠瓦氏缠绕，且以滚动方式进行。缠绕时要求松紧适度，以免造成肢体血液循环障碍。操作过程要迅速、准确，两手配合，一手缠绕石膏绷带，另一手朝相反方向抹平，让每层石膏相互紧密贴合。整个石膏的厚度应以不致折裂为原则，一般应为 8~12 层。因石膏易于固定成形，需在成形前完成。固定后，超过固定范围部分要适当修剪。对髋人字石膏、蛙式石膏，应在会阴区留有足够空间。石膏固定后要标记诊断及石膏固定日期。有创面者要将创面标明位置，以备开窗。

（三）石膏固定体位

肢体关节必须要固定在能够发挥最大功能的位置，也就是关节的功能位。当然，关节功能位是相对的，尚需结合每个患者的具体情况决定。

（四）各部位石膏固定

1. 肩关节

上臂外展 45°、前屈 30°、外旋 15°、肘屈曲 30°、拇指尖对准鼻尖为肩人字石膏，包括胸、肩、上臂、肘及前臂。女性应托起乳房，避免乳房受压。

2. 肘关节

一侧肢体固定，肘关节屈曲 90°，前臂中立位。如果两侧肢体固定，则一侧肘关节屈曲 110°，另一侧屈曲 70°。自腋下起，下至手掌远侧横纹。腕关节腕背伸 20°~30°，手半握拳，拇指对掌位。

3. 手指关节

掌指关节屈曲 60°，指间关节屈曲 30°~45°。范围从前臂或手掌至手指。

4. 髋关节

一侧固定为屈曲 15°~20°，外展 10°~15°，外旋 5°~10°。如为两侧者，一侧伸直，一侧稍屈曲。小儿则为一侧伸直。范围从乳头至足趾，必要时包括对侧髋关节，下至膝关节。

5. 膝关节

固定为屈膝 10°~15°，小儿伸直。范围从大腿至足趾。

6. 踝关节

固定为踝关节足中立位，无内外翻。范围从小腿至足趾。

7. 脊柱

尽量按正常生理弧度，两髋稍屈，适当外展，膝关节稍屈曲。T_4 椎体以上包括头颈部，L_4 椎体以下包括双侧下肢。

三、石膏固定后注意事项

1. 石膏定型后可自然晾干，也可用电吹风或其他办法烘干。

2. 在石膏未干以前搬动患者应防止石膏折断或变形。

3. 抬高患肢以促进静脉回流。

4. 注意有无受压症状，随时观察指（趾）血运。

5. 寒冷季节注意外露肢体的保温，炎热季节注意局部通风。

6. 注意保持石膏清洁，勿使尿、便等浸湿污染。

7. 如肿胀消退或肌肉萎缩致石膏松动者，应及时更换石膏。

8. 患者未下床前须有陪护帮助翻身，指导做肌肉收缩活动，情况允许时鼓励下床活动。

四、石膏的开窗、剖开、楔形切开和拆除

1. 开窗

有下列情况者须行开窗：①手术后需检查切口和拆除缝线；②局部尤其是骨隆突处有持续性疼痛者；③骨髓炎手术后或有感染伤口，需要长期换药者。

2. 石膏剖开

一般用于以下两种情况：①有针对性石膏剖开，如肢体肿胀；②急诊情况下石膏剖开，如血循环障碍者。

3. 楔形切开

一般用于成角畸形后的矫正。

4. 拆除石膏

用于肢体固定时间足够，并经 X 射线复查有足够骨痂形成，骨折已临床愈合者。

第六节　骨外固定支架技术

一、简介

骨外固定支架治疗是通过在患病骨骼上穿插的固定针和体外连接装置相结合，以达到骨折固定、加压、牵伸等作用，以使骨折愈合、骨形态改建或骨延长，并创造良好的生物力学环境，从而达到治疗目的。

二、骨外固定支架类型

按照几何形状将骨外固定支架分为单边式、双边式、四边式、三角式、半环式、全环式等六种类型（图 7-75）；根据平面的多少分为单平面和多平面两种类型。

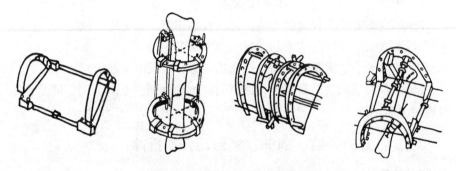

图 7-75　骨外固定支架类型

三、骨外固定支架使用的适应证和禁忌证

（一）适应证

1. 四肢开放性骨折，有广泛软组织损伤、伤口污染严重及难以彻底清创的开放性骨折。

2. 感染性骨折，病灶清除不彻底，不能采用内固定的。可在远离病灶处穿针固定，提供稳定固定，以利于创口换药。

3. 合并复合伤骨折，及时为骨折伤肢提供保护，便于及时处理威胁生命的脏器损伤。

4. 某些闭合性骨折粉碎严重，用常规固定方法难以确切固定骨折端的骨干骨折；接近关节端的粉碎性骨折及某些关节内骨折。

5. 需多次搬动、输送和分期处理的战伤，以及批量伤员的骨折。

6. 烧伤合并骨折。用骨外固定支架固定骨折便于创伤面处理，并能够防止植皮区受压。

7. 开放性骨盆骨折。骨外固定支架可给予良好的固定，并能控制失血，减轻疼痛。

8. 修复性手术。断肢再植术后、骨折合并血管神经损伤需修复或重建、交腿皮瓣、肌皮瓣、游离带血管蒂股皮瓣移植等。

9. 不能内固定手术治疗的不稳定粉碎性骨折。

10. 非坚强内固定的补充辅助固定。

（二）禁忌证

1. 伤肢有广泛的皮肤病。

2. 高龄及其他原因不能配合者。

四、骨外固定支架基本操作技术

（一）麻醉

一般上肢采用臂丛神经阻滞麻醉，下肢采用硬膜外或蛛网膜下腔阻滞麻醉，亦可根据具体情况选用全身麻醉或局部麻醉。

（二）体位

1. 上肢

取仰卧位，屈肘，前臂置于胸前。

2. 下肢

取仰卧位，屈髋、外展、屈膝并将踝关节置于背伸 90° 位。

（三）操作步骤

外固定支架的操作顺序是复位、穿针、固定。

先将骨折初步复位以纠正旋转、重叠移位，再穿骨折线远处的固定针初步固定，然后使骨折进一步复位并穿近骨折线处固定针，将骨折复位满意后进行整体固定。在某些情况下也可直接穿针固定，然后再行复位，调整后重新固定。

1. 骨折复位

骨折复位是骨折治疗的关键，关系到骨折愈合的质量。骨折复位根据不同情况可采用闭合复位或直视下复位；也可以根据体表标志进行复位后，根据 X 线片进行相应调整。具体复位方法如下：

（1）直视下复位：对骨折端已外露的开放性骨折，经切开彻底清创后直视下复位。如闭合骨折手法复位失败，也可在骨折处做小切口，在直视下复位，然后再穿针、固定。

（2）闭合复位方法：先使骨折大致复位，再利用近骨折线处的固定针，采用提、扳等方法协助骨折复位至满意后将其固定。亦可根据体表或骨性标志复位固定后，运用 X 射线透视检查，对尚未纠正的移位作适当的调整。

2. 穿针

穿针是骨外固定的重要操作技术，穿针质量影响到骨折固定的牢稳性，因此穿针应严格按照以下操作要求进行：

（1）要充分了解穿针部位的解剖结构，避免主要血管与神经损伤。

（2）严格无菌操作技术，穿针部位必须在感染病灶区 2~3cm 以外。

（3）注意穿针位置和角度，尽可能选在肌间隙穿针。

（4）根据骨折类型正确地选择固定针类型和直径。

（5）穿好固定针后针孔用酒精纱布及无菌纱布平整包裹。

3. 安装与固定

一般情况下骨折复位、穿针后进行连接、固定。对稳定骨折在固定过程中实施适度加压固定。

（四）注意事项

1. 检验固定的牢稳性。适度活动关节，轻度纵向牵拉或侧向推挤骨折端，牢稳固定的骨折端为无活动或仅有微量弹性活动。稳定性不够时可采取相应调整以增加强度。

2. 有严重软组织损伤时可使受伤肢体悬吊或架空，以使肢体消肿和防止压伤。

3. 如为骨干部的骨折，骨外固定器应不影响临近关节的功能活动，下肢要利于行走，上肢要利于日常活动。

4. 外露的固定针尾端超出固定夹 1cm 左右为度，针尾用塑料帽套或胶布包缠保护。

5. 伤情严重或者危及生命的抢救，以及野外现场急救或批量伤员急诊情况下，可先行穿针固定，然后再选择适当时机进行整复、固定。

五、术后治疗

术后治疗直接影响着治疗效果，应避免针孔感染、骨折不愈合等并发症的出现。因此要给予足够的重视。

1. 一般治疗

术后抬高伤肢，观察伤肢末梢血循环和肿胀情况，若骨外固定器压迫皮肤时应及时相应处理，如有螺丝松动现象应及时调整。

2. 防治感染

对开放性骨折虽然经过彻底清创，仍须应用抗生素 3~7 日，感染性骨折需要适当延长抗生素的应用时间。

3. 针孔护理

要常规对针孔进行护理，防止发生针孔感染。

（1）一般术后第 3 天更换敷料 1 次，针孔有渗出时需每日更换敷料。

（2）保持皮肤清洁、干燥，每隔 1~2 日在针孔处滴少许 75% 的酒精或碘伏溶液。

（3）针孔处皮肤如有较大张力，应在张力侧给予切开减张。

（4）如发生针孔感染，及时进行对症治疗，并将伤肢架高休息和适当应用抗生素。

六、功能锻炼

正确的功能锻炼可促进骨折愈合，有利于关节功能恢复。一般在术后1周内开始在床上进行肌肉收缩及关节功能活动，上肢进行手指的捏、握和腕、肘关节的屈伸运动，1周后开始逐渐加大功能锻炼的力量和活动范围，3周后开始逐步锻炼负重行走。

七、拆除骨外固定器

骨折已达到临床愈合标准时，应拆除外固定支架。在不确定骨愈合强度情况下，不要过早拆除骨外固定，特别是治疗陈旧性骨折、粉碎性骨折、骨不连等情况时。

八、外固定支架技术的应用

（一）肱骨干骨折

1. 骨外固定支架选择

（1）横断骨折选用标准的单侧构型。

（2）斜形、螺旋形骨折可选用肱骨专用的构型。

（3）粉碎性和多段骨折可选用上肢半环式。

2. 操作要点

（1）不要在中下 1/3 交界的前外侧穿针，避免血管神经损伤。

（2）由内、外髁穿针时，要从内向外，注意不要误伤尺神经。

（3）早期用三角巾悬吊前臂，中后期可逐渐适当加压。

（4）注意手、肘、肩关节的功能活动。

（二）尺桡骨骨折

1. 骨外固定器构型选择

无论是尺骨或桡骨骨折还是尺桡骨双骨折，一般都选用单侧构型。

2. 操作要点

（1）骨外固定器安放位置：桡骨安放在桡背侧，尺骨安放在尺骨背侧。

（2）桡骨的进针点在近段，要注意避免误伤桡神经深支，在远端要注意避免误伤桡神经皮支。

（3）固定针尖端穿出对侧皮肤不宜过多。

（4）多段骨折时可增加固定针。

（5）术后进行手、肘部的功能锻炼。

（三）股骨干骨折

1. 骨外固定器构型选择

（1）横断骨折选用股骨标准构型。

（2）某些不稳定性骨折可结合有限内固定后选用股骨标准构型。

（3）粉碎性和多段骨折可在股骨标准构型的基础上适当增加穿针。

2. 操作要点

（1）穿针时膝关节适当屈曲。股骨远端的针孔做切口时，应使髂胫束的切口适当大一些。

（2）固定时外侧行加压，内侧行牵伸，以纠正骨折向外成角。

（3）术后行股四头肌运动和逐渐下肢负重锻炼。

（4）在保障骨折稳定的前提下，尽早做膝关节功能锻炼。如骨折不稳定，尽早让骨折达到愈合强度后及时拆除骨外固定器，并进行积极有效的功能康复。

（四）胫骨干骨折

1. 骨外固定器构型选择

（1）中端横断骨折：选用单侧构型，实施加压固定。

（2）斜形、螺旋形骨折：可结合有限内固定后用单侧构型或选用方框式构型实施固定。

（3）中段粉碎骨折：选用双边式、方框式或半环式构型实施固定。

（4）多段骨折：选用加强半环式构型固定。

（5）骨缺损：确定骨外固定器构型要考虑后期的骨缺损修复方法。如采用骨段延长方法，则选用能进行分段牵伸和加压功能的构型，以便实施骨段延长修复骨缺损。

（6）若伴有严重软组织损伤，需要小腿交叉皮瓣修复创面时，可选用双边式构型。

2. 操作要点

（1）小腿部位的穿针一般情况下可以不穿越肌肉，如单侧和方框式骨外固定器可安置在小腿的前外侧，半环式在胫骨结节和踝上穿全针，在前内侧穿半针，均可避免穿越小腿肌肉。

（2）对内固定结合外固定架治疗的粉碎性骨折，尽可能少采用钢丝捆绑，特别是开放性骨折和小腿下 1/3 的骨折，尽可能用侧方针顶压固定或结合螺钉内固定，但螺钉数量不宜过多。

（3）术后尽早完全负重功能锻炼，锻炼中要避免弯曲应力和旋转应力。

（五）骨盆骨折

骨盆骨折的骨外固定器治疗相对难度较大，要根据各种类型的力学特点，采用相应的固定构型。应用得当能够恢复良好的骨盆形态，甚至能挽救生命。

1. 骨外固定器构型选择

主要有梯形骨盆骨外固定器构型和半环式骨盆骨外固定器构型。

2. 操作要点

（1）传统的骨盆骨外固定器不能提供多维固定，复杂的骨盆骨折要用三维骨外固定器。

（2）不能仅依靠骨外固定器进行骨折复位，应结合骨牵引等其他复位方法。

（3）根据具体情况采用内、外固定相结合。

（4）术后要加强护理观察，给予及时必要的调整。

第七节　骨科牵引技术

一、简介

骨科牵引技术是通过用骨针、牵引弓、绳索、牵引架、滑轮以及牵引砝码等器具和器械，对骨折、脱位进行逐渐复位和对某些骨科疾病进行治疗的方法，也可起到良好的固定作用。胫骨结节和股骨髁上牵引主要用于股骨骨折、股骨颈骨折、粗隆间骨折、骨盆骨折、中心性和陈旧性髋关节脱位；跟骨牵引主要用于胫骨平台骨折、不稳定骨折、胫骨开放性骨折和粉碎性骨折等；器械牵引主要用于颈椎病和腰椎间盘脱出症等。

二、材料和用品

1. 骨牵引

克氏针、斯氏针、牵引弓、牵引绳、布郎氏架、托马氏架、牵引砝码、骨钻、骨锤、颅骨钻、颅骨牵引弓。

2. 皮牵引

绷带、胶布、扩张板、牵引绳索、滑轮、牵引砝码。

3. 器械牵引

牵引床、专用牵引器械。

三、牵引目的和作用

牵引可达到复位与固定的双重目的，其作用主要在于治疗创伤、骨科疾病及术前术后的辅助治疗。

1. 治疗创伤

（1）矫正骨折缩短移位，使骨折复位。通过调整牵引方向和角度，可矫正成角和旋转移位。

（2）稳定骨折断端，达到止痛和利于骨折愈合的目的。

（3）使脱位的关节复位。

2. 治疗骨科疾病

（1）轻、中度突出的椎间盘治疗后减轻脊髓和神经根压迫症状，促进神经根消肿和无菌性炎症的吸收。

（2）使患有骨结核、骨髓炎、瘤样病损和骨肿瘤的患肢相对固定，防止病理性骨折发生。

（3）矫正和防止关节屈曲挛缩。

（4）使肢体制动，减少刺激，减轻局部炎症扩散。

（5）缓解肌肉痉挛，改善血液循环，消除肿胀，促进软组织修复。

四、牵引种类和方法

（一）皮肤牵引

皮肤牵引是采用借助胶布贴在伤肢皮肤上、海绵带捆绑在伤肢皮肤上，间接将牵引力作用在骨骼上的牵引方法，故皮肤牵引力相对较小（图7-76）。

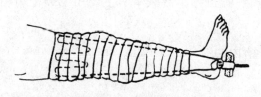

图 7-76　皮肤牵引

1. 胶布牵引

主要有小腿胶布牵引、长腿胶布牵引、上臂胶布牵引、前臂胶布牵引和双下肢悬吊牵引等。牵引方法是：在胶布全长中央放一块有中央孔的扩张板，从中央孔穿一牵引绳打结备用。胶布两侧端中间纵向撕开适当长度，将撕开部分略分开，平行贴于肢体两侧，不可交叉缠绕，在骨隆起部位加小块纱布衬垫保护。将胶布按压平整贴紧后用绷带包扎，以加强固定胶布。

（1）小腿胶布牵引：自胫骨结节下缘至足缘，沿小腿两侧粘贴胶布进行牵引。主要用于小儿股骨干骨折、化脓性膝或髋关节炎、膝关节或髋关节结核、股骨骨髓炎、膝关节软组织损伤等。

（2）长腿胶布牵引：自大腿中上 1/3 至踝关节上方，沿肢体两侧粘贴胶布进行牵引。主要用于小儿先天性髋关节脱位、化脓性髋关节炎、髋关节结核、老年股骨粗隆间骨折、股骨头缺血性坏死的辅助牵引等。

（3）上肢胶布牵引：一种是上臂胶布牵引，自上臂腋窝下缘至肘关节的上臂两侧粘贴胶布，肩关节外展 90°、肘关节屈曲 90° 位持续牵引；另一皮肤牵引为长臂胶布牵引，自上臂中上 1/3 部或腋窝下缘至腕关节的上肢两侧粘贴胶布进行牵引，主要用于小儿的肩关节脱位合并骨折、肱骨头骺滑脱、化脓性肩关节炎、肩关节结核、年老体弱者肱骨外科颈骨折等的治疗。

（4）双下肢悬吊牵引：一般用于 3 岁以下的婴幼儿。牵引重量以臀部离床面一拳为准，主要用于小儿股骨干骨折、股骨头骺滑脱、先天性髋关节脱位的术前治疗等。需特别注意以下几点：①定时检查牵引；②严密观察患肢末端血液循环及肢体活动情况；③若检查肢体包扎太紧或牵引过重，及时予以调整。

2. 海绵带牵引

主要有小腿海绵带牵引和长腿海绵带牵引两种方法。

（1）小腿海绵带牵引：上自胫骨结节腘窝下缘起始，下至内、外踝。

（2）长腿海绵带牵引：上自腹股沟下方和臀横纹下方起始，下至内、外踝关节。

长腿海绵带牵引的重量较大而小腿海绵带牵引的重量较小，多用于小儿股骨干骨折、化脓性膝关节炎、膝或髋关节结核、股骨骨髓炎等，以及股骨头缺血性坏死的辅助牵引。

3. 皮肤牵引注意事项

（1）患肢皮肤有损伤或感染，禁用皮肤牵引。

（2）牵引重量一般不得超过 5kg。

（3）牵引期间应定时检查肢体牵引带的松紧度及牵引的胶布粘贴情况，及时调整重量和牵引带的松紧度，防止过紧而影响肢体血运循环，或过松而达不到牵引效果。

（4）胶布牵引应注意粘贴胶布的部位及长度要适当，胶布要平整无皱，不要粘贴在内外踝上，包缠绷带时不可压迫腓骨头颈部，以免造成腓总神经麻痹。

（二）兜带牵引

兜带牵引是采用布带或海绵兜带兜住特定部位进行的牵引。临床常用的有颌枕带牵引、骨盆带牵引、骨盆兜悬吊牵引。

1. 头颅带牵引

用于轻度颈椎骨折或脱位、颈椎间盘突出症及神经根型颈椎病等。可有两种牵引体位：①仰卧位持续牵引：牵引重量一般为 2.5~3kg，其目的是通过牵引使头颈部固定和颈部肌肉放松，从而使症状缓解；②坐位牵引：每日 1 次，每次 20~30 分钟，牵引重量根据每个患者的具体情况而定，以舒适为度，可增加重量到 10kg 左右。

2. 骨盆带牵引

适用于腰椎间盘突出症和脊柱手术的术前辅助治疗。牵引方法是：用骨盆牵引带固定骨盆，在骨盆牵引带的两侧各有一个牵引带，为系重量之用。床脚抬高大约 20cm，使人体重量作为对抗进行持续牵引。根据病情可利用器械进行较大重量间断牵引，即用固定带将两侧腋和胸部固定，用骨盆牵引带包托骨盆髂骨进行对抗牵引，每日牵引 1 次，每次牵引 20~30 分钟，牵引重量先从体重的 1/3 开始，逐渐加重，以患者感觉舒适为宜（图 7-77）。

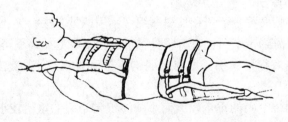

图 7-77　骨盆带牵引

3. 骨盆兜悬吊牵引

适用于骨盆骨折有明显分离移位，或骨盆环骨折有向上移位和分离移位。兜带从后方托住骨盆，两侧各系牵引绳，交叉至对侧上方滑轮上悬吊牵引，牵引重量以臀部抬离床面大约2cm为宜。对骨盆环骨折有向上移位者，同时配合两下肢的皮肤或骨牵引，可使骨盆骨折分离移位复位（图7-78）。

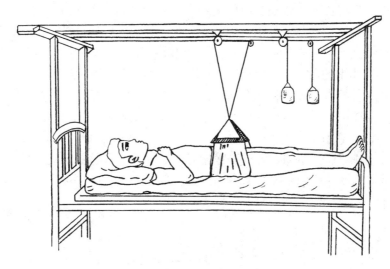

图7-78 骨盆兜悬吊牵引

（三）骨牵引

骨牵引是用穿入骨内的克氏针、斯氏针、牵引弓、牵引绳和重锤等器械对躯体患部进行的牵引，常见的有颅骨牵引、尺骨鹰嘴牵引、尺桡骨茎突牵引、股骨髁上牵引、胫骨结节牵引、踝上牵引和跟骨牵引等。

1. 股骨髁上牵引

适用于股骨骨折、有移位的骨盆环骨折、髋关节中心脱位和陈旧性髋关节后脱位等。

操作步骤：将伤肢放于牵引支架上，自髌骨上缘1cm处画一条横线，再沿腓骨小头前缘画一条轴向直线与髌骨上缘横线相交，相交点为进针点。局麻后，根据病情需要，选择粗细适合的牵引针或骨圆针，使进针处软组织向上绷紧后再穿针。牵引针应由大腿内侧向外侧钻入，注意穿针应在股骨的中间，以免进入髌骨上部的关节囊，造成膝关节感染和血管神经损伤。安装牵引弓和牵引架后，将床脚抬高20~25cm，以利于做对抗牵引。牵引所用的总重量应根据患者体重和损伤情况决定，成人一般按体重的1/7或1/8计算，年老体弱者、肌肉损伤过多或有病理性骨折者可用体重的1/9。

2. 胫骨结节牵引

适用于有移位的股骨及骨盆环骨折、髋关节中心脱位及陈旧性髋关节脱位等。因胫骨结节位置相对表浅，周围软组织少，操作简便，胫骨结节牵引较股骨髁上牵引更常用。

操作步骤：将伤肢放在牵引支架上，自胫骨结节最高点向后 2cm、再向下 2cm 进针。先使该处软组织向上绷紧，然后由外向内进针，应避免损伤腓总神经。将床脚抬高 20cm 左右，以便于做对抗牵引。牵引总重量成人一般按体重的 1/7 或 1/8 计算，年老体弱者、肌肉萎缩、粉碎性骨折或有病理性骨折者，可用体重的 1/9。术后要定期测量伤肢的长度和拍 X 射线片，调整牵引重量，并检查伤肢远端的运动、感觉及血运情况。

3. 跟骨牵引

适用于胫腓骨不稳定性或开放性骨折、髋关节和膝关节轻度挛缩畸形的早期或辅助性治疗（图 7-79）。

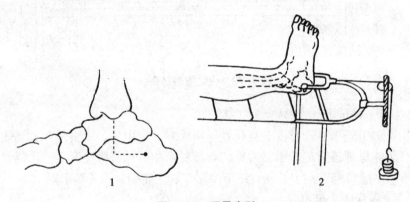

图 7-79　跟骨牵引

操作步骤：在局部麻醉下，于内踝尖和足跟后下缘连线的中点穿针；或自外踝尖向下 2~2.5cm、再向后 2~2.5cm 处穿针。一般穿针由内向外，也可由外向内。进针时内侧进针点略低于外侧，与踝关节面保持 15° 倾角，以恢复胫骨的生理弧度。一般成人的牵引重量为体重的 1/11~1/12。术后要经常观察脚趾活动、感觉及血运情况。

4. 尺骨鹰嘴牵引

常用于肱骨髁上和髁间粉碎性骨折移位明显，且局部肿胀严重，不能立即复位固定者。

操作步骤：患肢向上提起，肘关节 90° 屈曲位固定，在尺骨鹰嘴顶点以远 2.5cm 处、尺骨嵴的两侧 1cm 为牵引针的进、出点（图 7-80）。克氏

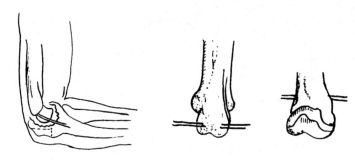

图 7-80　尺骨鹰嘴牵引

针横穿尺骨鹰嘴时须小心，避免穿过肘关节囊或损伤尺神经。5 岁以下的小儿可用巾钳夹持上述穿针部位进行尺骨鹰嘴牵引。为防止损伤尺神经，应由内侧向外侧穿针。保持肘关节屈曲 90°，一般牵引重量为 2~4kg 或体重的 1/20。

5. 颅骨牵引

此牵引技术常用于颈椎压缩骨折、齿状突骨折、环枢关节脱位、颈椎脱位、颈椎结核并脱位等的牵引治疗。

操作步骤：仰卧位，剃去头发，于两侧乳突之间于头上画一条冠状线，再沿鼻尖到枕外粗隆画一条矢状线。将颅骨牵引弓的交叉部对准两线的交点，两端钩尖在横线上充分撑开牵引弓，钩尖在横线上的落点做钻孔定位标记。局部麻醉后各做一个小切口，深达骨膜并略做剥离。用颅骨钻头与颅顶水平线向内成 45° 仅钻入颅骨外板，钻孔后安装颅骨牵引弓，并拧紧牵引弓上的螺旋进行固定。牵引绳通过床头滑轮进行牵引（图 7-81）。床头抬高 20cm 左右，作为对抗牵引。牵引重量要根据颈椎骨折和脱位情况决定，一般为 6~8kg。如伴小关节交锁者，重量可加到 12.5~15kg，将头稍屈曲，以利复位。如颈椎骨折、脱位已复位，应在颈部和两肩之下垫薄枕，使头颈稍呈伸展位置，减轻牵引重量，进行维持性牵引。

（四）注意事项

1. 各种骨牵引穿针均在局麻和无菌操作下进行。

2. 除颅骨牵引外，其他骨牵引在进出针时可不做皮肤小切口，即将牵引针或巾钳直接穿入皮肤至骨。

3. 进针前将皮肤向肢体近端推移，以免牵引针远侧在牵引下出现皮肤皱折或压迫针孔远侧皮肤导致针眼感染。

4. 有较大软组织创面时，进针部位要离创面较远。

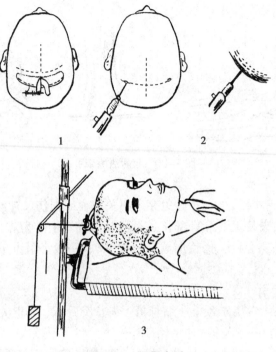

图 7-81 颅骨牵引

5. 克氏针需用张力牵引弓进行牵引，斯氏针可用普通牵引弓进行牵引。

6. 小儿慎用骨牵引。骨牵引可影响骨骺生长，或伤及骨骺。

7. 在牵引针两头分别安上一个小玻璃瓶或进行其他保护处理，以免牵引针头刺伤患者或划破床单。

第八节　练功康复技术

一、简介

练功康复技术（疗法）又称功能锻炼，古称导引，是指通过肢体功能锻炼的方法来防治伤病、增进人体健康的一种疗法。传统的练功方法是在肢体运动的同时还强调精神和呼吸的调节，并用肢体运动与意、气相结合来防治皮肉、筋骨、气血、脏腑、经络的伤病，从而达到使身体健康、延年益寿的目的。练功康复是中医伤科广泛使用的传统疗法之一。

练功应根据患者的具体情况制订练功计划，并定期随访，观察患者的病情变化，及时调整练功方案与运动量。要发挥患者练功的主观能动性，使患者自觉坚持练功，这是达到防治疾病效果的关键之一。练功活动应以主动练功为主，被动练功为辅，循序渐进。在练功活动中应同时进行调息与调心，提高练功的保健作用。

练功次数一般每日2~3次，每次15~30分钟，全身锻炼每次为30~60分钟，以不感到疲劳为宜。骨折后期的练功可配合热敷、熏洗、擦外用药水、药浴及按摩、理疗等方法。

二、全身各部位练功方法

（一）颈项功

1. 颈项屈伸

（1）预备姿势：两脚开立，距离与肩同宽（或取坐位），两手叉腰。

（2）动作要领：①仰头望天；②还原；③低头看足；④还原。抬头时配合吸气，低头时配合呼气，呼吸自然并逐渐加深，用力均匀平和。

（3）作用：锻炼颈项部肌肉的力量，可辅助治疗颈部劳损和颈、项背肌肉酸痛，防止颈椎伸屈功能障碍。若配合热敷，则效果更佳。

2. 颈项回转

（1）预备姿势：同上势。

（2）动作要领：①头颈右转看身后；②还原；③头颈左转看身后；④还原。

（3）作用：同上势。可与上势结合锻炼，可防止颈椎某些劳损性疾患和旋转障碍。

3. 颈项侧弯

（1）预备姿势：同上势。

（2）动作要领：①头颈左侧弯直视；②还原；③头颈右侧弯直视；④还原。

（3）作用：同上势。可与上势结合锻炼，可防治颈部侧屈肌肉功能障碍。

4. 颈项前伸转

（1）预备姿势：同上势。

（2）动作要领：①头颈前伸并右转，眼看右前下方；②还原；③头颈前伸并左转，眼看左前下方；④还原。

（3）作用：同上势。

5. 颈项后伸转

（1）预备姿势：同上势。

（2）动作要领：①头颈后伸右转，眼看右后上方；②还原；③头颈后伸左转，眼看左后上方；④还原。

（3）作用：同上势。

6. 颈椎环转

（1）预备姿势：同上势。

（2）动作要领：头颈先向左缓慢环绕一周，再向右缓慢环绕一周。

（3）作用：同上势。

7. 颈项抗阻屈伸

（1）预备姿势：同上势。

（2）动作要领：①将一手握拳置于颈前颌下，用力前屈；②还原；③双手十指交叉置于颈后，头部用力后仰；④还原。

（3）作用：除同以上功法的作用外，本势可以加强颈部前、后肌肉的肌力锻炼，预防颈部肌肉劳损，达到稳定和保护颈椎的作用。

8. 颈项抗阻侧弯

（1）预备姿势：同上。

（2）动作要领：①将左侧手掌置于左侧头上部，头颈用力左侧弯；②还原；③将右侧手掌至于右侧头上部，头颈用力右侧弯；④还原。

（3）作用：除同以上功法的作用外，本势可以加强颈部左、右两侧肌肉的肌力锻炼，预防颈部肌肉劳损，达到稳定和保护颈椎的作用。

9. 颈项抗阻侧旋

（1）预备姿势：同上。

（2）动作要领：①将左侧手掌置于左侧面部，头颈用力左旋；②还原；③将右侧手掌置于右侧面部，头颈用力右旋；④还原。

（3）作用：除同以上功法的作用外，本势可以加强颈部旋转肌肉的肌力锻炼，预防颈部肌肉劳损，达到稳定和保护颈椎的作用。

10. 颈项牵伸

（1）预备姿势：同上。

（2）动作要领：①将右手掌经头顶覆于左耳上，头颈向右侧弯至极限后，右手向右上方稍用力提拉，并保持10秒钟；②还原；③将左手掌经头顶覆于左耳上，头颈向左侧弯至极限后，左手向左上方稍用力提拉，并保持10秒钟；④还原。

（3）作用：本势可以牵拉颈部两侧肌肉，缓解颈部肌肉痉挛，并使一侧神经根孔开大，减轻神经根受压症状。

（二）肩臂功

1. 上提下按

（1）预备姿势：两脚开立，距离与肩同宽，两臂下垂。

（2）动作要领：①屈肘、抬肩，两掌心向下平行用力匀速上提，至与两肩平行，同时吸气至最大；②两掌用力匀速下按，至两臂伸直，同时呼气至最净。

（3）作用：增强肩部肌肉力量和肩关节活动能力，对肩关节的粘连、疼痛有防治作用。

2. 左右开弓

（1）预备姿势：两脚开立，距离与肩同宽，两掌放身体两侧，掌心向后、外，手指稍屈。

（2）动作要领：①两手逐渐用力握成拳向外旋转，两肘关节伸直，肩、肘用力向下，胸部尽力向前挺出；②放松肩、肘关节和手掌，并放松胸、背部肌肉，恢复预备姿势；③两手逐渐用力握成拳向内旋转，两肘关节伸直，肩、肘用力向下，胸部尽力向前挺出；④放松肩、肘关节和手掌，并放松胸、背部肌肉，恢复预备姿势。

（3）作用：增强肩部肌肉力量，恢复肩关节内、外旋功能活动。

3. 按胸摇肩

（1）预备姿势：两脚开立，距离与肩同宽，两肘屈曲，右手叠于左手背上，掌心向内放于胸前。

（2）动作要领：①两手相叠自左向右轻按胸部及腹部，上下、左右和回旋运动；②两手相叠，自右向左轻按胸部及腹部，上下、左右和回旋运动；③做完上述动作后，两手握拳于身体两侧，肘关节屈曲，预备姿势同"左右开弓"，随后自前向后摇肩关节一周，再自后向前摇肩关节一周，称为小摇肩。

（3）作用：同上势，可作为练习"轮转辘轳"的前阶段。

4. 双手托天

（1）预备姿势：两脚开立，两掌平伸，两手放在腹前，手指交叉，掌心向下。

（2）动作要领：①反掌逐渐用力上举，掌心向上，同时抬头，眼看手背；②还原。

（3）作用：辅助治疗某些肩部疾患，恢复肩关节的功能。

5. 双手举鼎

（1）预备姿势：两脚开立，距离与肩同宽，两上肢屈肘上抬，两手虚握拳，平放胸前，高度与肩平齐。

（2）动作要领：①两手张开，掌心向上，如托重物，两臂用力伸直，向上直举过头，眼随之上看；②两手逐渐用力下降，回到预备姿势。下降时两手逐渐握成虚拳，手指用力，如拉单杠引体向上。

（3）作用：锻炼肩部上举和下拉的肌肉力量。对肩部、颈部软组织劳损所致酸痛，某些肩部慢性关节炎，通过锻炼有助于恢复上举功能。对严重的肩关节粘连，可先练"双手托天"势。在初期锻炼时不宜勉强上举，经过锻炼再逐渐举直。

6. 弯肘拔刀

（1）预备姿势：两脚开立，两臂下垂。

（2）动作要领：①右臂屈肘向上提起，掌心向前，提过头顶并吸气，足跟微提起，然后向右下落，抱住颈项后侧；左臂同时屈肘，掌心向后，自背后上提，手背贴于背后；②还原；③左臂屈肘向上提起，掌心向前，提过头顶并吸气，足跟微提起，然后向左下落，抱住颈项后侧；右臂同时屈肘，掌心向后，自背后上提，手背贴于背后。④还原。

（3）作用：锻炼肩关节的上举及内旋活动，同时对脊柱姿势不良所致的腰与骶尾部酸痛有辅助治疗作用。

7. 单臂摘果

（1）预备姿势：同上势。

（2）动作要领：①右臂屈肘向上提起，掌心向外，提过头项，右掌心向上横于头顶并吸气，仰头上看，足跟微提；左臂同时屈肘，掌心向后，自背后上提于后背部；②还原；③右臂屈肘向上提起，掌心向外，提过头项，右掌心向上横于头顶并吸气，仰头上看，足跟微提；左臂同时屈肘，掌心向后，自背后上提于后背部；④还原。

（3）作用：同上势。

8. 轮转辘轳

（1）预备姿势：双脚开立，右手下垂。

（2）动作要领：①左手叉腰，右臂以肩关节为轴向前摇一圈，然后再反向摇一圈；②右手叉腰，左臂以肩关节为轴向前摇一圈，然后再反向摇一圈。

（3）作用：可防治关节强直及肩周炎的关节粘连。

9. 背手抬拉

（1）预备姿势：两脚开立，双手向后反背相握。

（2）动作要领：用一侧手牵拉另一侧手腕，渐渐向上抬拉，或用毛巾做擦澡动作，反复进行。

（3）作用：恢复肩关节的后伸功能。

10. 屈肘挎篮

（1）预备姿势：两脚开立，两手下垂。

（2）动作要领：①右手握拳，渐渐弯曲肘部；②渐渐伸直还原；③左手握拳，渐渐弯曲肘部；④渐渐伸直还原。

（3）作用：增强上臂肌力，有助于恢复肘关节伸屈功能。

11. 旋肘拗腕

（1）预备姿势：两脚开立，两臂下垂。

（2）动作要领：①左手叉腰，右上肢握拳屈肘，做前臂旋前动作；②随后渐渐旋后，上臂尽量不动；③还原；④改右手叉腰，左手做同样动作。

（3）作用：同上势结合，可增强上臂及前臂的肌力，恢复关节伸屈功能及前臂旋转功能。

（三）腕部功

1. 抓空增力

（1）预备姿势：立位与坐位均可，两手臂向前平举。

（2）动作要领：将手指尽力伸展张开，然后用力屈曲握拳，左右交替进行，也可双手同时进行。

（3）作用：能够促进前臂、手和腕部的血液循环，消除前臂远端的肿胀，并有助于恢复掌指关节的功能和解除掌指关节麻木、疼痛等症状。上肢骨折锻炼早期一般都以此势开始。

2. 拧拳反掌

（1）预备姿势：同上势。

（2）动作要领：两臂向前平举，掌心向上，逐渐向前内侧旋转，使掌心转向下变成握拳，如同拧毛巾动作（故称拧拳）；还原变掌，反复进行。

（3）作用：帮助恢复前臂的旋转功能。

3. 上翘下钩

（1）预备姿势：同上势。

（2）动作要领：两手掌向上翘起呈立掌姿势，然后双手逐渐缓慢向下用力，变成钩手。

（3）作用：能帮助恢复腕关节背伸、掌屈的功能。

4. 青龙摆尾

（1）预备姿势：同上势。

（2）动作要领：两前臂及手平行向前，掌心朝下，两手水平向两侧徐徐摆动，做外展、内收动作。

（3）作用：本法同上述各势结合，是锻炼腕关节内收、外展功能的方法。

（四）腰背功

1. 按摩腰眼

（1）预备姿势：坐位、立位均可，两手掌对搓至发热后紧按腰背部。

（2）动作要领：从背部用力向下推摩到尾骶部，然后再向上推回到背部。

（3）作用：具有自我按摩的作用，放松腰部肌肉，坚持锻炼可防治各种腰痛。

2. 风摆荷叶

（1）预备姿势：两脚开立，比肩稍宽，两手叉腰，拇指在前。

（2）动作要领：①两腿保持直立，腰部自左向前、右、后做回旋动作；②再改为腰部自右向前、左、后回旋，两手轻托于后腰部，回旋的圈子可逐渐增大。

（3）作用：疏通气血，防治腰部各种原因引起的功能活动受限。

3. 转腰推碑

（1）预备姿势：两脚开立，比肩稍宽，两臂下垂。

（2）动作要领：①向左转体，右手呈立掌向正前方缓慢用力推出，手臂伸直与肩平，左手同时缓慢用力握拳抽至腰际抱肘，眼看左后方；②向右转体，左手呈立掌向正前方推出，右手握拳抽至腰际抱肘，眼看右后方。

（3）作用：锻炼颈椎、腰椎的旋转活动，防治颈椎病、腰椎肥大、劳损等引起的颈、腰部酸痛。

4. 双手攀足

（1）预备姿势：两脚开立，两手置腹前，掌心向下。

（2）动作要领：①腰向前弯，两腿并直，手掌下按接触地面；②还原。

（3）作用：增强腰腹部肌肉力量，能防治腰部酸痛及腰部前屈功能障碍。

5. 前俯分掌

（1）预备姿势：两脚开立，两臂下垂，两手交叉。

（2）动作要领：①身体向前屈，眼看双手，两臂伸直，两手交叉举至头顶上端，身体挺直；②两臂上举后向两侧分开并下落，恢复预备姿势。

（3）作用：本势是肩关节的环转运动和腰部脊柱的屈伸运动，能消除肩部活动障碍，防治腰背酸痛以及肩背筋络挛缩、麻木等，也是全身锻炼的方法。

6. 俯卧背伸

（1）预备姿势：患者俯卧，头转向一侧。

（2）动作要领：①两腿交替向后抬起做过伸动作；②两腿同时抬起做过伸动作；③两腿不动，上身抬起向后背伸；④上身与两腿同时背伸抬起，还原。

（3）作用：可防治胸椎骨折、腰椎骨折、腰椎间盘突出症、腰肌劳损患者的腰痛后遗症，最好在伤后早期就开始锻炼。

7. 仰卧拱桥

（1）预备姿势：患者仰卧，以两手叉腰作支撑，两腿半屈膝状态，两脚掌贴于床上。

（2）动作要领：挺起躯干时，以头后枕部及两肘支持上半身，两脚支持下半身，形成半拱桥形，重复动作。

（3）作用：配合上势能加强腰、背及腹部肌肉力量的锻炼，有利于解除损伤、劳损等所致的腰背痛。

（五）腿功

1. 左右下伏

（1）预备姿势：两脚开立，比肩稍宽，两手叉腰。四指在前，两肘外展。

（2）动作要领：①上体保持正直，右腿屈膝下弯，左膝伸直；②还原；③上体保持正直，左膝屈曲下弯，右膝伸直；④还原。

（3）作用：增强腰部、髋部、腿部的肌肉力量。

2. 半蹲转膝

（1）预备姿势：两脚、两膝并拢，两手扶于膝上。

（2）动作要领：①手扶两膝自左向后、右、前做回旋动作；②再自右向后、左、前回旋。

（3）作用：一般膝部损伤、骨折去除固定后及膝关节劳损都可选练此势。

3. 屈膝下蹲

（1）预备姿势：两脚开立，距离与肩同宽，两手交叉抱肘。

（2）动作要领：①前脚掌着地，脚跟提起，下蹲，尽可能臀部触及脚跟；②起立恢复预备姿势。

（3）作用：增强大腿伸肌和臀部肌肉的力量。

4. 四面摆踢

（1）预备姿势：两脚并立，两手叉腰，拇指在前，其余四指在后。

（2）动作要领：①先将右小腿向后抬起，大腿保持不动，然后右脚向前踢出，右足背尽量绷直；②右腿下落还原后再向后踢腿，尽量以足跟触及臀部；③右下肢屈膝上抬，右脚向内横踢，似踢毽子动作；④右下肢屈膝抬起，右脚向外踢。左下肢做相同动作。

（3）作用：增加大腿、小腿的肌肉力量。

5. 仰卧举腿

（1）预备姿势：仰卧位，两腿伸直，两手自然放置于身体两侧。

（2）动作要领：做直腿抬举动作，抬举开始为45°，以后逐渐锻炼使角度增至70°以上，后期可在踝关节绑沙袋增加重量。

（3）作用：增强下肢伸肌，防止股四头肌萎缩，有助于恢复行走功能，是下肢骨折后及腰部疾患引起下肢肌肉萎缩的主要锻炼方法。

6. 蹬空增力

（1）预备姿势：同上势。

（2）动作要领：①屈膝、屈髋，踝关节背伸；②向斜上方蹬足，绷直踝关节，并足趾尽量屈曲。

（3）作用：促进下肢血液循环，防止下肢肌肉萎缩，有利于消除肿胀及改善髋、膝、踝关节伸屈功能。

7. 侧卧外摆

（1）预备姿势：侧卧位，下肢伸直。

（2）动作要领：①做下肢尽力外展动作；②还原。

（3）作用：增强大腿外展肌力，防止肌肉萎缩。

8. 搓滚舒筋

（1）预备姿势：坐于凳上，足踏在竹管或圆棒上。

（2）动作要领：膝关节前后伸屈滚动竹管。

（3）作用：锻炼膝、踝关节伸屈功能。

9. 蹬车活动

（1）预备姿势：坐在特制的练功自行车上。

（2）动作要领：做蹬车运动，模拟踏自行车。

（3）作用：锻炼下肢肌肉及膝、踝关节功能。

第九节 针刺运动疗法

一、简介

针刺运动疗法系在针刺头穴、头皮刺激区的同时进行功能锻炼，并在治疗过程中多次行针刺激，治疗脑卒中后出现各种功能障碍的方法。《针灸大成》曰："首为诸阳之会，百脉之宗……"。《难经·七十四难》曰："人头者，诸阳之会也。"头是百脉会聚之处，气血运行之总枢纽。根据中医学"诸经皆归于脑""脑为髓之海，真气之所聚"的理论，头针的每个刺激区包括多经多穴，通过相互联系的经络来影响全身有关部位，使受损组织功能恢复，达到治疗的目的。因此，针刺头部可直接刺激诸阳之会，疏通经络，调动五脏六腑之精气，促进功能恢复。

脑卒中后表现为不同程度的运动功能障碍，多伴有认知、语言障碍，因此恢复其运动功能，使其生活自理，是康复训练的重点。根据临床及科研观察证明，针刺头穴及头皮刺激区能起到扶正祛邪、疏通经络、调和阴阳之作用。头针联合功能训练能进一步减轻脑组织的损害，促进脑血液循环，改善脑血流量，促进新的脑高级中枢与肢体运动传导通路的形成，使肢体功能恢复更加完善，对运动、感觉、平衡、吞咽、言语、认知等功能障碍有明显的治疗作用。

针刺运动法是一种将传统中医疗法与现代康复技术相结合的绿色康复方法，针灸和功能训练可以互相促进、取长补短，在脑卒中的康复中发挥了独特、重要的作用。

二、适应证

针刺运动适用于脑卒中、痹证、痿证等。

三、禁忌证

1. 中风患者急性期昏迷、血压过高、生命体征不平稳者禁用。
2. 严重心脏病、重度糖尿病、重度贫血者禁用。
3. 婴儿颅骨缝隙骨化不全者禁用。
4. 头部有严重感染、溃疡者禁用。
5. 孕妇禁用。

6. 急性炎症、高热、心衰患者慎用。

7. 精神紧张、过饱、过饥者慎用。

四、操作规范

1. 患者准备

患者多采取坐位，也可采取平卧或半卧位。观察患者针刺区域头皮情况，避开皮肤破损区域。

2. 针刺部位

采用于氏头穴分区的顶区、顶前区、额区治疗脑卒中后遗症。顶区为百会至前顶及其向左、右各 1 寸及 2 寸的平行线，顶前区是前顶至囟会及其左、右各 1 寸及 2 寸的平行线，额区是神庭至囟会及其向左、右各 1 寸及 2 寸的平行线。

3. 操作方法

使用一次性消毒毫针，医者单手或双手进针，按上述穴区向前或后透刺，针体与皮肤成 15°快速将针刺入头皮下，当针尖到达帽状腱膜下层时，指下感到阻力减小，然后使针与头皮平行，继续捻转进针，深约 20mm，针后捻转 200 次 / 分，根据患者病情留针 0.5~6 小时。康复训练结束后将头皮针退到皮下，然后迅速拔出，用消毒干棉球或棉签按压针刺部位，以免出血。每周 5 日，4 周为 1 个疗程。

4. 康复训练

患者头部进行针刺后进行系统的康复训练，即需要进行的康复疗法包括运动疗法（PT）、作业疗法（OT）及 MOTOmed 等速功能训练，在训练过程中简单施以捻转刺激。

五、注意事项

1. 头部针刺区严格消毒，防止感染。

2. 治疗前注意检查针具质量，治疗时注意手法力度、角度，防止弯针、滞针、断针等。

3. 头部针刺区刺激性强、留针时间长，应注意观察患者，防止晕针。

4. 治疗中注意观察患者反应，必要时监测生命体征，防止治疗意外。

六、可能出现意外的处理方法

1. 晕针的处理

如有晕针发生，应立即停止针刺，将针全部起出，让患者平卧休息，并给予温开水或糖水，严重者予以吸氧、补液等急救措施。

2. 出血的处理

头皮血管丰富，容易出血，出针时应注意按压针孔，如出现严重血肿，应先冷敷止血，再做热敷或揉按局部，以促进瘀血吸收。

3. 弯针的处理

发现弯针后，不可再行提插、捻转等手法，应顺势慢慢退出；如因患者体位改变所致，应使患者慢慢恢复体位，使局部肌肉放松后再将针慢慢退出，切忌强行拔针，以免将针断入体内。

4. 断针的处理

嘱患者不要紧张、乱动，以防断针继续向肌肉深层陷入。如残断部分针身尚露于体外，可立即用手指或镊子取出；如残断面与皮肤相平，可按压针孔两旁，使断针暴露于体外，用镊子取出；如断针完全深入皮下或肌肉时，应在 X 射线下定位，手术取出。

参考文献

1. 宋一同，李业甫，宋永忠，夏建龙 . 中国推拿治疗学［M］. 第 2 版 . 北京：人民卫生出版社，2011

2. 周信文 . 针灸推拿学［M］. 上海：上海中医药大学出版社，2000